F. G. Holz

D. Pauleikhoff

R. F. Spaide

A. C. Bird

Altersabhängige Makuladegeneration

Springer

Berlin
Heidelberg
New York
Hongkong
London
Mailand
Paris
Tokio

F. G. Holz
D. Pauleikhoff
R. F. Spaide
A. C. Bird

Altersabhängige Makuladegeneration

2. Auflage

Mit 107 Abbildungen und 20 Tabellen

Unter Mitarbeit von
A. Bindewald, A. Blankenagel, C. Bellmann, J. Debus,
S. Dithmar, R. Engenhart-Cabillic, N. Eter, P. Hermans,
P.T.V.M. de Jong, B. Kirchhof, C.C.W. Klaver,
R. van Leeuwen, D. Miller, J. Reinhard, K. Rohrschneider,
U. Schmidt-Erfurth, F. Schütt, M.W. Seeliger,
G. Spital, H. Stöhr, M. Stur, G. Thumann, C. Toth,
S. Trauzettel-Klosinski, J. R. Vingerling, B. H. F. Weber,
A. Wessing, E. Zrenner

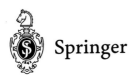

Springer

F. G. Holz
D. Pauleikhoff
R. F. Spaide
A. C. Bird

Altersabhängige Makula-degeneration

2. Auflage

Mit 107 Abbildungen und 20 Tabellen

Unter Mitarbeit von
A. Bindewald, A. Blankenagel, C. Bellmann, S. Dithmar,
R. Engenhart-Cabillic, N. Eter, P. Hermans,
P.T.V.M. de Jong, B. Kirchhof, C.C.W. Klaver,
R. van Leeuwen, D. Miller, J. Reinhard, K. Rohrschneider,
F. Schütt, M.W. Seeliger, G. Spital, H. Stöhr, M. Stur,
G. Thumann, C. Toth, S. Trauzettel-Klosinski,
J.R. Vingerling, B.H.F. Weber, A. Wessing, E. Zrenner

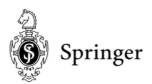

Springer

Professor Dr. Frank G. Holz
Universitäts-Augenklinik,
Im Neuenheimer Feld 400, 69120 Heidelberg

Professor Dr. Daniel Pauleikhoff
Augenabteilung des St.-Franziskus Hospitals,
Hohenzollernring 74, 48145 Münster

MD Richard F. Spaide
Vitreous Retina, Macula Consultants of New York,
519 E. 72nd Street, New York, NY 10021, USA

Professor Alan C. Bird
Institute of Ophthalmology, Moorfields Eye Hospital,
City Road, London EC1 V 2PD, England

ISBN 3-540-00078-X   2. Auflage   Springer-Verlag Berlin Heidelberg New York
ISBN 3-540-61681-0   1. Auflage   Springer-Verlag Berlin Heidelberg New York

Bibliografische Information Der Deutschen Bibliothek
Die Deutsche Bibliothek verzeichnet diese Publikation in der Deutschen Nationalbibliografie; detaillierte bibliografische Daten sind im Internet über <http://dnb.ddb.de> abrufbar

Springer-Verlag Berlin Heidelberg New York
ein Unternehmen der BertelsmannSpringer Science+Business Media GmbH

http://www.springer.de/medizin

© Springer-Verlag Berlin Heidelberg 1997, 2004
Printed in Germany

Herstellung: ProEdit GmbH, Heidelberg
Umschlaggestaltung: deblik, Berlin
Satz und Repro: AM-productions GmbH, Wiesloch
Gedruckt auf säurefreiem Papier   26/3160Re   5 4 3 2 1 0

Geleitwort

Seit im Jahre 1997 die 1. Auflage dieses Buches erschienen ist, hat es mannigfach Neues über die altersabhängige Makuladegeneration gegeben. Die molekularbiologischen Kenntnisse über ihre Pathogenese sind vertieft worden. Neues Wissen über genetische Einflüsse auf die Erkrankung wurden erarbeitet. In umfangreichen und schwierigen klinischen Studien sind Frage der nutritiven Vorbeugung und Behandlung geklärt worden. Die Strahlenbehandlung hat sich als weitgehend unwirksam erwiesen und ist so gut wie ganz aus dem therapeutischen Arsenal verschwunden. Die chirurgische Therapie hingegen wurde weiter ausgebaut und kann heute mit z. T. spektakulären Ergebnissen aufwarten. Die wichtigste Neuerung aber war ganz ohne Zweifel die Einführung der photodynamischen Therapie, mit deren Hilfe der Prozentsatz behandelbarer Fälle signifikant erhöht werden konnte.

Dennoch ist man vom Ziel, die altersabhängige Makuladegeneration wirklich zu verstehen oder gar grundsätzlich heilen zu können, weit entfernt, und es wird weiter intensiver Grundlagenforschung und aufwändiger klinischer Studien bedürfen, die heutigen pathogenetisch-ätiologischen Konzepte und die derzeitigen Therapieansätze definitiv zu verbessern.

Das vorliegende Buch will einen Überblick über den aktuellen Stand des Wissens in Fragen der altersabhängigen Makuladegeneration geben und es will v. a. angesichts weitverbreiteter therapeutischer Unsicherheiten und Fragwürdigkeiten Hilfe für eine adäquate Beratung und ggf. Behandlung der Patienten sein. In diesem Sinne sei den Autoren Anerkennung gezollt und dem Buch eine weite Verbreitung gewünscht.

Achim Wessing
Essen im Juli 2003

Vorwort zur 1. Auflage

Die altersabhängige Makuladegeneration (AMD) ist heute die häufigste Ursache für den Verlust des zentralen Sehens in den Industrienationen. Sie führt oft zu erheblichen Einschränkungen im täglichen Leben der Betroffenen. Angesichts der demographischen Entwicklung spielen die mit dieser Erkrankung verbundenen Fragen eine immer größere Rolle.

Ziel dieses Buches ist es, eine aktuelle Bestandsaufnahme der gegenwärtigen Erkenntnisse über die pathogenetischen Grundlagen vorzunehmen, einen Überblick über die wichtigsten klinischen Aspekte zu vermitteln sowie die verschiedenen therapeutischen Ansätze mit klaren Hinweisen auf deren Möglichkeiten und Grenzen zu beleuchten.

Das Buch basiert inhaltlich auf den von der Deutschen Forschungsgemeinschaft (DFG) unterstützten, internationalen Rundtischgesprächen in Essen 1992 und Heidelberg 1994 sowie auf dem Internationalen Symposium „Age-Related Macular Degeneration" der Deutschen Ophthalmologischen Gesellschaft (DOG) in Baden-Baden 1995. Bei diesen Tagungen zeigte sich eindrücklich, daß sich gerade in den letzten Jahren das Verständnis für die Pathogenese der Erkrankung erheblich erweitert hat. Hieraus konnten verschiedene neue Therapiekonzepte entwickelt werden, die pharmakologische, chirurgische und strahlentherapeutische Methoden umfassen. Dabei ist ein Durchbruch bei der Therapie auch mit diesen neuen Verfahren noch nicht erreicht, und optischen Hilfsmitteln kommt weiter eine große Bedeutung zu. Dennoch bestehen auf diesen Grundlagen und den laufenden interdisziplinären klinischen und experimentellen Arbeiten berechtigte Hoffnungen, daß in der Zukunft wirksamere prophylaktische und therapeutische Maßnahmen zur Verfügung stehen werden.

Wir sind Prof. Alan C. Bird für seine begeisternden Anregungen, Diskussionen und seine unermüdliche Unterstützung zu großem Dank verpflichtet. Unser Interesse an Fragen zur AMD wurde wesentlich in seiner Arbeitsgruppe während zweijähriger Forschungsaufenthalte am Moorfields Eye Hospital und Institute of Ophthalmology in London geweckt. Ebenso möchten wir Herrn Prof. Dr. med. Dr. h.c. A. Wessing für seine langjährige und anhaltende Unterstützung unserer Bemühungen um die AMD ganz besonders danken.

Ferner wäre die Realisierung dieses Buches ohne die wertvollen Beiträge der Mitautoren nicht möglich gewesen. Für ihre Bearbeitung verschiedener Teilaspekte der AMD sind wir ihnen zu großem Dank verpflichtet.

Ganz besonderer Dank gilt auch Herrn Prof. Dr. med. H. E. Völcker und Herrn Prof. Dr. med. E. Alexandridis für ihre großzügige Unterstützung bei der Realisierung dieses Buches.

Dank gilt schließlich auch den Mitarbeitern des Springer-Verlags, die wesentlich zum Gelingen des vorliegenden Buches beigetragen haben.

Frank G. Holz, Daniel Pauleikhoff
Heidelberg, Münster, im Januar 1997

Vorwort zur 2. Auflage

Die altersabhängige Makuladegeneration (AMD) ist in den Industrienationen zur häufigsten Ursache für einen Verlust der zentralen Sehschärfe geworden. Aufgrund der demographischen Entwicklung ist von einer weiteren deutlichen Zunahme der Betroffenen in der Zukunft auszugehen.

Erfreulicherweise ist v. a. durch eine Intensivierung auch interdisziplinärer Forschungsbemühungen seit der Erstauflage dieses Buches ein erheblicher Wissenszuwachs zu verzeichnen. Dazu beigetragen haben nicht nur neue und vielversprechende methodische Werkzeuge aus den Bereichen u. a. der Molekular- und Zellbiologie, Biochemie, Transplantationsbiologie und Molekulargenetik, sondern auch Weiterentwicklungen auf pharmakologischen, mikrochirurgischen und lasertechnologischen Gebieten. Wir sind daher optimistisch, dass aus den jetzigen und zukünftigen vielfältigen Behandlungsansätzen Therapien für eine zunehmende Anzahl an AMD-Betroffenen hervorgehen.

Hinsichtlich der Pathogenese konnte eine überschaubare Anzahl gemeinsamer pathogenetischer Endstrecken wie die Drusenbiogenese, die Lipofuszinakkumulation, Veränderungen der Bruch-Membran-Extrazellulärmatrix, oxidative und immunologische Prozesse, RPE-Atrophie oder choroidale Neovaskularisationen identifiziert und deren molekulare Mechanismen weiter aufgeklärt werden. Diese Endstrecken sind gleich bei mehreren Formen der AMD beteiligt, und deren jeweilige Schlüsselfaktoren können unabhängig von der spezifischen Ursache therapeutisch angegangen werden. Diese Tatsache machen sich auch zahlreiche neue Therapieansätze zunutze, die gerade aus einem Brückenschlag zwischen experimenteller und klinischer Forschung hervorgegangen sind.

Alle Kapitel der Erstauflage wurden gründlich überarbeitet und relevante Neuentwicklungen und Erkenntnisse berücksichtigt. Neben den vielfältigen pathogenetischen Aspekten werden Neuerungen auf diagnostischem Gebiet wiedergegeben, und der Therapieteil umfasst u. a. Darstellungen der neuen antiangiogenetischen Therapieverfahren, der prophylaktischen Rolle antioxidativer Substanzen sowie neuere laserchirurgischer Verfahren. Neu aufgenommen sind die Kapitel Genetik, transpupillare Thermotherapie und photodynamische Therapie, die ebenfalls aktuellen Entwicklungen und Erkenntnisfortschritten Rechnung tragen.

Wesentliches Ziel des Buches ist es, den aktuellen Kenntnisstand zur Pathogenese, Diagnostik und Therapie der AMD klar und verständlich zusammenzufassen und hinsichtlich der therapeutischen Ansätze deren gegenwärtige Möglichkeiten und Grenzen aufzuzeigen. Die Literaturhinweise stellen zwangsläufig eine Auswahl der an Zahl erheblich zugenommenen Publikationen der letzten Jahre dar.

Wir danken den herausragenden Klinikern und Wissenschaftlern, die ihre Expertise in den Kapiteln mit jeweils klinisch und wissenschaftlich relevanten Aspekten zur AMD eingebracht haben.

Ebenso danken wir unseren Mentoren, Kollegen, Patienten und Studenten für ihre vielfältigen wissenschaftlichen und klinischen Anregungen. Den Mitarbeitern des Springer-Verlags danken wir für ihre professionelle und zeitnahe Realisierung des Buches in dem rasch voranschreitenden und expandierenden Feld der AMD.

Frank G. Holz, Daniel Pauleikhoff, Richard F. Spaide, Alan C. Bird
Heidelberg, Münster, London, New York, 2003

Inhaltsverzeichnis

Autorenverzeichnis

Bindewald, Almut, Dr.,
Univeristäts-Augenklinik,
Im Neuenheimer Feld 400,
69120 Heidelberg

Bird, Alan C., Prof.,
Institute of Ophthalmology,
Moorfields Eye Hospital,
City Road, London EC1 V 2PD,
England

Bellmann, Caren, Dr.,
Centre Hospitalier National
d'Ophthalmologie
des Quinze-Vingts 28,
Rue de Charenton, 75571 Paris,
Cedex 12, France

Blankenagel, Anita, Prof. Dr.,
Universitäts-Augenklinik,
Im Neuenheimer Feld 400,
69120 Heidelberg

Debus, Jürgen, Prof. Dr. Dr.,
Radiologische Universitäts-
klinik,
Im Neuenheimer Feld 400,
69120 Heidelberg

Dithmar, Stefan,
Priv.-Doz. Dr. med.,
Universitäts-Augenklinik,
Im Neuenheimer Feld 400,
69120 Heidelberg

Engenhart-Cabillic, Rita,
Prof. Dr.,
Zentrum für Radiologie
der Philipps-Universität,
Baldingerstraße, 35043 Marburg

Eter, Nicole, Priv.-Doz. Dr.,
Universitäts-Augenklinik,
Sigmund-Freud-Str. 25,
53105 Bonn

Hermans, Pia, Dr.,
St.-Franziskus-Hospital,
Hohenzollernring 74,
48145 Münster

Holz, Frank G., Prof. Dr.,
Universitäts-Augenklinik,
Im Neuenheimer Feld 400,
69120 Heidelberg

Jong, Paulus T.V.M. de, Prof. Dr.,
NORI,
Meibergdreef 47,
NL-1105 BA Amsterdam,
Netherlands

Kirchhof, Bernd, Prof. Dr.,
Abteilung für Netzhaut-
und Glaskörperchirurgie,
Universitäts-Augenklinik,
Joseph-Stelzmann-Str. 9,
50931 Köln

Klaver, Caroline C.W., Dr.,
Department of Epidemiology
and Biostatistics,
Erasmus University
Medical School,
PO Box 1738,
NL-3000 DR Rotterdam,
Netherlands

Leeuwen, Redmer van, Dr.,
Department of Epidemiology
and Biostatistics,
Erasmus University
Medical School,
PO Box 1738,
NL-3000 DR Rotterdam,
Netherlands

Miller, Daniel, Dr.,
Universitäts-Augenklinik,
Im Neuenheimer Feld 400,
69120 Heidelberg

Pauleikhoff, Daniel, Prof. Dr.,
Augenabteilung
des St.-Franziskus Hospitals,
Hohenzollernring 74,
48145 Münster

Reinhard, Jens, Dipl.-Phys.,
Abt. II,
Universitäts-Augenklinik,
Schleichstr. 12–16,
72076 Tübingen

Rohrschneider, K., Priv.-Doz. Dr.,
Universitäts-Augenklinik,
Im Neuenheimer Feld 400,
69120 Heidelberg

Schmidt-Erfurth, Ursula,
Prof. Dr.,
Augenklinik
der Medizinischen Universität,
Ratzeburger Allee 160,
23552 Lübeck

Schütt, Florian, Dr.,
Universitäts-Augenklinik,
Im Neuenheimer Feld 400,
69120 Heidelberg

Seeliger, Mathias W.,
Priv.-Doz. Dr.,
Abt. II,
Universitäts-Augenklinik,
Schleichstr. 12–16,
72076 Tübingen

Spaide, Richard F., MD,
Vitreous Retina,
Macula Consultants
of New York,
519 E. 72nd Street, New York,
NY 10021, USA

Spital, Georg, Dr.,
Augenabteilung
des St.-Franziskus-Hospitals,
Hohenzollering 74,
45145 Münster

Stöhr, H., Dr.,
Institut für Humangenetik,
Biozentrum Am Hubland,
97074 Würzburg

Stur, Michael, Prof. Dr.,
Abteilung A, Klinik
für Augenheilkunde,
Währinger Gürtel 18–20/8i,
A-1090 Wien, Austria

Thumann, Gabriele,
Priv.-Doz. Dr.,
Abteilung für Netzhaut-
und Glaskörperchirurgie,
Universitäts-Augenklinik,
Joseph-Stelzmann-Str. 9,
50931 Köln

Toth, Cynthia A., MD, Prof.,
Department of Ophthalmology,
Retinal Ophthalmology, DUMC,
PO Box 3802, Durham,
NC 27710, USA

Trauzettel-Klosinski, Susanne,
Prof. Dr.,
Universitäts-Augenklinik,
Schleichstr. 12–16,
72076 Tübingen

Vingerling, Johannes R., Dr.,
Department of Epidemiology
and Biostatistics,
Erasmus University
Medical School,
PO Box 1738,
NL-3000 DR Rotterdam,
Netherlands

Weber, Bernhard H.F., Prof. Dr.,
Institut für Humangenetik,
Biozentrum Am Hubland,
97074 Würzburg

Wessing, Achim, Prof. Dr. Dr.,
Universitäts-Augenklinik,
Hufelandstr. 55, 45122 Essen

Zrenner, Eberhard, Prof. Dr.,
Universitäts-Augenklinik,
Schleichstr. 12–16,
72076 Tübingen

Epidemiologie

C.C.W. Klaver, R. van Leeuwen, J.R. Vingerling, P.T.V.M. de Jong

1.1   Diagnose

1.1.1   Diagnostische Kriterien

Die altersabhängige Makuladegeneration (AMD) ist eine progrediente Erkrankung des zentralen Netzhaut-/Pigmentepithel-/Aderhaut-Komplexes. Eine AMD liegt vor, wenn eine oder mehrere der nachgenannten Veränderungen im Bereich der Makula vorliegen:

- weiche Drusen: gelbliche Ablagerungen, $\geq$63 µm zwischen dem retinalen Pigmentepithel und der Bruch-Membran,
- Hyper- oder Hypopigmentationen des retinalen Pigmentepithels,
- geographische Atrophie des retinalen Pigmentepithels: scharf begrenzte Gebiete einer Atrophie des retinalen Pigmentepithels und der Choriokapillaris,
- neovaskuläre Makuladegeneration: choroidale Neovaskularisation, seröse oder hämorrhagische Abhebung des retinalen Pigmentepithels oder spätere Vernarbung der Makula in Form einer disziformen Narbe.

Verschiedene Formen und Größen altersabhängiger Drusen werden unterschieden, wobei eine Zunahme mit dem Alter zu beobachten ist. Diese verschiedenen Ausprägungsformen haben eine exakte Definition der AMD erschwert. Einige der früheren epidemiologischen Studien schlossen verminderte zentrale Sehschärfe als eines der diagnostischen Kriterien ein, wohingegen spätere Studien dies nicht taten. 1995 einigten sich mehrere Untersucher verschiedener epidemiologischer Studien auf eine gemeinsame Klassifikation der AMD, die auf der Beurteilung von Farbfundusaufnahmen der Makula basierte und die Sehschärfe nicht mit einschloss (Bird et al. 1995). Die internationale Klassifikation entspricht dem „Wisconsin Age-Related Maculopathy Grading System" (WARMGS) (Klein R et al. 1991) und ist in ❑ Tabelle 1.1 zusammengefasst. Diese Klassifikation definiert alle Manifestationen als altersabhängige Makulopathie (age-related maculopathy, ARM) und nur die Endstadien (atrophische oder neovaskuläre Makuladegeneration) als altersabhängige Makuladegeneration (age-related macular degeneration, AMD). Entsprechend dieser Klassifikation werden harte Drusen (nach der Definition

❑ Tabelle 1.1. Klassifikation der altersabhängigen Makulopathie in epidemiologischen Studien

Diagnose	Einteilung mittels Farbfundusaufnahmen unter Verwendung einer 6 mm breiten und zentrierten Makulaschablone
Allgemeine Bezeichnung	Altersabhängige Makulopathie
Differenzialdiagnose	Andere Erkrankungen müssen ausgeschlossen sein inkl. okuläres Trauma, Netzhautablösung, hohe Myopie, chorioretinale Entzündung oder Infektion
Frühe altersabhängige Makulopathie	Weiche, unscharf begrenzte oder retikuläre Drusen, alle weichen Drusen mit RPE-Hypo- oder Hyperpigmentationen
Späte altersabhängige Makulopathie (altersabhängige Makuladegeneration)	Atrophische oder neovaskuläre Makuladegeneration
Atrophische AMD (geographische Atrophie)	Jede scharf begrenzte Läsion >175 µm im Durchmesser mit RPE-Defekten und sichtbaren choroidalen Gefäßen
Neovaskuläre AMD (exsudative AMD)	RPE-Abhebung mit anderen Zeichen der AMD, subretinale neovaskuläre Membranen, Narben, gliöse oder fibrinoide Ablagerungen, subretinale Blutungen oder harte Exsudate ohne Bezug zu anderen Erkrankungen

<125 µm, meistens jedoch <63 µm) nicht als ARM definiert. In diesem Kapitel wird die Terminologie der internationalen Klassifikation berücksichtigt und eine Unterscheidung zwischen früher (Vorhandensein von wenigstens weichen, gut abgegrenzten Drusen mit Pigmentveränderungen oder weiche unscharf begrenzte Drusen ohne Spätstadien) und später ARM (Vorhandensein atrophischer oder neovaskulärer AMD) getroffen.

1.1.2 Differenzialdiagnose

Drusen sollten von anderen weißlichen Läsionen der Makula, wie z. B. harten Exsudaten, Cotton-wool-Herden und RP-Hypopigmentationen unterschieden werden. Pathologische Pigmentveränderungen können auch bei anderen krankhaften Prozessen der Makula, wie chorioretinale Narben nach Chorioretinitis, Trauma oder Lasertherapie, beobachtet werden. Eine subretinale Neovaskularisationsmembran kann auch Folge einer chorioretinalen Entzündung oder Narbe sein. Deshalb kann die neovaskuläre Makuladegeneration manchmal Erkrankungen wie myoper Makuladegeneration, Pseudoxanthoma elasticum, Morbus Behcet, POHS-Syndrom, Toxoplasmose, Zentrale areoläre choroidale Sklerose (Gass 1973; Ryan et al. 1980), Lasernarben, traumatischen, entzündlichen, toxischen oder kongenitalen Prozessen (Klein R et al. 1997a) ähneln. Diese Erkrankungen müssen jeweils vor der Diagnose einer ARM ausgeschlossen werden.

1.2 Häufigkeit

1.2.1 Prävalenz

Die Bestimmung der Häufigkeiten der AMD ist nicht nur notwendig für eine adäquate Planung der ophthalmologischen Versorgung, sondern dient auch der Identifikation ätiologischer Faktoren. Der am häufigsten gebrauchte epidemiologische Begriff, um die Frequenz einer Erkrankung zu beschrieben, ist die Prävalenz, ausgedrückt als Prozentsatz und gewöhnlich durch Querschnittsstudien einer großen Population ermittelt. Populationsbasierte Studien bzgl. der Prävalenz der AMD wurden in verschiedenen Teilen der Welt durchge-

führt (□ Tabelle 1.2), wobei, wie bereits oben erwähnt, verschiedene Klassifikationssysteme benutzt wurden. □ Abbildung 1.1a zeigt einen Vergleich von Prävalenzdaten unter Kaukasiern, bei denen nur solche Populationsstudien berücksichtigt wurden, die das internationale Klassifikationssystem oder das Wisconsin-ARM-Einteilungssystem (WARMGS) benutzten. Alle Studien zeigen mit dem Alter einen starken Anstieg sowohl für die frühe als auch für die späte AMD. Die Schwankung der Schätzungen zwischen den einzelnen Studien ist v. a. bei den frühen Stadien zu erkennen. Dies kann durch das Krankheitsbild an sich verursacht sein; sicherlich trägt jedoch auch das Klassifikationssystem von Drusengröße und -typ hierzu bei. Eine glaubwürdige und allgemeine Prävalenz für frühe ARM unter Kaukasien in der Altersgruppe 65–74 Jahre beträgt 15 %, in der Altersgruppe 75–84 Jahre 25 % und in der Gruppe über 85 Jahre und älter 30 %.

Prävalenzschätzungen atrophischer und neovaskulärer makulärer Degenerationen zeigt □ Abb. 1.1b. Diese Prävalenzdaten zeigen eine geringere Streuung als diejenigen der frühen Makulopathie, wobei die Unterschiede sehr wahrscheinlich durch die Krankheit an sich bedingt sind. Unter den verschiedenen Studien existiert jeweils Übereinstimmung bzgl. der Einteilung der geographischen Atrophie und verschiedener Manifestationen subretinaler Neovaskularisation. Berechnungen in allen Studien zeigen eine exponentielle Zunahme nach dem 70. Lebensjahr. Die Prävalenz der AMD in der Altersgruppe 65–74 Jahre beträgt ca. 1 %, in der Altersgruppe 75–84 Jahre 5 % und bei Personen älter als 85 Jahre 13 %.

Welchen Einfluss hat das Alter auf die beiden Subtypen der AMD? Daten von 3 Studien mit sehr ähnlichen diagnostischen Kriterien, z. B. die Beaver Dam Eye Study, die Rotterdam Study und die Blue Mountain Eye Study, wurden zusammengefasst, um diese Frage zu klären (Smith et al. 2001). Die Untersucher einigten sich auf ein einheitliches Einteilungssystem der Spätstadien und berechneten die individuellen Häufigkeiten einer ausschließlichen geographischen Atrophie, neovaskulärer Makuladegenerationen sowie aller Mischtypen.

Die Prävalenz einer ausschließlichen neovaskulären AMD steigt als erste mit dem Alter, es folgt die geographische Atrophie, gefolgt von den Mischtypen der AMD (□ Abb. 1.2).

1

◻ Tabelle 1.2. Prävalenzstudien der altersabhängigen Makulopathie

Studie	Literaturstelle	Anzahl Unter- suchter	Antwort- rate (%)	Met- hode	Alters- gruppe (Jahre)	Frühe AMD (%)	Späte AMD (%)	Jede Form von AMD (%)
Framingham, USA, Whites	Leibowitz et al. 1980	2940	84	O	52–64	–	–	1,6
					65–74	–	–	11,0
					75–85	–	–	27,9
NHANES I, USA, Whites	Klein BE et al. 1982	3056	?	O	45–64	–	–	2,3
					65–74	–	–	9,0
NHANES I, USA, Blacks					45–64			4,3
					65–74	–	–	10,3
Gisborne, NZ, Whites	Martinez et al. 1982	481	72	O	65–74	–	–	2,1
					75–84	–	–	11,4
					85+	–	–	22,8
Iceland, Whites	Jonasson u. Thordarson 1987	751	81	O	43–52	–	–	0
					53–62	–	–	1,1
					63–72	–	–	5,1
					73–82	–	–	22,2
					83+	–	–	48,8
Melton Mowbray, England, Whites	Gibson et al. 1985	484	72	O	76–84	–	–	38,8
					85+	–	–	53,3
Copenhagen, Denmark, Whites	Vinding 1989	946	71	O	60–69	–	–	4,1
					70–79	–	–	20,0
Chesapeake Bay, USA, Whites	Bressler et al. 1989	838	70	P	60–69	16	0	16
					70–79	29	4	33
					80+	45	14	59
Beaver Dam, USA, Whites	Klein R 1992a	4756	83	P	43–54	9,4	0,1	9,5
					55–64	16,3	0,5	16,7
					65–74	24,0	1,4	25,3
					75–84	36,3	6,9	41,7
					85–86	40,6	13,5	48,7
Oulu, Finland, Whites	Hirvela et al. 1996	500	89	P	70–74	22	3	25
					75–79	32	6	38
					80–84	50	4	55
					85–89	48	36	83
					90+	57	42	100
Rotterdam, Netherlands, Whites	Vingerling et al. 1995a	6411	70	P	55–64	2,4	0,1	2,5
					65–74	9,2	0,7	9,9
					75–84	13,5	3,2	16,7
					85+	18,2	11,6	29,8

◘ Tabelle 1.2. Prävalenzstudien der altersabhängigen Makulopathie (Fortsetzung)

Studie	Literaturstelle	Anzahl Unter- suchter	Antwort- rate (%)	Met- hode	Alters- gruppe (Jahre)	Frühe AMD (%)	Späte AMD (%)	Jede Form von AMD (%)
Blue Mountains, Australia, Whites	Mitchell 1993	3585	82	P	49–54	1,3	0	1,3
					55–64	2,6	0,2	2,8
					65–74	8,5	0,7	9,2
					75–84	15,5	5,4	20,9
					85+	28,0	18,5	46,5
Salandra, Italy, Whites	Pagliarini et al. 1997	368	64	P	65–74	–	0	–
					75+	–	4,2	–
Baltimore, USA, Whites	Friedman et al. 1999	5308	–	P	–	–	–	–
Baltimore, USA, Blacks			–		–	–	–	–
Barbados, Blacks	Schachat et al. 1995	3444	–	P	40–49	15,6	0,4	15,8
			–		50–59	23,0	0,7	24,0
			–		60–69	32,9	0,4	34,6
			–		70–79	36,4	0,5	41,7
			–		80+	36,7	0	50,0
NHANES III, USA, Whites	Klein R et al. 1995b	4007	54	P	40–59	3,5	0	3,5
					60+	14,7	0,9	15,6
NHANES III, USA, Blacks					40–59	5,2	0	5,2
					60+	9,0	0,7	9,7
NHANES III, USA, Mexican Americans					40–59	5,5	0	5,5
					60+	10,1	0,5	10,6
San Luis Valley, USA, Whites	Cruickshanks et al. 1997	–	–	P	20–42	6,0	0	6,0
		–	–		43–59	6,9	0,3	7,2
		–	–		60–74	13,3	1,6	14,6
San Luis Valley, USA, Hispanics		–	–		20–42	6,7	0	6,7
		–	–		43–59	9,8	0	9,8
		–	–		60–74	20,4	0,1	20,5
ARIC, USA, Whites	Klein R et al. 1999b	11.532	46	P	48–54	2,9	0,1	2,9
					55–59	4,1	0	4,1
					60–64	5,9	0,1	6,0
					65–72	8,4	0,4	8,9
ARIC, USA, Blacks					48–54	2,5	0	2,5
					55–59	3,3	0	3,3
					60–64	4,7	0,2	4,9
					65–72	4,9	0	4,9

1

◻ Tabelle 1.2. Prävalenzstudien der altersabhängigen Makulopathie (Fortsetzung)

Studie	Literaturstelle	Anzahl Untersuchter	Antwortrate (%)	Methode	Altersgruppe (Jahre)	Frühe AMD (%)	Späte AMD (%)	Jede Form von AMD (%)
VIP, Australia, Whites	Van Newkirk et al. 2000	4345	84	P	40–49	6,4	0	6,4
					50–59	10,2	0	10,2
					60–69	17,7	0,4	18,1
					70–79	28,2	1,8	30,0
					80–89	40,4	5,0	45,4
					90+	37	22,5	59,4

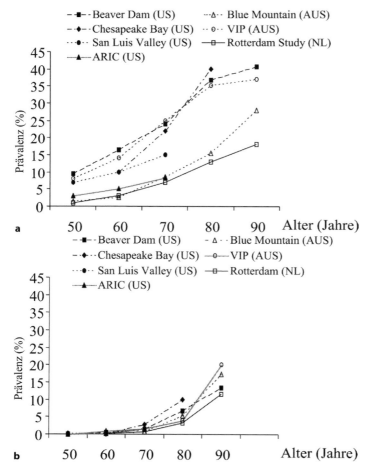

◻ Abb. 1.1a Prävalenz früher AMD unter Kaukasiern. b Prävalenz später AMD unter Kaukasiern

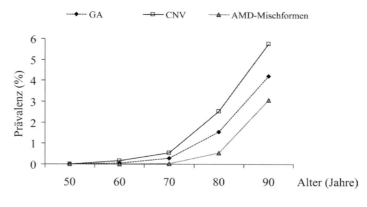

☑ Abb. 1.2. Prävalenz geographischer Atrophien und neovaskulärer AMD in der Dreikontinentenstudie (US, EUR, AUS)

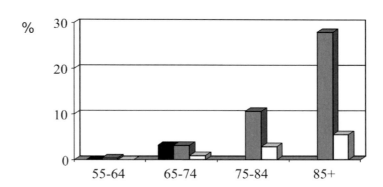

☑ Abb. 1.3. Geographische Unterschiede der Inzidenz von AMD. Vergleich einer kumulativen Fpünfjahresinzidenz später AMD

1.2.2 Inzidenz

Neben der Prävalenz ist die Inzidenz ein weiteres häufig gebrauchtes Maß in der Epidemiologie, ausgedrückt als Inzidenzrate (Zahl neuer Fälle/Personenjahre) oder als kumulative Inzidenz (Prozentsatz von neuen Fällen/definiertem Zeitraum). Die Inzidenz wird im allgemein der Prävalenz vorgezogen, da der aktuelle Beginn der Erkrankung sowie die Dauer berücksichtigt werden. Im Gegensatz zur Prävalenz kann die Inzidenz nur in Populationen bestimmt werden, die zu verschiedenen Zeitpunkten untersucht wurden. Drei bevölkerungsbasierte Studien haben die Inzidenz der ARM untersucht (Klein R et al. 1997a; Bressler et al. 1995; Klaver et al. 2001) In den Vereinigten Staaten beträgt die kumulative Fünfjahresinzidenz für frühe ARM demnach 4 % bei Einwohnern jünger als 75 Jahre, 18 % für Personen älter als 75, während die Häufig-

keit bei 0,5 und 2,4 % für späte ARM lagen (Klein R et al. 1997a). In Europa sind diese Häufigkeiten offensichtlich etwas geringer (☑ Abb. 1.3), obwohl präzise Fünfjahresbestimmungen z. Z. noch nicht vorliegen.

1.3 Natürlicher Verlauf

Es existieren zahlreiche Studien, die den natürlichen Verlauf früher und später Stadien der ARM beschreiben. Alle Studien gehen davon aus, dass weiche Drusen und Pigmentveränderungen die wesentlichen Fundusveränderungen darstellen, die das Risiko für das Auftreten einer späten AMD erhöhen. Personen mit diesen Veränderungen haben ein geschätztes Risiko einer AMD von 1,3–6 %/Jahr (Klein R et al. 1997a; Klaver et al. 2001; Holz et al. 1994a). Im Gegensatz dazu besteht innerhalb eines Fünfjahreszeitraums für Personen mit ausschließlich harten Drusen <63 μm praktisch kein Risiko für eine AMD (Klein R et al. 1997a; Klaver et al. 2001). Aktuelle Daten der ARED-Studie zeigen, dass Personen mit kleinen Drusen und Pigmentveränderungen, oder zumindest einer mittleren Druse ein Risiko von 1,3 % besitzen, eine fortgeschrittene AMD (z. B. neovaskuläre AMD oder zentrale geographische Atrophie) in 5 Jahren zu entwickeln, während diejenigen mit vielen mittleren Drusen oder mindestens einer großen Druse oder nichtzentraler geographischer Atrophie ein Risiko von 18 % besitzen (AREDS report 2001). Sowohl die Rotterdam- als auch die Beaver Dam Eye Study haben ermittelt, dass das Vorhandensein weicher unscharf begrenzter Drusen in Kombination mit einem großen Areal anderer Drusen mit Pigmentveränderungen das höchste Risiko für eine späte AMD birgt (Klein R et al. 1997a; Klaver et al. 2001). Bezüglich der Progressionen von Frühstadien konnte mittels der Rotterdam-Studie neben der Drusenfläche und den Pigmentveränderungen auch die Konfluenz von Drusen und eine Zahl von mehr als 10 kleinen Drusen als unabhängige Zunahme des Risikos einer AMD-Progression identifiziert werden. Keine anderen Fundusveränderungen hatten zusätzlichen prognostischen Wert, was bedeutet, dass mit zunehmender Drusengröße die Gesamtfläche und die Konfluenz dieser Läsionen in Verbindung mit Pigmentveränderungen ein größeres Risiko darstellen als die Anzahl der Drusen, Größe oder Lokalisation. Daten anderer Studien, die das Risiko der Progression untersuchen, stützen diese Schlussfolgerung (Holz et al. 1994a; Smiddy u. Fine 1984).

Wie ist die Prognose des 2. Auges, wenn das 1. eine AMD entwickelt hat? Mehrere Studien versuchten diese Frage zu beantworten und errechneten ein Risiko von 4–15 % (Bressler et al. 1995; Macular Photocoagulation Study Group 1993; Chang et al. 1995; Sandberg et al. 1998; Roy u. Kaiser-Kupfer 1990; Gregor et al. 1977). Das Risiko der AMD im Partnerauge scheint von den gleichen Faktoren des 1. Auges abhängig zu sein, eine AMD zu entwickeln: Große Drusenareale, Konfluenz- und Pigmentveränderungen (Klein R et al. 1997a; Klaver et al. 2001; Sarraf et al. 1999). Daten der Beaver-Dam-Studie legen darüber hinaus den Schluss nahe, dass diejenigen mit geographischer Atrophie, nicht jedoch mit neovaskulärer AMD im 1. Auge, ein größeres Risiko einer AMD im Partnerauge haben, im Gegensatz zu denjenigen, die eine beidseitige frühe AMD aufweisen. Die Ausprägung der AMD im Partnerauge gleicht oft derjenigen des 1. Auges, obwohl die Entwicklung einer anderen Form nicht ungewöhnlich ist (Klein R et al. 1997a; Klaver et al. 2001). Weiterhin ist die Entwicklung einer geographischen Atrophie in Augen mit initialer Neovaskularisation relativ häufig (Sunness et al. 1999; Macular Photocoagulation Study Group 1993).

1.3.1 Natürlicher Verlauf der Funktion

Der Verlust der Sehschärfe und des zentralen Gesichtsfelds ist das zentrale Problem der AMD. Am häufigsten wird ein erheblicher Visusverlust durch choroidale Neovaskularisation verursacht, gefolgt von der zentralen Atrophie des retinalen Pigmentepithels (Gass 1973). Das Risiko eines Visusverlustes in Fällen mit bilateralen Drusen wurde in 2 Verlaufsstudien untersucht: In der 1. berichtete Gass, dass 9 von 49 Patienten einen schweren Visusverlust in einem Auge in einem Zeitraum von 4,9 Jahren erleiden (Gass 1973). In einer anderen Studie mit 71 Patienten zeigten Smiddy u. Fine einen schweren Visusverlust aufgrund neovaskulärer Erkrankung in 7 Augen von 6 Patienten (Smiddy u. Fine 1984). Das kumulative Fünfjahresrisiko eines Visusverlustes betrug 12,7 %. Klein et al. haben berichtet, dass in der Beaver-Dam-Eye-Studie sowohl Drusen als auch Pigmentveränderungen Ursachen für eine Abnahme der Sehschärfe sein können, auch wenn andere Augenerkrankungen vorlagen (Klein R et al. 1995a).

Die Sehschärfe von Augen mit geographischer Atrophie hängt im hohen Maße von der Beteiligung der Fovea ab. In einer Studie mit 40 an geographischer Atrophie erkrankten Augen verloren innerhalb von 2 Jahren die Hälfte 3 oder mehr Zeilen an Sehschärfe und 1/4 sogar 6 oder mehr Zeilen (Sunness et al. 1997). Sunness et al. berichteten, dass das schlechter sehende Auge bei bilateraler geographischer Atrophie einen Anstieg an Sehschärfe erfahren kann, wenn sich die Funktionen des besser sehenden Auges verschlechtert (Sunness et al. 2000).

Dieses Phänomen ist möglicherweise auf eine Verbesserung der Fixation zurückzuführen.

Ähnlich der geographischen Atrophie hängt der Visusverlust bei Augen mit choroidalen Neovaskularisationen ebenfalls von der Lokalisation und darüber hinaus dem Typ ab. In einer Fünfjahresverlaufsstudie von Partneraugen bei Patienten mit einer einseitigen neovaskulären Erkrankung verschlechterte sich die Sehschärfe bei 26 % unter 0,1 aufgrund einer Vaskularisation in dem nichtbetroffenen Auge (Macular Photocoagulation Study Group 1993). Im TAP-Report zeigten 27 % der Kontrollpersonen mit jeder neovaskulärer AMD und einer Sehschärfe größer 0,1 zum Zeitpunkt 0 einen schweren Visusverlust von 6 oder mehr Zeilen innerhalb von 12 Monaten, während 57 % einen moderaten Visusverlust von 3 oder mehr Zeilen aufwiesen (TAP Study Group 1999).

1.4 Risikofaktoren

Ein Schwerpunkt vieler Fallkontroll- und populationsbasierter Studien ist die Identifikation von Risikofaktoren für die AMD. Zu bedenken ist hierbei, dass die meisten Ergebnisse auf Prävalenzfällen basieren, die ihre bekannten Einschränkungen wie z. B. Selektions- und Recallbias besitzen, die zu falschen Schlussfolgerungen führen können (Rothman u. Greenland 1998). Zusätzlich gab es bei einer Großzahl von Studien erhebliche Unterschiede bei den Einschlusskriterien. Die meisten Studien schlossen frühe und spätere Stadien der ARM ein. Die Ergebnisse dieser Studien müssen deshalb von Follow-up-Studien bestätigt werden, die auf exakt definierten Inzidenzfällen basieren und bei denen die Exposition vor Ausbruch der Erkrankung erfasst wurde. Zu den hier diskutierten potenziellen Risikofaktoren gehören die familiäre Anamnese und die genetischen Faktoren, ophthalmologische Befunde, systemische Erkrankungen und Umweltfaktoren.

1.4.1 Genetische Faktoren

Zahlreiche Befunde sprechen für eine Beteiligung genetischer Faktoren bei der AMD. Die aktuellen genetisch-epidemiologischen Studien untersuchen entweder das generelle genetische Risiko der Erkrankung oder fokussieren spezifische genetische Ursachen.

Genetisches Risiko

Zwillingsstudien zeigen oft erste Hinweise einer genetischen Ursache der Erkrankung. In mehreren Zwillingsstudien konnte eine große Übereinstimmung des ARM-Phänotyps bei betroffenen monozygotischen Zwillingen gezeigt werden (Klein ML et al. 1994; Meyers et al. 1995). In einer Vergleichsstudie von 98 monozygotischen vs. 38 dizygoten Zwillingen zeigten die ersteren 100 % Konkordanz bzgl. der Erkrankung bei 25 betroffenen Paaren, verglichen mit nur 42 % Konkordanz bei 12 betroffenen dizygotischen Zwillingspaaren (Meyers et al. 1995). Eine aktuelle und größere Zwillingsstudie zeigte allerdings geringere Konkordanzdaten bei Monozygoten, bestätigte jedoch trotzdem einen großen Unterschied zu Dizygoten (37 % Konkordanz bei Monozygoten vs. 19 % bei Dizygoten) (Hammond et al. 2001). Die ARM-Fundusveränderung mit den höchsten Vererbungsscores in dieser Studien waren weiche Drusen >125 µm und 20 oder mehr harte Drusen. Allerdings waren die meisten Zwillingspaare zu jung, um eine AMD im Endstadium beobachten zu können, sodass eine aussagekräftige Schlussfolgerung bzgl. der Vererbung der AMD nicht getroffen werden konnte.

Familiäre Korrelations-, Segregations- und Aggregationsstudien sind andere Methoden, das genetische Risiko zu erfassen. Ein Hinweis für eine familiäre Prädisposition von Drusen wurde von einer Studie gezeigt, die 53 Geschwisterpaare und 50 Ehepaare bzgl. der Konkordanz von Drusen untersuchte (Piguet et al. 1993). Die Untersucher fanden eine signifikant höhere Korrelation von Anzahl und Dichte der Drusen zwischen Geschwistern im Vergleich zu Ehepaaren. Der Vererbungsmodus wurde mittels Segregationsanalyse von Daten der populationsbasierten Beaver-Dam-Eye-Studie untersucht (Heiba et al. 1994). Diese Studie schloss 546 Geschwister ein, wobei die Korrelation der Geschwister für altersabhängige Makulopathiescores berechnet wurde. Die Autoren ermittelten, dass ein einzelnes Gen für ca. 55 % der gesamten Variabilität der altersabhängigen Makulopathie ursächlich sein kann. Aufgrund der gesamten genetischen Untersuchungen der letzten Jahre lässt sich jedoch diese Aussage vermutlich nicht mehr halten. Silvestri et al. und Seddon et al. haben beide die Aggregationen der ARM in Familien untersucht, wobei Krankenhausberichte und Kontrollen mittels Familienanamnese, Krankenunterlagen und Fragebögen Verwendung fanden. Die ermittelten Odds-Ratios der Verwandten 1. Grades betrugen 19,3 und 2,4 (Silvestri et al. 1994; Seddon et al. 1997). Um die Validität dieser Risikoabschätzungen zu verbessern und die Bias durch Patientenselektion und Diagnose zu reduzieren, haben wir eine familiäre Aggregationsstudie durchgeführt, basierend auf Probanden aus einer allgemeinen Population und mit einer aktuellen Untersuchung aller Angehörigen (Klaver et al. 1998a). In dieser Studie betrug das Lebensrisiko für frühe ARM bei Verwandten 1. Grades 2,1 (95 %-CI, 1,4; 3,1), bei später ARM 4,2 (95 %-CI, 2,6; 6,8). Das zugehörige Risiko einer Beteiligung genetischer Faktoren bzgl. des Auftretens dieser Erkrankung wurde auf 23 % geschätzt. Kein individuelles AMD-Merkmal schien spezifisch assoziiert zu sein. Weiche Drusen, große Drusenareale, Drusenkonfluenz, Pigmentveränderungen sowie Endstadien traten jedoch zu einem früheren Zeitpunkt und auch häufiger bei Verwandten von AMD-Patienten auf im Vergleich zu Kontrollen. Die populationsbasierte Beaver-Dam-Eye-Studie verglich die Inzidenz verschiedener AMD-Merkmale bei jungen Zwillingen und Angehörigen mit ARM mit solchen ohne AMD (Klein BE et al. 2001). In der 1. Gruppe war die Inzidenz aller Merkmale signifikant höher mit der größten Differenz für RPE-Hypopigmentationen und neovaskulärer AMD.

Bisher untersuchte nur eine Studie die phänotypische Variation in betroffenen Familien (De la Paz et al. 1997a). De la Paz et al. untersuchten die Makula von 8 Familien mit mehreren betroffenen Angehörigen und fanden ein breites Spektrum an Fundusmerkmalen. Dies impliziert eine eher niedrige Genotyp-Phänotyp-Korrelation bei ARM.

Gene und Loci

Das Ziel molekularer Genetik ist eine komplette genetische Kartierung dieser Erkrankung, die Identifikation genetischer Formen und ein besseres ätiologisches Verständnis. Bis heute gibt es allerdings nur relativ wenige Ergebnisse hierzu. Zahlreiche Arbeitsgruppen untersuchten Kandidatengene und analysierten Assoziationen folgender Gene:

1. Gene von Erkrankungen, die nach Mendel vererbt werden,
2. bei oxidativen Prozessen beteiligte Gene sowie
3. Gene des Lipidmetabolismus.

Bezüglich der genetischen Assoziationsstudien sind jedoch einige Einschränkungen zu machen: Unterschiede in der Populationsstratefikation zwischen Erkrankten und Kontrollen oder Linkage-Dysequillibrium sind wichtige Ursachen falschpositiver Resultate. Sorgfältiges Studiendesign und

Bestätigung durch andere Studienpopulationen stützen die Glaubwürdigkeit der Ergebnisse.

Bezüglich der 1. Gruppe von Genen gibt es in einer großen Studienpopulation von Erkrankten und Kontrollen (Allikmets 2000) einen Hinweis einer statistisch signifikanten Assoziation mit 2 Varianten des Photorezeptor-zellspezifischen ATP-bindenden Transportgens ABCR (Ryan et al. 1980), welches das verantwortliche Gen für den autosomal rezidiven Morbus Stargardt (Allikmets et al. 1997) darstellt. Eine kleinere Studie zeigte keine statistisch signifikante Assoziation für diese Varianten (Guymer et al. 2001). Das häufige Auftreten von Variationen von nichtbetroffenen Individuen erleichtert das Verstehen der potenziellen erkrankungsabhängigen funktionellen Konsequenzen (Webster et al. 2001). Interessante Ergebnisse hierzu lieferte eine Studie mit heterozygoten ABCR-4-Mäusen: diese Tiere zeigten einen erhöhten Spiegel der Lipofuscinkomponente A2-E sowie deren Vorstufen A2PE-H2 und A2PE. Dies zeigt, dass bereits eine Kopie des defekten Gens ausreicht, eine retinale Pathologie auszulösen, die wiederum mit der AMD in Beziehung steht (Mata et al. 2001). Andere Gene, die nach den Mendel-Gesetzen vererbt werden, sind das VMD2-Gen des Morbus Best (Lotery et al. 2000), das TIMP3-Gen der Sorsby-Dystrophie (De la Paz et al. 1997b) und das EFEMP1-Gen der Doyne-Honeycomb-Dystrophie und Malattia Leventinese (Stone et al. 1999). Alle beschriebenen Assoziationen erreichten jedoch keine statistische Signifikanz.

Eine japanische Gruppe untersuchte die 2. Gruppe von Genen und untersuchte hierbei Allelassoziationen von Genen für Cytochrom P-450 1A1, Gluthathion-S-Transferase, mikrosomale Epoxidhydrolase und Mangansuperoxiddismutase in Bezug auf die neovaskuläre AMD. Man fand eine signifikante Assoziation mit den beiden letztgenannten (Kimura et al. 2000). Die Assoziation mit der mikrosomalen Epoxidhydrolase könnte durch eine genetische Abweichung zwischen Erkrankten und Kontrollen verursacht sein, da sich die Allele nicht im Hardy-Weinberg-Equilibrium befanden. Die Assoziation mit Superoxiddismutase hingegen scheint krankheitsbedingt zu sein. Andere japanische Forscher untersuchten die Verteilung der Allele des bei der Oxidation von Low-density-Lipoprotein beteiligen Paraoxonase-Gens bei Patienten mit neovaskulärer AMD und bzgl. Alter und Geschlecht gematchten Kontrollen und fanden eine statistisch signifikante Assoziation dieser Gene an

2 Stellen der Allele (Ikeda et al. 2001). Die genannten Erkenntnisse müssen jedoch noch durch weitere Untersuchungen bestätigt werden.

Die 3. Gruppe der Gene wurde durch eine amerikanische, französische Arbeitsgruppe und durch uns untersucht, wobei in allen Fällen die Assoziation mit dem Apolipoprotein-E-Gen untersucht wurde (Klaver et al. 1998b); Souied et al. 1998); Schmidt et al. 2000). Bei diesem Gen handelt es sich um einen wichtigen Lipidtransporter im Zentralnervensystem und es ist bei der Umstrukturierung von Lipiden nach neuronalen Verletzungen beteiligt. Übereinstimmend wurde bei AMD-Patienten eine geringere Häufigkeit des E4-Allels gefunden. Diese überraschenden Ergebnisse stehen im Gegensatz zum neurodegenerativen Morbus Alzheimer, bei dem die Häufigkeit erhöht ist. Eine Untersuchung unter der chinesischen Bevölkerung konnte die Ergebnisse nicht stützen (Pang et al. 2000). Der Nachweis von Apolipoprotein E in Drusen sowie die hohe Syntheserate des Proteins in Photorezeptoraußensegmenten und im retinalen Pigmentepithel führten zu der Vermutung einer pathophysiologischen Beteiligung bei der AMD (Anderson et al. 2001). In welcher Form das E4-Allel das Risiko einer AMD reduziert, ist noch offen.

Neben der Analyse von Kandidatengenen ist das sog. „positional cloning" eine andere wichtige genetische Untersuchungsmethode. Klein et al. haben eine große Familie identifiziert, in der die AMD autosomal dominant vererbt wird (Klein ML et al. 1998). Bei den 10 betroffenen Familienmitgliedern stellte sich die AMD in Form von großen, weichen, konfluenten Drusen, die von unterschiedlicher RPE-Pathologie und/oder geographischer Atrohie begleitet wurden, dar. Der ursächliche Locus wurde auf den Chromosomen 1q2 5-q 31 kartiert, ein Gen konnte bisher aber noch nicht identi-

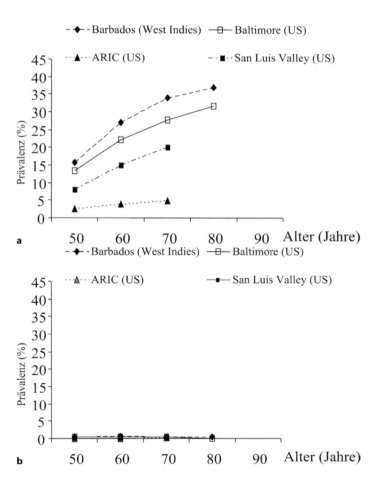

Abb. 1.4a Prävalenz früher AMD unter Schwarzen/Hispanics.
b Prävalenz später AMD unter Schwarzen/Hispanics

fiziert werden. Gorin et al. konnten diesen Locus mittels einer großen Familienstudie bestätigen, wobei meistens Geschwister betroffen waren (Gorin et al. 2001). In dieser Studie wurden noch andere Loci auf den Chromosomen 17q, 9p, 10q und 5q gefunden (Weeks et al. 2000).

1.4.2 Rassenspezifische Variationen

Viele Jahre glaubte man an ein nur seltenes Auftreten der ARM unter der schwarzen Bevölkerung. Einige Studien haben diese Vermutungen näher untersucht (Schachat et al. 1995). Alle Studien zeigten, dass Schwarze ebenso signifikante frühe Zeichen einer ARM aufweisen (◘ Abb. 1.4a), der Übergang einer Frühform in die Spätform tritt jedoch sehr viel seltener auf (◘ Abb. 1.4b). Die Ergebnisse können aufgrund einer unterschiedlich genetischen Anfälligkeit, aber auch durch Melanin-assoziierte Faktoren bedingt sein.

1.4.3 Geschlecht und Sexualhormone

Eine kürzlich veröffentlichte Metaanalyse einer großen Anzahl von Prävalenzstudien zeigte, dass Frauen ein etwas größeres Risiko besitzen, eine Form von AMD zu entwickeln (OR 1,13, 95 %-CI 1,01; 1,26) (Evans 2001). Hierbei ist jedoch zu beachten, dass nicht alle Studien einen Geschlechtsunterschied bestätigen konnten (Schachat et al. 1995; Kahn et al. 1977; Klein BE u. Klein 1982; Vingerling et al. 1995a; McCarty et al. 2001). Eine Inzidenzstudie zeigte ein 2fach erhöhtes Risiko von sowohl früher als auch später AMD bei Frauen über 75 Jahren (Klein R et al. 1997a). Eine mögliche Erklärung könnte der Verlust des schützenden Effekts von Östrogenen vor Arteriosklerose bei postmenopausalen Frauen sein (Witteman et al. 1989). Den Ergebnissen der Rotterdam-Studie zufolge fand man bei Frauen mit einer frühen Menopause aufgrund einer chirurgischen Entfernung der Ovarien eine höhere Wahrscheinlichkeit für das Auftreten einer späten ARM (Vingerling et al. 1995b). Zwei australische Studien berichteten von einer Reduktion des Risikos für eine frühe AMD bei einem größeren zeitlichen Abstand von Menarche und Menopause (Smith et al. 1997a). Der schützende Effekt endogenen Östrogens konnte in der Beaver-Dam-Studie weder bei prävalenter noch bei

inzidenter AMD bestätigt werden (Klein BE et al. 1994; Klein BE et al. 2000). Die Daten von Hormonersatzstudien sind z. Z. noch recht widersprüchlich (Klein BE et al. 1994; Klein BE et al. 2000; The Eye Disease Case-Control Study Group 1992).

1.4.4 Okuläre Risikofaktoren

Irisfarbe

Eine dunkel pigmentierte Iris kann die Netzhaut und das retinale Pigmentepithel gegenüber Lichtexposition besser schützen als heller pigmentierte (Tso u. Woodford 1983; Young 1988). Zwei Fallkontrollstudien konnten einen protektiven Effekt einer dunkel pigmentierten Iris bei ARM zeigen (Hyman et al. 1983; Weiter 1985). Dies konnte jedoch in späteren Studien (The Eye Disease Case-Control Study Group 1992; West et al. 1989; Vinding 1990) nicht bestätigt werden. Holz et al. konnten keine Assoziationen mit schwacher Irispigmentierung feststellen, aber wiesen darauf hin, dass eine von Patienten selbst festgestellte Abnahme des Irispigments mit ARM assoziiert sein kann (Holz et al. 1994b). Unter den populationsbasierten Studien konnte nur die Blue Mountains Eye Study einen erhöhten Oddsratio für blaue Augen bzgl. ARM zeigen (Mitchell et al. 1998). Die Beaver Dam Eye Study konnte keine Assoziation mit dem Beginn oder der Progression einer ARM finden (Klein R et al. 1998a). Aufgrund der Inkonsistenz der Ergebnisse scheint die Irispigmentation keine wirkliche Rolle zu spielen.

Brechungsfehler

Im Rahmen der Analyse von Brechungsfehlern schien eine mögliche Assoziation zwischen Hyperopie und AMD vorzuliegen (Maltzman et al. 1979). Vier spätere Fallkontrollstudien konnten diese Ergebnisse bestätigen (The Eye Disease Case-Control Study Group 1992; Hyman et al. 1983; Weiter 1985; Sandberg et al. 1993). Hyman et al. stellten jedoch fest, dass evtl. eine Selektionsbias die Beobachtung beeinflusst haben könnten, da in der Kontrollgruppe myope Individuen überrepräsentiert waren (Hyman et al. 1983). Die populationsbasierte Blue-Mountains-Eye-Studie fand eine schwache Beziehung zwischen mäßiger Hyperopie und früher, nicht jedoch bei später AMD (Wang et al. 1998). Die Referenzgruppe bestand aus populationsbasierten, emmetropen Individuen, sodass eine Selektionsbias nicht als Erklärung für diese Ergebnisse herangezogen werden kann. Im Gegensatz dazu berichtete die Beaver-Dam-Eye-Studie von einem geringfügig protektiven Effekt einer Hyperopie bzgl. der Inzidenz einer früher AMD (Klein R et al. 1998a). Die Rotterdam-Studie konnte keine Assoziation zwischen refraktiven Fehlern und AMD nachweisen (De Jong, nicht publiziert). Bei Betrachtung der widersprüchlichen Ergebnisse ist ein möglicher Zusammenhang zwischen Hyperopie und ARM eher zweifelhaft.

Katarakt

Die Daten bzgl. einer Beziehung zwischen Katarakt und ARM sind widersprüchlich (Delaney u. Oates 1982; Liu et al. 1989; Klein R et al. 1994). Die Beaver-Dam-Studie fand zum Zeitpunkt der Baseline eine Assoziation zwischen dem Vorhandensein einer Kerntrübung und prävalenter früher AMD. Diese Ergebnisse konnten jedoch nicht mit inzidenter früher oder später AMD beim jeweiligen Fünfjahres-follow-up bestätigt werden (Klein R et al. 1998a).

Kataraktextraktion

In einer histopathologischen Studie wurde erstmals der Verdacht geäußert, dass ein erhöhtes Risiko neovaskulärer AMD nach Kataraktextraktionen vorliegen könnte (Van der Schaft et al. 1994). Diese Ergebnisse konnten später durch Pollack et al. in einer klinischen Untersuchung bestätigt werden (Pollack et al. 1996). 47 Patienten mit beidseitiger früher AMD wurden nach Kataraktextraktion an einem Auge untersucht. Man fand diesbezüglich am operierten Auge ein sehr viel höheres Risiko einer subretinalen Neovaskularisation im Vergleich zum nichtoperierten Auge. Die Fünfjahresinzidenzdaten der Beaver-Dam-Studie stützen diese Beobachtungen (Klein R et al. 1998a). In dieser Studie war das Risiko einer Progression einer frühen bzw. späten AMD für Augen mit Zustand nach Kataraktoperationen signifikant höher. Diese Beobachtungen besitzen klinische Bedeutung dahingehend, dass bei Patienten mit früher AMD und Katarakt u. U. eher ein konservatives Vorgehen zu empfehlen wäre. Neben einer Detektionsbias wären als mögliche Erklärung intraoperative Lichtschäden oder postoperative Entzündungsprozesse denkbar.

1.4.5 Vaskuläre Risikofaktoren

Eine der möglichen Hypothesen zur Pathogenese der AMD betrifft krankhafte Veränderung der Choriokapillaris. Folge könnte eine Unterversorgung von Nährstoffen des RPE sein (Gass 1967; Kornzweig 1977; Friedman 2000). Untersuchungen zur kardiovaskulären Anamnese oder direkte Erfassung der Arteriosklerose oder Risikofaktoren stellen unterschiedliche Zugangswege zur Klärung dieser Frage dar. Hierbei ist jedoch zu beachten, dass vaskuläre Risikofaktoren schon vor dem Auftreten einer AMD vorliegen können und der allgemeine Gefäßstatus nicht mit den Perfusionsverhältnissen im Auge gleichzusetzen ist.

Anamnese kardiovaskulärer Erkrankungen

Bisher sind widersprüchliche Ergebnisse bzgl. der Assoziation von AMD und der kardiovaskulären Anamnese publiziert worden. Während einige Studien eine positive Assoziation feststellten (Hyman et al. 1983; Goldberg et al. 1988), konnten bei den meisten jedoch der Zusammenhang nicht nachvollzogen werden (McCarty et al. 2001; The Eye Disease Case-Control Study Group 1992; Hyman et al. 2000; Age-Related Eye Disease Study Research Group 2000). Eine Eigenanamnese des kardiovaskulären Status ist mit vielen Einflussfaktoren behaftet, und die resultierende fehlerhafte Einteilung macht es schwierig, einen wirklichen Zusammenhang zu erkennen.

Hypertension

Die Daten einer Assoziation zwischen Hypertension und allgemeiner AMD sind generell nicht schlüssig (Sperduto et al. 1986). Im Gegensatz dazu sind die Ergebnisse und Beobachtungen einer systemischen Hypertension mit dem Risiko einer neovaskulären AMD in einem größeren Maße konkordant. Zwei Querschnitts-Fallkontrollstudien (Hyman et al. 2000; Age-Related Eye Disease Study Research Group 2000) zeigten eine signifikante Assoziation zwischen Hypertension oder dem Gebrauch antihypertensiver Medikamente und neovaskulärer AMD, nicht jedoch mit atrophischen Formen. Gestützt werden diese Beobachtungen durch 2 Inzidenzstudien, die eine Assoziation zwischen unbehandeltem Bluthochdruck und dem Risiko einer neovaskulären AMD bestätigten (Macular Photocoagulation Study Group 1997; Klein R et al. 1997b).

1

Atherosklerose

In der Rotterdam-Studie konnte Vingerling et al. zeigen, dass Plaques der Karotisbifurkation sowie Plaques in der A. carotis communis bei Individuen jünger als 85 Jahre mit prävalenter später AMD assoziiert sein können (Vingerling et al. 1995c). Die periphere Verschlusskrankheit war mit einem 2,5fachen Risiko assoziiert. Die Beaver-Dam-Eye-Studie zeigte einen Zusammenhang zwischen einem höheren Pulsdruck als angenommenen Indikator einer Arteriosklerose und einer um 30 % erhöhten Fünfjahresinzidenz für neovaskuläre AMD (Klein R et al. 1997b). In diesem Zusammenhang ist die histopathologische Beobachtung von Bedeutung, dass es z. T. Übereinstimmungen bei Proteinbestandteilen in Drusen und den extrazellulären Ablagerungen bei der Arteriosklerose gibt (Mullins et al. 2000).

Im Gegensatz zur Eye-Disease-Case-Control-Studie konnte die Blue-Mountain-Eye-Studie und NHANES III eine Assoziation zwischen erhöhtem Plasmafibrinogenspiegel und Spätstadien der AMD nachweisen (The Eye Disease Case-Control Study Group 1992; Smith et al. 1998; Klein R et al. 1999a). Fibrinogen spielt eine Schlüsselrolle bei Herzkreislauferkrankungen und Diabetes mellitus (Montalescot et al. 1998). Die Bedeutung dieser Ergebnisse bzgl. der Pathogenese der AMD sind noch nicht vollständig verstanden.

Hyperglykämie und Diabetes

Die choroidale Durchblutung, die Bruch-Membran und das RPE werden durch Hyperglykämie beeinflusst (Kohner et al. 1995). Eine Beziehung zwischen Hyperglykämie und AMD wurde deshalb angenommen. Verschiedene Studien (Kahn et al. 1977; The Eye Disease Case-Control Study Group 1992; Hyman et al. 1983; Delaney u. Oates 1982; Blumenkranz et al. 1986) untersuchten diese Fragestellung, wobei lediglich eine einzige Studie eine positive Assoziation zwischen Serumglukosespiegeln und dem durchschnittlichen Drusenareal bei Frauen zeigen konnte (Vidaurri et al. 1984). Im Rahmen der Beaver-Dam-Studie konnte keine Korrelation zwischen glykosyliertem Hämoglobin und prävalenter AMD gefunden werden. Auch konnte kein Zusammenhang zwischen Diabetes mellitus und inzidenter früher AMD gefunden werden (Sperduto et al. 1986; Klein R et al. 1997b). Ausschließlich bei über 75 Jahre alten zuckerkranken Männern konnte ein erhöhtes Auftreten prävalenter neovaskulärer

Makuladegeneration beobachtet werden, wobei jedoch nicht genug statistische Power vorlag, diese Beobachtung zu stützen. Der Effekt einer Hyperglykämie scheint daher nicht sehr groß zu sein.

Cholesterol

Histopathologische Studien konnten die Akkumulation von Fettsäuren und Cholesterol in der Bruch-Membran nachweisen (Holz et al. 1994a; Curcio et al. 2001). Diese Ablagerungen können die Funktion des RPE nachhaltig beeinflussen. Blutfette fördern wiederum die Progression einer Arteriosklerose, die als Risikofaktor einer AMD gesehen wird (Zemel u. Sowers 1990). Bezüglich der Studien, die eine mögliche Beziehung zwischen Gesamtcholesterolspiegeln und AMD untersuchten, konnte nur die Eye-Disease-Case-Studie einen Zusammenhang zeigen (The Eye Disease Case-Control Study Group 1992). Andere Studien konnten weder bei Gesamtcholesterol noch bei HDL-Cholesterol eine Assoziation nachweisen (Smith et al. 2001; Klein R et al. 1997b; Smith et al. 1998; Sanders et al. 1993; Cruickshanks et al. 1997; Klein R et al. 1993). Zwei kürzlich abgeschlossene Studien konnten einen Zusammenhang zwischen HDL-Cholesterol und neovaskulärer AMD oder Drusen zeigen (Hyman et al. 2000; Klein R et al. 1999a). Zusammenfassend ließ sich insgesamt kein eindeutiger Einfluss aufzeigen.

1.4.6 Umweltfaktoren

Rauchen

Ein erhöhtes Risiko für eine AMD bei Rauchern konnte erstmals von Paetkau et al. gezeigt werden (Paetkau et al. 1978). Obwohl die Ergebnisse nicht alle konsistent waren (Kahn et al. 1977; West et al. 1989), konnte doch bei den meisten Studien eine positive Assoziation zwischen Rauchen und AMD bestätigt werden (McCarty et al. 2001; The Eye Disease Case-Control Study Group 1992; Hyman et al. 1983; Vinding et al. 1992; Vingerling et al. 1996; Smith et al. 1996; Delcourt et al. 1998). Der Zusammenhang war besonders deutlich bei der neovaskulären AMD ausgeprägt (Vingerling et all. 1996) und schien darüber hinaus dosisabhängig zu sein. Bei ehemaligen Rauchern konnten 2 Studien zeigen, dass das Risiko um so geringer ist, je länger das Rauchen zurückliegt (Vingerling et al. 1996; Delcourt et al. 1998). In einer gepoolten Analyse dreier populationsbasierter Studien war Rauchen der einzige konsistente Risikofaktor in allen Kontinenten (Smith et al. 2001). Inzidenzfälle bestätigten die starke Assoziation zwischen Rauchen und AMD: bei mittelalten Frauen der Nurses' Health Study und 556.338 Personenjahren als follow-up untersuchten Seddon et al. die Beziehung zwischen Zigarettenrauchen und jedem Zeichen einer inzidenten AMD (Seddon et al. 1996) und fanden ein relatives Risiko von 2,4 für diejenigen Raucher mit mehr als 25 Zigaretten/Tag. Christen et al. (1996) untersuchten diesen Zusammenhang in der Physicians' Health Studie von Männern mit insgesamt 258.115 Personenjahren als follow-up und berechneten ein relatives Risiko von 2,5 für Raucher mit mehr als 20 Zigaretten/Tag. Das Fünfjahres-follow-up der Beaver-Dam-Eye-Studie zeigte ein erhöhtes Risiko für inzidente frühe Merkmale einer AMD bei Männern im Alter zwischen 63 und 86 Jahren und einer Raucheranamnese von mehr als 35 pack-years, wobei das relative Risiko für große Drusen 2,9 und für Hyperpigmentationen 2,3 betrug.

Während bzgl. des Rauchens mehrere Mechanismen diskutiert werden, konnte bisher noch keiner eindeutig nachgewiesen werden. Plausibel erscheint eine Reduktion von Serumantioxidanzien und antioxidativ wirkende Enzyme der Netzhaut (Pryor et al. 1983; Stryker et al. 1988; Schectman et al. 1989). Diese Enzyme schützen die Makula vor Sauerstoffradikalen, die im Rahmen der lebenslangen Lichtexposition kontinuierlich gebildet werden (Beatty et al. 2000). Hinzu kommen mehrere andere mögliche Pathomechanismen wie z. B. Störung des choroidalen Blutflusses (Friedman 1970; Solberg et al. 1998). Aufgrund der weiten Verbreitung des Rauchens und der Möglichkeit, durch Abstinenz diesen Faktor völlig zu eliminieren, gewinnen diese Erkenntnisse eine erhebliche Bedeutung und berechtigen Augenärzte, Patienten mit frühen Zeichen einer AMD vom weiteren Rauchen abzuraten.

Alkohol

Alkohol wurde ebenfalls als potenzieller Risikofaktor untersucht, da mit der Exposition oxidativer Stress und Arteriosklerose verbunden sind. Die meisten Studien konnten jedoch keine Assoziation feststellen (Smith u. Mitchell 1996; Ajani et al. 1999; Cho et al. 2000). Lediglich die Beaver-Dam-Eye-Studie konnte zeigen, dass der Konsum von Bier mit einem erhöhten Risiko einer AMD verbunden ist (prospektiv und im Querschnitt) (Ritter et al.

1995). Dieser Zusammenhang konnte allerdings in anderen Studien nicht bestätigt werden, sodass der Einfluss des Alkohols eher als marginal zu betrachten ist.

Lichtexposition

Der potenziell schädigende Einfluss einer Lichtexposition auf Photorezeptoren und retinales Pigmentepithel konnte in mehreren experimentellen Untersuchungen gezeigt werden (Young 1988). Eine intensive Langzeitbelichtung könnte theoretisch ein Faktor bei der Pathogenese der AMD darstellen. Die schwierige Erfassung der Lichtexposition hat jedoch die Möglichkeiten zur Untersuchung in epidemiologischen Studien erheblich erschwert. Weiterhin kann das Zeitfenster einer erhöhten Lichtexposition schon sehr lange zurückliegen, bevor sich eine okuläre Manifestation erkennen lässt. In den meisten Studien konnte kein signifikanter Zusammenhang gefunden werden (Hyman et al. 1983). Eine Studie unter Fischern und anderen im Freien arbeitender Personen untersuchte speziell diese Fragestellung, wobei die Lichtexpositionen genau erfasst wurde (West et al. 1989; Rosenthal et al. 1991). Es konnte dabei kein Zusammenhang zwischen UV-A- oder UV-B-Exposition und AMD gefunden werden. Licht des blauen Wellenlängenbereichs schien dagegen bei neovaskulärer Makuladegeneration eine Rolle zu spielen (Taylor et al. 1990). Cruickshanks et al. konnten eine positive Assoziation zwischen der mittels Selbsteinschätzung ermittelten im Freien verbrachten Zeit und prävalenten Drusen, Pigmentveränderungen und neovaskulärer AMD nachweisen, wobei der Gebrauch von Hüten oder Sonnenbrillen bei Männern einen gegenteiligen Effekt zeigte (Cruickshanks et al. 1993). Kürzlich konnte diese Gruppe einen Zusammenhang zwischen der im Freien verbrachten Freizeit bei Männern unter 40 Jahren und früher AMD beim follow-up der Beaver-Dam-Kohorte herstellen (Cruickshanks et al. 2001).

1.4.7 Antioxidanzien und Ernährung

Der starke Anstieg mit dem Alter, der schädliche Einfluss des Rauchens und die potenziellen gefährlichen Effekte kumulativer Lichtexpositionen wurden bereits beschrieben und legen eine zentrale Bedeutung des oxidativen Stresses bei der Pathogenese der AMD nahe. Hohe Sauerstoffkonzentrationen und der große Gehalt ungesättigter Fettsäuren in Kombination mit intensiver Belichtung machen die Netzhaut besonders anfällig für Sauerstoffradikale (Beatty et al. 2000). Als Schutzmechanismus besitzt die Netzhaut hohe Konzentrationen an antioxidativen Enzymen wie z. B. Superoxiddismutase oder Glutathionperoxidase. Diese Enzyme brauchen ernährungsabhängige Kofaktoren wie Kupfer und Zink, die wiederum in hohen Konzentrationen in Augengeweben gefunden werden können. Weitere Schutzfunktionen besitzen Vitamine und bestimmte Karotenoide, die nichtenzymatisch Sauerstoffradikale abfangen können. Neben dem oxidativen Stress als pathogenetischem Faktor könnten Antioxidanzien auch einen protektiven Effekt im Rahmen der Arterosklerose zeigen (Diaz et al. 1997). Hierbei stellt sich die Frage, ob die ernährungsbedingte Aufnahme und die entsprechenden Blutkonzentrationen antioxidativ wirkender Vitamine mit AMD assoziiert sind (Sperduto et al. 1990). Erste Hinweise für einen solchen Zusammenhang stammten aus der Grundlagenforschung (Cai et al. 2000).

Eine Querschnittsstudie, basierend auf den NHANES-Daten zeigte, dass eine antioxidativ wirkende Vitamin-A-Zufuhr mit einem höheren Risiko einer AMD assoziiert ist (Goldberg et al. 1988). West et al. konnten einen Zusammenhang zwischen niedrigem β-Tocopherol (Vitamin E) und AMD herstellen (West et al. 1994). Im gleichen Jahr wiesen Ergebnisse der Eye-Disease-Case-Control-Studie eine signifikante Assoziation zwischen neovaskulärer Makuladegeneration und Serumkarotenoidspiegeln nach. Ein Zusammenhang mit Vitamin C oder E konnte nicht gefunden werden (Eye Disease Case-Control Study Group 1993). Es wurde ebenfalls die ernährungsabhängige Aufnahme von Antioxidanzien untersucht und man konnten feststellen, dass Individuen mit dem höchsten Konsum an Spinat und grünem Gemüse, die wiederum reich an Karotenoiden sind, ein um 40 % niedrigeres Risiko besaßen, an exsudativer AMD zu erkranken (Seddon et al. 1994). Wiederum wurde kein Zusammenhang zwischen Vitamin C und E nachgewiesen. Die Beaver-Dam-Eye-Studie konnte bei Individuen mit AMD einen geringeren Spiegel an dem Karotenoid Lycopen zeigen. Kein Zusammenhang konnte zwischen AMD und den das makuläre Pigment bildende Karotenoid Lutein oder Zeaxanthin gefunden werden. In der entsprechenden Kohortenstudie konnte ein reduziertes Risiko für

RPE-Hyperpigmentationen und Degenerationen für diejenigen Individuen gefunden werden, die anamnestisch 10 Jahre Zink zusätzlich eingenommen haben (Mares-Perlman et al. 1996). Dieses Ergebnis konnte bzgl. der RPE-Hyperpigmentation in einer Fünfjahresinzidenzstudie bestätigt werden (Van den Langenberg et al. 1998). Darüber hinaus konnten diese Untersucher einen protektiven Effekt zwischen der Aufnahme von Karotenoiden und Vitamin E und der Inzidenz großer Drusen zeigen. Im Gegensatz dazu konnte die Australian Blue Mountain Eye Study keinen Zusammenhang zwischen mit der Ernährung aufgenommenen Antioxidanzien und AMD zeigen (Smith et al. 1997b, 1999). Die französische POLA-Studie lieferte Hinweise für eine Bedeutung antioxidativer Enzyme. Hierbei besitzen Individuen mit hohen Spiegeln an Plasmaglutadion-Peroxidase ein erhöhtes Risiko, an Spätformen der AMD zu erkranken (Delcourt et al. 1999a). Zwischen den Plasma-Vitamin-E-Spiegeln und sowie früher als auch später AMD wurde eine negative Korrelation beobachtet (Delcourt et al. 1999b). In einer sehr großen prospektiven Kohortenstudie unter männlichen Ärzten beobachteten Christen et al. keinen signifikanten Effekt einer zusätzlichen Vitamin-E- oder -C-Aufnahme (Christen et al. 1999). Die Querschnittsstudie NHANES III bündelte Daten bzgl. des AMD-Status, Ernährung und Serummetaboliten bei 8222 Individuen und untersuchte den Zusammenhang zwischen Lutein bzw. Zeaxanthin und AMD (Mares-Perlman et al. 2001). Eine generelle Assoziation konnte jedoch nicht gefunden werden. In einer großen prospektiven Studie mit über 10 Jahren follow-up konnte kein Zusammenhang zwischen ernährungsabhängig oder in Form von Nahrungsergänzung zugeführtem Zink mit AMD hergestellt werden (Cho et al. 2001). Zusammenfassend liegen bzgl. der Bedeutung der genannten Substanzen widersprüchliche Ergebnisse vor.

Zur Untersuchung des Einflusses antioxidativer Nahrungsergänzungen auf den Beginn einer AMD wurden verschiedene Studien initiiert. Eine kleine randomisierte, placebokontrollierte Studie zeigte 1988 unter 151 Individuen einen günstigen Effekt oral aufgenommenen Zinks auf den natürlichen Verlauf der AMD (Newsome et al. 1988). Diese Ergebnisse konnten jedoch nicht bestätigt werden (Christen et al. 1999; Stur et al. 1996). In diesem Zusammenhang jedoch konnte kürzlich die längste und größte Studie, die multizentrische Age-Related-Eye-Disease-Study überzeugende Ergebnisse bzgl. eines protektiven Effektes für Nahrungsergänzungen liefern (AREDS Report 2001). Die Studienteilnehmer mit verschiedenen Stadien einer AMD erhielten entweder eine Placebomedikation oder hohe Dosen von Vitamin E, C, Betakarotin, Zink oder eine entsprechende Kombination. Nach einem durchschnittlichen follow-up von 6,3 Jahren zeigte sich für diejenigen Patienten mit zahlreichen mittleren Drusen, großen Drusen, nichtzentraler geographischer Atrophie oder einseitiger AMD, die sowohl Vitamine als auch Zink eingenommen hatten (OR 0,66; 95 %-CI 0,47; 0,91) die deutlichste Reduktion des Risikos, eine fortgeschrittene AMD zu entwickeln. Die alternative Einnahme von Vitaminen oder Zink zeigte ebenfalls eine Risikoreduktion, die jedoch keine statistische Signifikanz erreichte. Es wurden während des Beobachtungszeitraums keine schweren Nebenwirkungen dokumentiert. Obwohl diese Nahrungsergänzungen eher eine geringe Verzögerung als einen wirklichen Stopp dieses Erkrankungsprozesses bewirken, rechtfertigen die Ergebnisse die Einnahme einer entsprechenden Medikation bei Individuen mit hohen Risikomerkmalen einer frühen AMD. Bisher existieren keine Aussagen von Interventionsstudien bzgl. der Einnahme von Lutein oder Zeaxanthin.

Nahrungsfette

Die Beaver-Dam-Study zeigte bei Individuen mit der höchsten Quintile einer Aufnahme gesättigter Fette versus Cholesterol einen um 80 % (95 %-CI, 1,2, 2,7) vs. 60 % (95 %-CI, 1,1, 2,4) ein erhöhtes Risiko für eine prävalente frühe AMD (Mares-Perlman et al. 1995). Ähnliche Ergebnisse lieferte die Blue-Mountain-Studie, wobei eine Assoziation zwischen Cholesterol und später AMD gefunden wurde, obwohl diese Ergebnisse nicht statistisch signifikant waren (Smith et al. 2000). In dieser Studie wurde ebenfalls ein protektiver Effekt für den regelmäßigen Verzehr von Fisch gefunden. Seddon et al. berichten von einem erhöhten Risiko bzgl. pflanzlicher Fette, einfach oder mehrfach ungesättigter Fettsäuren und Linolensäure im Rahmen einer Fallkontrollstudie mit an fortgeschrittener AMD erkrankten Patienten (Seddon et al. 2001). Die Ergebnisse zeigen, dass eher das Spektrum der aufgenommenen Fette als die Gesamtfettzufuhr das Risiko einer AMD beeinflussen.

Body Mass Index (BMI)

Eine positive Korrelation zwischen BMI und AMD konnte in einigen Querschnittsstudien beobachtet werden (Klein R et al. 1993). Darüber hinaus konnte in der Blue-Mountain-Eye-Studie gezeigt werden, dass sowohl Unter- als auch Übergewicht signifikant mit früher AMD in Beziehung stehen (Smith et al. 1998). Andere Studien konnten diese Ergebnisse nicht stützen (Smith et al. 2001; McCarty et al. 2001; The Eye Disease Case-Control Study Group 1992; Klein R et al. 1999a). Eine kürzlich veröffentlichte große prospektive Studie unter Männern, bei der die AMD durch Fragebögen oder Datenbanksuche anamnestisch ermittelt wurde, konnte Fettleibigkeit als einen signifikanten Risikofaktor für inzidente geographische Atrophie identifizieren (Schaumberg et al. 2001). Auch untergewichtige Personen schienen ein erhöhtes Risiko zu besitzen. Vermutlich ist diese Beziehung zum BMI J-förmig. Aufgrund der Inkonsistenz der Ergebnisse können keine definitive Schlussfolgerungen gezogen werden.

1.4.8 Komorbidität

Einige Studien haben die Assoziation von AMD mit anderen altersabhängigen Erkrankungen untersucht. AMD scheint mit anderen neurologisch degenerativen Erkrankungen gemeinsame Aspekte bzgl. des Pathomechanismus zu besitzen. Innerhalb der Beaver-Dam-Population fanden Klein et al. eine signifikante Beziehung zwischen später AMD und Hörverlust (Klein R et al. 1998c). Diese Korrelation war unabhängig vom Alter und anderen möglichen Faktoren. Parallelen bzgl. der Pathogenese des Morbus Alzheimer und AMD inspirierte uns, diesen Zusammenhang innerhalb der Rotterdam-Studie zu untersuchen (Klaver et al. 1999). Hierbei hatten Individuen mit später AMD ein erhöhtes Risiko, an Morbus Alzheimer zu erkranken, wobei dieser Zusammenhang v. a. abhängig von den gemeinsamen Risikofaktoren wie Rauchen und Arteriosklerose war.

1.4.9 Einflüsse von Medikamenten

Erst kürzlich haben Studien den möglichen Zusammenhang zwischen persönlicher Medikation und AMD näher untersucht. Sowohl ein präventiver als auch ein verstärkender Effekt wurden hierbei erwartet. Wie bereits klinische Beobachtungen vermuten ließen, zeigte sich in einer Fallkontrollstudie eine starke Korrelation zwischen medikamentöser Antikoagulation und intraokularer Blutung bei AMD (Tilanus et al. 2000). Keine Korrelation konnte bei Aspirin festgestellt werden. Der Langzeiteffekt von Aspirin wurde in der Physician's Health Study I analysiert (Christen et al. 2001). Innerhalb eines Zeitraums von 5 Jahren konnte kein Effekt einer Low-dose-Aspirineinnahme bzgl. der Inzidenz von AMD beobachtet werden. Klein et al. haben ein ganzes Spektrum an Medikamenten in der Beaver-Dam-Eye-Studie näher untersucht (Klein R et al. 2001) und stellten fest, dass keine überzeugende Assozation in Bezug auf die Fünfjahresinzidenz von AMD besteht.

Fazit

In den letzten 25 Jahren wurde eine Vielzahl von Fallkontroll- und populationsbasierten Studien durchgeführt, um mögliche Ursachen der AMD zu identifizieren. Hierbei konnte reichhaltiges Datenmaterial erhoben werden. Die auffälligsten Ergebnisse bestanden in einer exponentiellen Assozation des Alters mit frühen und späten Stadien der AMD unter der kaukasischen Bevölkerung, ein nur seltenes Auftreten von Spätstadien bei der schwarzen Bevölkerung, ein signifikanter Einfluss familiärer Faktoren und eine große Bedeutung des Rauchens bzgl. aller Stadien der AMD.

Neue Faktoren mit weniger eindeutigen aber gleichwohl signifikantem Potenzial umfassen Arteriosklerose, Lichtexposition und Antioxidanzien für alle Formen fortgeschrittener AMD. Kataraktoperation, Antikoagulanzien und systemische Hypertension korrelieren mit Progression und Entwicklung neovaskulärer AMD. Zukünftige Studien werden die Widersprüche der genannten Faktoren klären und mehr Daten bzgl. genetischer Faktoren, geographischer Verteilung, Einfluss von Ernährung und anderen Risikofaktoren liefern. Innerhalb der nächsten 2 Dekaden wird eine Verdoppelung der älteren Population erwartet. 2025 rechnet man mit 1,2 Bio. Menschen jenseits des 60. Lebensjahres (http://www.who.int/hpr/ageing). Sorgfältig geplante epidemiologische Beobachtungs- und Interventionsstudien werden für die weitere Analyse von Verteilung und Ursachen von AMD durchgeführt werden. Dies soll der Identifikation therapeutischer und protektiver Maßnahmen dienen und die Lebensqualität der betroffenen Personen verbessern.

Literatur

Age-Related Eye Disease Study Research Group (2000) Risk factors associated with age-related macular degeneration. A case-control study in the age-related eye disease study: age-related eye disease study report number 3. Ophthalmology 107:2224–2232

Ajani UA et al. (1999) A prospective study of alcohol consumption and the risk of age-related macular degeneration. Ann Epidemiol 9:172–177

Allikmets R (2000) Further evidence for an association of ABCR alleles with age-related macular degeneration. The International ABCR Screening Consortium. Am J Hum Genet 67:487–491

Allikmets R et al. (1997) A photoreceptor cell-specific ATP-binding transporter gene (ABCR) is mutated in recessive Stargardt macular dystrophy. Nat Genet 15:236–246

Anderson DH et al. (2001) Local cellular sources of apolipoprotein E in the human retina and retinal pigmented epithelium: implications for the process of drusen formation. Am J Ophthalmol 131:767–781

AREDS Report no. 8 (2001) A randomized, placebo-controlled, clinical trial of high-dose supplementation with vitamins C and E, beta carotene, and zinc for age-related macular degeneration and vision loss. Arch Ophthalmol 119:1417–1436

Beatty S et al. (2000) The role of oxidative stress in the pathogenesis of age-related macular degeneration. Surv Ophthalmol 45:115–134

Bird AC et al. (1995) An international classification and grading system for age-related maculopathy and age-related macular degeneration. The International ARM Epidemiological Study Group. Surv Ophthalmol 39:367–374

Blumenkranz MS et al. (1986) Risk factors in age-related maculopathy complicated by choroidal neovascularization. Ophthalmology 93:552–558

Bressler NM et al. (1989) The grading and prevalence of macular degeneration in Chesapeake Bay watermen. Arch Ophthalmol 107:847–852

Bressler NM et al. (1995) Five-year incidence and disappearance of drusen and retinal pigment epithelial abnormalities. Waterman study. Arch Ophthalmol 113:301–308

Cai J et al. (2000) Oxidative damage and protection of the RPE. Prog Retin Eye Res 19:205–221

Chang B et al. (1995) Choroidal neovascularization in second eyes of patients with unilateral exudative age-related macular degeneration. Ophthalmology 102:1380–1386

Cho E et al. (2000) Prospective study of alcohol consumption and the risk of age-related macular degeneration. Arch Ophthalmol 118:681–688

Cho E et al. (2001) Prospective study of zinc intake and the risk of age-related macular degeneration. Ann Epidemiol 11:328–336

Christen WG et al. (1996) A prospective study of cigarette smoking and risk of age-related macular degeneration in men. JAMA 276:1147–1151

Christen WG et al. (1999) Prospective cohort study of antioxidant vitamin supplement use and the risk of age-related maculopathy. Am J Epidemiol 149:476–484

Christen WG et al. (2001) Age-related maculopathy in a randomized trial of low-dose aspirin among US physicians. Arch Ophthalmol 119:1143–1149

Cruickshanks KJ, Klein R, Klein BE (1993) Sunlight and age-related macular degeneration. The Beaver Dam Eye Study. Arch Ophthalmol 111:514–518

Cruickshanks KJ et al. (1997) The prevalence of age-related maculopathy by geographic region and ethnicity. The Colorado-Wisconsin Study of Age-Related Maculopathy. Arch Ophthalmol 115:242–250

Cruickshanks KJ et al. (2001) Sunlight and the 5-year incidence of early age-related maculopathy: the beaver dam eye study. Arch Ophthalmol 119:246–250

Curcio CA et al. (2001) Accumulation of cholesterol with age in human Bruch's membrane. Invest Ophthalmol Vis Sci 42:265–274

Delaney WV, Oates RP (1982) Senile macular degeneration: a preliminary study. Ann Ophthalmol 14:21–24

De la Paz MA et al. (1997a) Exclusion of TIMP3 as a candidate locus in age-related macular degeneration. Invest Ophthalmol Vis Sci 38:1060–1065

De la Paz MA et al. (1997b) Phenotypic heterogeneity in families with age-related macular degeneration. Am J Ophthalmol 124:331–343

Delcourt C et al. (1998) Smoking and age-related macular degeneration. The POLA Study. Pathologies oculaires liees a l'age. Arch Ophthalmol 116:1031–1035

Delcourt C et al. (1999a) Associations of antioxidant enzymes with cataract and age-related macular degeneration. The POLA Study. Pathologies oculaires liees a l'age. Ophthalmology 106:215–222

Delcourt C et al. (1999b) Age-related macular degeneration and antioxidant status in the POLA study. POLA Study Group. Pathologies oculaires liees a l'age. Arch Ophthalmol 117:1384–1390

Diaz MN et al. (1997) Antioxidants and atherosclerotic heart disease. N Engl J Med 337:408–416

Evans JR (2001) Risk factors for age-related macular degeneration. Prog Retin Eye Res 20:227–2253

Eye Disease Case-Control Study Group (1993) Antioxidant status and neovascular age-related macular degeneration. Arch Ophthalmol 111:104–109

Foran S, Mitchell P, Wang JJ (2002) Five-year change in visual acuity and incidence of visual impairment. Ophthalmology 110:41–50

Friedman DS et al. (1999) Racial differences in the prevalence of age-related macular degeneration: the Baltimore Eye Survey. Ophthalmology 106:1049–1055

Friedman E (1970) Choroidal blood flow. Pressure-flow relationships. Arch Ophthalmol 83:95–99

Friedman E (2000) The role of the atherosclerotic process in the pathogenesis of age-related macular degeneration. Am J Ophthalmol 130:658–663

Gass JD (1967) Pathogenesis of disciform detachment of the neuroepithelium. Am J Ophthalmol 63 [suppl]:1–139

Gass JD (1973) Drusen and disciform macular detachment and degeneration. Arch Ophthalmol 90:206–217

Gibson JM, Rosenthal AR, Lavery J (1985) A study of the prevalence of eye disease in the elderly in an English community. Trans Ophthalmol Soc U K 104:196–203

Goldberg J et al. (1988) Factors associated with age-related macular degeneration. An analysis of data from the first National Health and Nutrition Examination Survey. Am J Epidemiol 128:700–710

Gorin MB et al. (2001) Age-related maculopathy: an expanded genome-wide scan with evidence of susceptibility loci within 1q31 and 17q25 regions. Am J Hum Genet 46, abstr 2117

Gregor Z, Bird AC, Chisholm ICH (1977) Senile disciform macular degeneration in the second eye. Br J Ophthalmol 61:141–147

Guymer RH et al. (2001) Variation of codons 1961 and 2177 of the Stargardt disease gene is not associated with age-related macular degeneration. Arch Ophthalmol 119:745–751

Hammond CJ et al. (2001) Genetic influence on early age-related macular degeneration: a population-based twin study. Invest Ophthalmol Vis Sci 42:S310, abstr 1670

Heiba IM et al. (1994) Sibling correlations and segregation analysis of age-related maculopathy: the Beaver Dam Eye Study. Genet Epidemiol 11:51–67

Hirvela H et al. (1996) Risk factors of age-related maculopathy in a population 70 years of age or older. Ophthalmology 103:871–877

Holz FG et al. (1994a) Bilateral macular drusen in age-related macular degeneration. Prognosis and risk factors. Ophthalmology 101:1522–1528

Holz FG et al. (1994b) Decreasing stromal iris pigmentation as a risk factor for age-related macular degeneration. Am J Ophthalmol 117:19–23

Hyman LG et al. (1983) Senile macular degeneration: a case-control study. Am J Epidemiol 118:213–227

Hyman L et al. (2000) Hypertension, cardiovascular disease, and age-related macular degeneration. Age-Related Macular Degeneration Risk Factors Study Group. Arch Ophthalmol 118:351–358

Ikeda T et al. (2001) Paraoxonase gene polymorphisms and plasma oxidized low-density lipoprotein level as possible risk factors for exudative age-related macular degeneration. Am J Ophthalmol 132:191–195

Jonasson F, Thordarson K (1987) Prevalence of ocular disease and blindness in a rural area in the eastern region of Iceland during 1980 through 1984. Acta Ophthalmol 182 [suppl]:40–43

Kahn HA et al. (1977) The Framingham Eye Study. I. Outline and major prevalence findings. Am J Epidemiol 106:17–32

Kimura K et al. (2000) Genetic association of manganese superoxide dismutase with exudative age-related macular degeneration. Am J Ophthalmol 130:769–773

Klaver CC et al. (1998a) Genetic risk of age-related maculopathy. Population-based familial aggregation study. Arch Ophthalmol 116:1646–1651

Klaver CC et al. (1998b) Genetic association of apolipoprotein E with age-related macular degeneration. Am J Hum Genet 63:200–206

Klaver CC et al. (1999) Is age-related maculopathy associated with Alzheimer's disease? The Rotterdam Study. Am J Epidemiol 150:963–968

Klaver CC et al. (2001) Incidence and progression rates of age-related maculopathy: the Rotterdam Study. Invest Ophthalmol Vis Sci 42:2237–2241

Klein BE, Klein R (1982) Cataracts and macular degeneration in older Americans. Arch Ophthalmol 100:571–3

Klein BE et al. (1994) Are sex hormones associated with age-related maculopathy in women? The Beaver Dam Eye Study. Trans Am Ophthalmol Soc 92:289–295

Klein BE, Klein R, Lee KE (2000) Reproductive exposures, incident age-related cataracts, and age-related maculopathy in women: the beaver dam eye study. Am J Ophthalmol 130:322–326

Klein BE et al. (2001) Risk of incident age-related eye diseases in people with an affected sibling : The Beaver Dam Eye Study. Am J Epidemiol 154:207–211

Klein ML, Mauldin WM, Stoumbos VD (1994) Heredity and age-related macular degeneration. Observations in monozygotic twins. Arch Ophthalmol 112:932–937

Klein ML et al. (1998) Age-related macular degeneration. Clinical features in a large family and linkage to chromosome 1q. Arch Ophthalmol 116:1082–1088

Klein R et al. (1991) The Wisconsin age-related maculopathy grading system. Ophthalmology 98:1128–1134

Klein R, Klein BE, Moss SE (1992a) Diabetes, hyperglycemia, and age-related maculopathy. The Beaver Dam Eye Study. Ophthalmology 99:1527–1534

Klein R, Klein BE, Linton KL (1992b) Prevalence of age-related maculopathy. The Beaver Dam Eye Study. Ophthalmology 99:933–943

Klein R, Klein BE, Franke T (1993) The relationship of cardiovascular disease and its risk factors to age-related maculopathy. The Beaver Dam Eye Study. Ophthalmology 100:406–414

Klein R et al. (1994) Is age-related maculopathy associated with cataracts? Arch Ophthalmol 112:191–196

Klein R et al. (1995a) The relationship of age-related maculopathy, cataract, and glaucoma to visual acuity. Invest Ophthalmol Vis Sci 36:182–191

Klein R, Rowland ML, Harris MI (1995b) Racial/ethnic differences in age-related maculopathy. Third National Health and Nutrition Examination Survey. Ophthalmology 102:371–381

Klein R et al. (1997a) The five-year incidence and progression of age-related maculopathy: the Beaver Dam Eye Study. Ophthalmology 104:7–21

Klein R, Klein BE, Jensen SC (1997b) The relation of cardiovascular disease and its risk factors to the 5-year incidence of age-related maculopathy: the Beaver Dam Eye Study. Ophthalmology 104:1804–1812

Klein R et al. (1998a) The relationship of ocular factors to the incidence and progression of age-related maculopathy. Arch Ophthalmol 116:506–513

Klein R, Klein BE, Moss SE (1998b) Relation of smoking to the incidence of age-related maculopathy. The Beaver Dam Eye Study. Am J Epidemiol 147:103–110

Klein R et al. (1998c) Is age-related maculopathy related to hearing loss? Arch Ophthalmol 116:360–365

Klein R et al. (1999a) Age-related maculopathy in a multiracial United States population: the National Health and Nutrition Examination Survey III. Ophthalmology 106:1056–1065

Klein R et al. (1999b) Prevalence of age-related maculopathy in the atherosclerosis risk in communities study. Arch Ophthalmol 117:1203–1210

Klein R et al. (2001) Medication use and the 5-year incidence of early age-related maculopathy: The Beaver Dam Eye Study. Arch Ophthalmol 119:1354–1359

Kohner EM, Patel V, Rassam SM (1995) Role of blood flow and impaired autoregulation in the pathogenesis of diabetic retinopathy. Diabetes 44:603–607

Kornzweig AL (1977) Changes in the choriocapillaris associated with senile macular degeneration. Ann Ophthalmol 9:759–762

Leibowitz HM et al. (1980) The Framingham Eye Study monograph: an ophthalmological and epidemiological study of cataract, glaucoma, diabetic retinopathy, macular degeneration, and visual acuity in a general population of 2631 adults, 1973–1975. Surv Ophthalmol 24 [suppl]:335–610

Liu IY, White L, LaCroix AZ (1989) The association of age-related macular degeneration and lens opacities in the aged. Am J Public Health 79:765–769

Lotery AJ et al. (2000) Allelic variation in the VMD2 gene in best disease and age-related macular degeneration. Invest Ophthalmol Vis Sci 41:1291–1296

Macular Photocoagulation Study Group (1993) Five-year follow-up of fellow eyes of patients with age-related macular degeneration and unilateral extrafoveal choroidal neovascularization. Arch Ophthalmol 111:1189–1199

Macular Photocoagulation Study Group (1997) Risk factors for choroidal neovascularization in the second eye of patients with juxtafoveal or subfoveal choroidal neovascularization secondary to age-related macular degeneration. Arch Ophthalmol 115:741–747

Maltzman BA, Mulvihill MN, Greenbaum A (1979) Senile macular degeneration and risk factors: a case-control study. Ann Ophthalmol 11:1197–1201

Mares-Perlman JA et al. (1995) Dietary fat and age-related maculopathy. Arch Ophthalmol 113:743–748

Mares-Perlman JA et al. (1996) Association of zinc and antioxidant nutrients with age-related maculopathy. Arch Ophthalmol 114:991–997

Mares-Perlman JA et al. (2001) Lutein and zeaxanthin in the diet and serum and their relation to age-related maculopathy in the third national health and nutrition examination survey. Am J Epidemiol 153:424–432

Martinez GS et al. (1982) Prevalence of ocular disease in a population study of subjects 65 years old and older. Am J Ophthalmol 94:181–189

Mata NL et al. (2001) Delayed dark-adaptation and lipofuscin accumulation in abcr+/-mice: implications for involvement of ABCR in age-related macular degeneration. Invest Ophthalmol Vis Sci 42:1685–1690

McCarty CA et al. (2001) Risk factors for age-related maculopathy: the Visual Impairment Project. Arch Ophthalmol 119:1455–1462

Meyers SM, Greene T, Gutman FA (1995) A twin study of age-related macular degeneration. Am J Ophthalmol 120:757–766

Mitchell P, Smith W, Wang JJ (1998) Iris color, skin sun sensitivity, and age-related maculopathy. The Blue Mountains Eye Study. Ophthalmology 105:1359–1363

Mitchell RA (1993) Prevalence of age related macular degeneration in persons aged 50 years and over resident in Australia. J Epidemiol Community Health 47:42–45

Montalescot G et al. (1998) Fibrinogen as a risk factor for coronary heart disease. Eur Heart J 19 [suppl H]:H11–17

Mullins RF et al. (2000) Drusen associated with aging and age-related macular degeneration contain proteins common to extracellular deposits associated with atherosclerosis, elastosis, amyloidosis, and dense deposit disease. Faseb J 14:835–846

Newsome DA et al. (1988) Oral zinc in macular degeneration. Arch Ophthalmol 106:192–198

Paetkau ME et al. (1978) Senile disciform macular degeneration and smoking. Can J Ophthalmol 13:67–71

Pagliarini S et al. (1997) Age-related macular disease in rural southern Italy. Arch Ophthalmol 115:616–622

Pang CP et al. (2000) The apolipoprotein E epsilon4 allele is unlikely to be a major risk factor of age-related macular degeneration in Chinese. Ophthalmologica 214:289–291

Piguet B et al. (1993) Age-related Bruch's membrane change: a clinical study of the relative role of heredity and environment. Br J Ophthalmol 77:400–403

Pollack A et al. (1996) Age-related macular degeneration after extracapsular cataract extraction with intraocular lens implantation. Ophthalmology 103:1546–1554

Pryor WA et al. (1983) The radicals in cigarette tar: their nature and suggested physiological implications. Science 220:425–427

Ritter LL et al. (1995) Alcohol use and age-related maculopathy in the Beaver Dam Eye Study. Am J Ophthalmol 120:190–196

Rosenthal FS et al. (1991) Ocular and facial skin exposure to ultraviolet radiation in sunlight: a personal exposure model with application to a worker population. Health Phys 61:77–86

Rothman KJ, Greenland S (1998) Modern epidemiology, 2nd ed. Lippincott-Raven, Philadelphia, xiii, p 737

Roy M, Kaiser-Kupfer M (1990) Second eye involvement in age-related macular degeneration: a four-year prospective study. Eye 4:813–818

Ryan SJ, Mittl RN, Maumenee AE (1980) The disciform response: an historical perspective. Albrecht Von Graefes Arch Klin Exp Ophthalmol 215:1–20

Sandberg MA et al. (1993) Hyperopia and neovascularization in age-related macular degeneration. Ophthalmology 100:1009–1013

Sandberg MA et al. (1998) High-risk characteristics of fellow eyes of patients with unilateral neovascular age-related macular degeneration. Ophthalmology 105:441–447

Sanders TA et al. (1993) Essential fatty acids, plasma cholesterol, and fat-soluble vitamins in subjects with age-related maculopathy and matched control subjects. Am J Clin Nutr 57:428–433

Sarraf D et al. (1999) Long-term drusen study. Retina 19:513–519

Schachat AP et al. (1995) Features of age-related macular degeneration in a black population. The Barbados Eye Study Group. Arch Ophthalmol 113:728–735

Schaumberg DA et al. (2001) Body mass index and the incidence of visually significant age-related maculopathy in men. Arch Ophthalmol 119:1259–1265

Schectman G, Byrd JC, Gruchow HW (1989) The influence of smoking on vitamin C status in adults. Am J Public Health 79:158–162

Schmidt S et al. (2000) Association of the apolipoprotein E gene with age-related macular degeneration: possible effect modification by family history, age, and gender. Mol Vis 6:287–293

Seddon JM et al. (1994) Dietary carotenoids, vitamins A, C, and E, and advanced age-related macular degeneration. Eye Disease Case-Control Study Group. JAMA 272:1413–1420

Seddon JM et al. (1996) A prospective study of cigarette smoking and age-related macular degeneration in women. JAMA 276:1141–1146

Seddon JM, Ajani UA, Mitchell BD (1997) Familial aggregation of age-related maculopathy. Am J Ophthalmol 123:199–206

Seddon JM et al. (2001) Dietary fat and risk for advanced age-related macular degeneration. Arch Ophthalmol 119:1191–1199

Silvestri G, Johnston PB, Hughes AE (1994) Is genetic predisposition an important risk factor in age-related macular degeneration? Eye 8:564–568

Smiddy WE, Fine SL (1984) Prognosis of patients with bilateral macular drusen. Ophthalmology 91:271–277

Smith W, Mitchell P (1996) Alcohol intake and age-related maculopathy. Am J Ophthalmol 122:743–745

Smith W, Mitchell P, Leeder SR (1996) Smoking and age-related maculopathy. The Blue Mountains Eye Study. Arch Ophthalmol 114:1518–1523

Smith W, Mitchell P, Wang JJ (1997a) Gender, oestrogen, hormone replacement and age-related macular degeneration: results from the Blue Mountains Eye Study. Aust N Z J Ophthalmol 25 [suppl 1]:S13–15

Smith W, Mitchell P, Rochester C (1997b) Serum beta carotene, alpha tocopherol, and age-related maculopathy: The Blue Mountains Eye Study. Am J Ophthalmol 124:838–840

Smith W et al. (1999) Dietary antioxidants and age-related maculopathy: The Blue Mountains Eye Study. Ophthalmology 106:761–767

Smith W et al. (1998) Plasma fibrinogen levels, other cardiovascular risk factors, and age-related maculopathy: The Blue Mountains Eye Study. Arch Ophthalmol 116:583–587

Smith W, Mitchell P, Leeder SR (2000) Dietary fat and fish intake and age-related maculopathy. Arch Ophthalmol 118:401–404

Smith W et al. (2001) Risk factors for age-related macular degeneration: pooled findings from three continents. Ophthalmology 108:697–704

Solberg Y, Rosner M, Belkin M (1998) The association between cigarette smoking and ocular diseases. Surv Ophthalmol 42:535–547

Souied EH et al. (1998) The epsilon4 allele of the apolipoprotein E gene as a potential protective factor for exudative age-related macular degeneration. Am J Ophthalmol 125:353–359

Sperduto RD, Hiller Rand R (1986) Systemic hypertension and age-related maculopathy in the Framingham Study. Arch Ophthalmol 104:216–219

Sperduto RD, Ferris FL, Kurinij N (1990) Do we have a nutritional treatment for age-related cataract or macular degeneration? Arch Ophthalmol 108:1403–1405

Stone EM et al. (1999) A single EFEMP1 mutation associated with both Malattia Leventinese and Doyne honeycomb retinal dystrophy. Nat Genet 22:199–202

Stryker WS et al. (1988) The relation of diet, cigarette smoking, and alcohol consumption to plasma beta-carotene and alpha-tocopherol levels. Am J Epidemiol 127:283–296

Stur M et al.(1996) Oral zinc and the second eye in age-related macular degeneration. Invest Ophthalmol Vis Sci 37:1225–1235

Sunness JS et al. (1997) Visual function abnormalities and prognosis in eyes with age-related geographic atrophy of the macula and good visual acuity. Ophthalmology 104:1677–1691

Sunness JS et al. (1999) The development of choroidal neovascularization in eyes with the geographic atrophy form of age-related macular degeneration. Ophthalmology 106:910–919

Sunness JS, Applegate CA, Gonzalez-Baron J (2000) Improvement of visual acuity over time in patients with bilateral geographic atrophy from age-related macular degeneration. Retina 20:162–169

TAP Study Group (1999) Treatment of age-related macular degeneration with photodynamic therapy (TAP). Photodynamic therapy of subfoveal choroidal neovascularization in age-related macular degeneration with verteporfin: one-year results of 2 randomized clinical trials – TAP report. Arch Ophthalmol 117:1329–1345

Taylor HR et al. (1990) Visible light and risk of age-related macular degeneration. Trans Am Ophthalmol Soc 88:163–173

The Eye Disease Case-Control Study Group (1992) Risk factors for neovascular age-related macular degeneration. Arch Ophthalmol 110:1701–1708

Tilanus MA et al. (2000) Relationship between anticoagulant medication and massive intraocular hemorrhage in age-related macular degeneration. Graefes Arch Clin Exp Ophthalmol 238:482–485

Tso MO, Woodford BJ (1983) Effect of photic injury on the retinal tissues. Ophthalmology 90:952–963

Van den Langenberg GM et al. (1998) Associations between antioxidant and zinc intake and the 5-year incidence of early age-related maculopathy in the Beaver Dam Eye Study. Am J Epidemiol 148:204–214

Van der Schaft TL et al. (1994) Increased prevalence of disciform macular degeneration after cataract extraction with implantation of an intraocular lens. Br J Ophthalmol 78:441–445

Van Newkirk MR et al. (2000) The prevalence of age-related maculopathy: the visual impairment project. Ophthalmology 107:1593–1600

Vidaurri JS et al. (1984) Association between drusen and some of the risk factors for coronary artery disease. Ophthalmologica 188:243–247

Vinding T (1989) Age-related macular degeneration. Macular changes, prevalence and sex ratio. An epidemiological study of 1000 aged individuals. Acta Ophthalmol 67:609–616

Vinding T (1990) Pigmentation of the eye and hair in relation to age-related macular degeneration. An epidemiological study of 1000 aged individuals. Acta Ophthalmol 68:53–88

Vinding T et al. (1992) Risk factor analysis for atrophic and exudative age-related macular degeneration. An epidemiological study of 1000 aged individuals. Acta Ophthalmol 70:66–72

Vingerling JR et al. (1995a) The prevalence of age-related maculopathy in the Rotterdam Study [see comments]. Ophthalmology 102:205–210

Vingerling JR et al. (1995b) Macular degeneration and early menopause: a case-control study. BMJ 310:1570–1571

Vingerling JR et al. (1995c) Age-related macular degeneration is associated with atherosclerosis. The Rotterdam Study. Am J Epidemiol 142:404–409

Vingerling JR et al. (1996) Age-related macular degeneration and smoking. The Rotterdam Study. Arch Ophthalmol 114:1193–1196

Wang JJ, Mitchell P, Smith W (1998) Refractive error and age-related maculopathy: the Blue Mountains Eye Study. Invest Ophthalmol Vis Sci 39:2167–2171

Webster AR et al. (2001) An analysis of allelic variation in the ABCA4 gene. Invest Ophthalmol Vis Sci 42:1179–1189

Weeks DE et al. (2000) A full genome scan for age-related maculopathy. Hum Mol Genet 9:1329–1349

Weiter JJ (1985) Relationship of senile macular degeneration to ocular pigmentation. Am J Ophthalmol 99:185–187

West S et al. (1994) Are antioxidants or supplements protective for age-related macular degeneration? Arch Ophthalmol 112:222–227

West SK et al. (1989) Exposure to sunlight and other risk factors for age-related macular degeneration. Arch Ophthalmol 107:875–879

Witteman JC et al. (1989) Increased risk of atherosclerosis in women after the menopause. BMJ 298:642–644

Young RW (1988) Solar radiation and age-related macular degeneration. Surv Ophthalmol 32:252–269

Zemel PC, Sowers JR (1990) Relation between lipids and atherosclerosis: epidemiologic evidence and clinical implications. Am J Cardiol 66:71–121

Genetik der altersabhängigen Makuladegeneration

H. Stöhr, B.H.F. Weber

Bei der altersabhängigen Makuladegeneration (AMD) handelt es sich um eine multifaktorielle Erkrankung, wobei sowohl Umweltfaktoren als auch prädisponierende Gene eine Rolle spielen (Hyman et al. 1983; Heiba et al. 1994; Seddon et al. 1997). Im Gegensatz zu Erkrankungen, die sich streng nach den Mendel-Gesetzen vererben, handelt es sich bei der AMD um eine sog. komplexe Erkrankung, die nicht durch einen einzelnen Genlocus repräsentiert wird. Diesen komplexen Erkrankungen liegen komplizierte Vererbungsgänge zugrunde, bei denen das Zusammenwirken zahlreicher genetischer Varianten zu beobachten ist. Die Zahl der bei einer Erkrankung involvierten Gene, deren individueller Beitrag zur Pathogenese und die spezifische Natur ihrer Wechselwirkung, bleibt in den meisten Fällen bis heute unklar (Lander u. Schork 1994; Risch 2000). Bei der AMD ergeben sich zusätzliche Probleme: der oft späte Krankheitsbeginn, die inkomplette Penetranz, Phänokopien und die klinische Heterogenität erschweren die genetische Analyse. Trotz dieser Schwierigkeiten wird die Entschlüsselung des menschlichen Genoms gemeinsam mit weiteren Fortschritten in der Gentechnologie sowie Verbesserung der Diagnose klinischer Phänotypen zu einem besseren Verständnis der genetischen Komponenten beitragen, die der AMD zugrunde liegen.

2.1   Genetische Aspekte der AMD

Im Jahre 1875 beobachtete man die familiäre Häufung einer chororetinalen Erkrankung mit Auftreten von Drusen bei 3 älteren Schwestern (Hutchinson u. Tay 1875). Erst ca. 100 Jahre später kamen weitere Berichte hinzu, die eine familiäre Häufung der AMD beschrieben (Bradley 1966; Gass 1973; Piguet et al. 1993; Heiba et al. 1994; DeJong et al. 1997; Yoshida et al. 2000). Mehrere Studien konnten mittels statistischer Analyse belegen, dass eine positive Familienanamnese bei der AMD einen wichtigen Risikofaktor für diese Erkrankung darstellt. Die entsprechenden relativen Oddsratios zeigen, dass Geschwister von AMD-Patienten ein ca. 4fach höheres Risiko besitzen, ebenfalls zu erkranken

(Hyman et al. 1983; Silvestri et al. 1994; Seddon et al. 1997; Klaver et al. 1998a; Smith u. Mitchell 1998). Ein zusätzlicher Beleg für eine genetische Basis der AMD erhielt man mit Hilfe von Zwillingsstudien, die eine signifikante Konkordanz des AMD-Phänotyps zeigten (Melrose et al. 1985; Meyers u. Zachary 1988; Dosso u. Bovet 1992; Klein et al. 1994; Meyers 1994; Meyers et al. 1995; Gottfredsdottier et al. 1999).

2.2   Identifikation AMD-relevanter Gene

Eine komplexe Erkrankung wie die AMD ist definitionsgemäß durch Umwelt- und genetische Faktoren bestimmt, wobei der einzelne Beitrag dieser Faktoren unterschiedlich gewichtet werden muss. Zur Identifikation zugrundeliegender Faktoren näherte man sich dieser Erkrankung auf unterschiedlichen Wegen: Eine heute übliche Strategie zur Analyse prädisponierender Komponenten beinhaltet das Überprüfen bestimmter Gene, die monogenetische Erkrankungen bedingen und einen der AMD ähnlichen Phänotyp aufweisen. Hinzu kommen die sog. Linkageanalyse und Assoziationsstudien, die eine direkte Kartierung AMD-spezifischer Genregionen erlauben sowie die Überprüfung von Genen, die bei AMD-spezifischen biochemischen Prozessen maßgeblich beteiligt sind.

2.2.1   Gene monogenetischer Erkrankungen als AMD-Kandidatengene

Die Bedeutung einzelner Gene wird bei der Betrachtung der zugrundeliegenden Gendefekte monogenetischer Erkrankungen deutlich (◻ Tabelle 2.1). Diese Gene werden primär als Kandidaten zur Analyse der AMD-Pathogenese herangezogen. Man vermutet, dass Gendefekte oder spezifische polymorphe Genotypen Ursache von Alterationen der Proteinstruktur darstellen, die wiederum mit funktionellen Einschränkungen verbunden sind. Unabhängig oder gemeinsam mit anderen genetischen oder Umweltfaktoren können diese alterierten Proteine zum Ausbruch der Krankheit beitragen. Dies trifft zumindest teilweise für solche Gene zu, die retinale Phänotypen mit AMD-ähnlichen Eigenschaften verursachen. Hierzu gehört der retinale ATP-binding-cassette-

◻ Tabelle 2.1. Gene als Kandidaten für eine ursächliche Beteiligung bei der AMD-Prädisposition

Gen (Symbol)	Assoziierte monogenetische Erkrankung (Symbol)	Untersuchungs- methode bei AMD	Hinweis als AMD- Risikofaktor	Literatur
ATP-binding cassette, subfamily A, member 4 (ABCA4)	Morbus Stargardt 1 (STGD1)	Mutationsanalyse/ genetische Assoziation mit G1961E und D2177N	Kontrovers	Rivera et al. 2000; Allikmets 2000; Guymer et al. 2001
EGF-containing fibulin-like extracellular matrix protein 1 (EFEMP1)	Doyne honeycomb retinal dystrophy (DHRD)	Mutationsanalyse	Nein	Stone et al. 1999
G protein-coupled receptor-75 (GPR75)	Nein	Mutationsanalyse	Nein	Sauer et al. 2001
Lecithin retinol acyltransferase (LRAT)	Retinal dystrophy, early-onset severe	Mutationsanalyse	Nein	Ruiz et al. 2001
Retinal degeneration, slow (RDS)	Retinitis pigmentosa, peripherin-related; macular dystrophy	Mutationsanalyse	Nein	Shastry u. Trese 1999
Superoxide dismutase 2, mitochondrial (SOD2)	Nein	Genetische Assoziation mit A16 V	Ja[a]	Kimura et al. 2000
Paraoxonase-1 (PON1)	Nein	Genetic association with Q192R and L54 M	Ja[a]	Ikeda et al. 2001
Macular dystrophy, vitelliform (VMD2)	Macular dystrophy, vitelliform (VMD2)	Mutationsanalyse	Nein	Allikmets et al. 1999; Lotery et al. 2000
Apolipoprotein E (APOE)	Hyperlipoproteinemia	Genetische Assoziation mit ε2/ε3/ε4	Kontrovers	Klaver et al. 1998b; Schmidt et al. 2000
Tissue inhibitor of metalloproteinases-3 (TIMP3)	Fundus dystrophy, pseudoinflammatory, of Sorsby (SFD)	Mutationsanalyse/ Genetische Assoziation mit D22S280, D22S529, D22S268	Nein	Felbor et al. 1997; De la Paz et al. 1997

[a]Bisher keine Bestätigung durch weitere Studien

Transporter (ABCA4), der bei dem autosomal rezessiven Morbus Stargardt (STGD1) verändert ist, das EGF enthaltende Fibulin-ähnliche extrazelluläre Matrixprotein 1 (EFEMP1), die Doyne Honeycomb Retinal Dystrophy (DHRD), das Lezithin-Retinol-Transferase-Gen (LRAT) als Ursache für einige schwere retinale Dystrophien mit frühem Beginn. Hinzu kommen das sog. retinal degeneration slow gene (RDS) zahlreicher makulärer Dystrophien, das vitelliforme Makuladystro-phie-Gen (VMD2) des Morbus Best und die mutierte Form der tissue inhibitor of metalloproteinase-3 (TIMP3) der Sorsby-Fundusdystrophie (SFD). Mutationsanalysen und Assoziationsstudien konnten einen größeren Beitrag der Gene EFEMP1 (Stone et al. 1999), LRAT (Ruiz et al. 2001), RDS (Shastry u. Trese 1999), VMD2 (Kramer et al. 2000; Lotery et al. 2000; Allikmets et al. 1999) und TIMP3 (Felbor et al. 1997; De la Paz et al. 1997) ausschließen.

2.2.2 Fragliche Rolle von ABCA4 bei AMD

ABCA4 (früher ABCR) wurde initial als relativ häufig auftretendes, retinaspezifisches Protein der Photorezeptor-Außensegment identifiziert (Papermaster et al. 1978; Illing et al. 1997), deren Mutationen bei STGD1 (Allikmets et al. 1997) nachgewiesen werden konnte. Zwei verschiedene Pathomechanismen sprechen für eine ursächliche Beteiligung von ABCA4 beim Transport von Retinoiden innerhalb des Photorezeptors, deren Defekte in der Lage sind, krankheitsauslösend zu wirken. Zunächst kann sowohl all-trans als auch 11-cis-Retinal die ATPase-Aktivität von isoliertem und aufgereinigtem ABCA4 stimulieren (Sun et al. 1999; Ahn et al. 2000). Weiterhin zeigen Knock-out-Mäuse mit einem Defekt für ABCA4 eine Akkumulation von all-trans-Retinal innerhalb der Photorezeptormembranen. Die Beobachtung weist daraufhin, dass ABCA4 gewöhnlich all-trans-Retinal nach der Freisetzung aus photoaktivierten Rhodopsin entfernt (Weng et al. 1999).

Ein erster Bericht von Allikmets et al. (1997), in dem mehrere mutierte ABCA4-Allele als auslösende Ursache von ca. 16 % aller AMD-Fälle angeschuldigt werden, sorgte für erhebliches Aufsehen. In der Folge konnte eine Anzahl von Studien keine signifikante Assoziation zwischen ABCA4 und AMD nachvollziehen (Stone et al. 1998; De la Paz et al. 1999; Kuroiwa et al. 1999; Fuse et al. 2000; Rivera et al. 2000; Guymer et al. 2001; Webster et al. 2001). Im Gegensatz dazu konnten andere Studien die initialen Ergebnisse von Allikmets et al. stützen (Lewis et al. 1999; Souied et al. 1999, 2000; Allikmets 2000). Obwohl der Beitrag von ABCA4 zur AMD-Pathogenese noch abschließend geklärt werden muss, zeigte sich, dass ABCA4-Varianten nur zu einem geringen Teil bei AMD-Patienten zu finden sind. Dies weist auf weitere bisher noch nicht identifizierte genetische Faktoren bei der AMD hin.

2.2.3 Selektion von Kandidatengenen der AMD aufgrund funktioneller Überlegungen

Eine alternative Strategie zur Identifikation AMD-relevanter Gene stellt die Analyse von Kandidatengenen dar, die maßgeblich am retinalen Stoffwechsel beteiligt sind. Hierzu gehört neben dem Sehpigment Rhodopsin auch der G-Protein gekoppelte Rezeptor 75 (GPR 75), der ebenso zu der Superfamilie der G-Protein-gekoppelten Rezeptoren gehört (Tarttelin et al. 1999; Sauer et al. 2001). Die Funktion von GPR 75, gemeinsam mit Ergebnissen von Expressionsanalysen, die belegen, dass dieser Rezeptor exklusiv in Hirn- und Netzhaut exprimiert wird, haben das dazugehörige Gen als interessanten Kandidaten für weitere Analysen bzgl. der AMD-Pathogenese in den Mittelpunkt rücken lassen (Sauer et al. 2001). Eine Mutationsanalyse in einer großen Kohorte von 535 AMD-Patienten konnte jedoch keinen ausreichenden Beleg für eine größere ursächliche Beteiligung von GPR 75 zeigen. Ein wichtige Komponente zum Schutz gegen oxidativen Stress stellt die mitochondriale Superoxiddismutase-2 (SOD2) dar, die ebenfalls bei der Pathogenese der AMD beteiligt sein könnte (Kimura et al. 2000). Ein anderes Beispiel ist Paraoxonase-1 (PON1), welches vor Oxidation des Low-density-Lipoproteins schützt (Ikeda et al. 2001). Hinsichtlich der beiden letzteren Beispiele gibt es Hinweise bzgl. spezifischer Genvarianten für SOD2 und PON1 als Risikofaktoren für AMD. Eine Bestätigung dieser Beobachtungen anhand größerer Patientenkollektive steht noch aus. Eine weitere wichtige Rolle spielt Apolipoprotein E (APOE), ein zentrales Apolipoprotein des zentralen Nervensystems, welches für die Mobilisation und Rückverteilung von Lipiden sowie die Erhaltung von neuronalen Zellmembranen verantwortlich ist (Mahley 1988; Boyles et al. 1989). APOE wurde mit neurodegenerativen Prozessen assoziiert und scheint das altersspezifische Risiko für Morbus Alzheimer zu beeinflussen (Meyer et al. 1998). Ebenso wie bei ABCA4 konnten zahlreiche Studien die pathophysiologische Bedeutung von APOE nicht eindeutig bestätigen (Klaver et al. 1998b; Souied et al. 1998; Pang et al. 2000; Schmidt et al. 2000).

┌─ Fazit ──────────────────────────────

Zahllose Anstrengungen werden unternommen, die genetische Komponente komplexer Erkrankungen wie beispielsweise AMD zu identifizieren. Hierbei würde ein grundlegendes Verständnis der Pathogenese der AMD nicht nur eine individuelle Risikoabschätzung erlauben, sondern evtl. auch spezifische Therapien ermöglichen. Aufgrund der Interaktion zahlloser Gene gestaltet sich die Aufklärung der AMD-Pathologie jedoch schwierig. Die Ergebnisse großer genetischer Studien haben in diesem Zusammenhang teilweise widersprüchliche Ergebnisse gezeigt. Neue Erkenntnisse erhofft man sich von einer Studie von Weeks et al. 2000, bei der eine große Zahl an AMD-erkrankten Geschwistern mittels DNA-Marker untersucht werden. In dieser aufwändigen Untersuchung konnte nur ein ungefährer Locus auf dem Chromosom 10 in der Nähe des DNA-Markers D10S1236 eingegrenzt werden. Die Ergebnisse unterstreichen, dass keine einzelne genetische Region zur Pathogenese der AMD beiträgt.

Trotzdem gibt es gute Gründe, optimistisch zu sein. Nach wie vor werden zahlreiche neue krankheitsauslösende Gene gefunden, die genetische Retinopathien auslösen. Die ausführliche Liste dieser Gene liefert das Retinal Information Network unter (http://www.sph.uth.tme.edu/Retnet/). Diese Übersicht erlaubt ein zunehmendes Verständnis der retinalen Physiologie und Pathophysiologie. Weiterhin werden immer kompliziertere und komplexe Untersuchungsmethoden zur Isolation und Identifikation von Genen entwickelt, die v. a. oder ausschließlich in Augengeweben exprimiert werden und eine Rolle bei der AMD-Pathologie spielen könnten (Den Hollander et al. 1999; Stöhr et al. 2000). Das Ergebnis wird eine Gesamtschau bedeutsamer und aktiver Gene in okulären Geweben sein, die mittels umfangreicher Analysemethoden eine Identifikation relevanter genetischer Varianten in großen Kohortenstudien erlaubt. Wie von Risch u. Merikangas 1996 bereits vermutet, sind Kandidatengen-basierte Fallkontroll-assoziierte Studien der effektivste Ansatz, pathophysiologisch bedeutsame Gene zu erkennen.

└──

Literatur

Ahn J, Wong JT, Molday RS (2000) The effect of lipid environment and retinoids on the ATPase activity of ABCR, the photoreceptor ABC transporter responsible for Stargardt macular dystrophy. J Biol Chem 275:20399–20405

Allikmets R (2000) Further evidence for an association of ABCR alleles with age-related macular degeneration. The International ABCR Screening Consortium. Am J Hum Genet 67:487–491

Allikmets R, Shroyer NF, Singh N et al. (1997) Mutation of the Stargardt disease gene (ABCR) in age-related macular degeneration. Science 277:1805–1807

Allikmets R, Seddon JM, Bernstein PS et al. (1999) Evaluation of the Best disease gene in patients with age-related macular degeneration and other maculopathies. Hum Genet 104:449–453

Boyles JK, Zoellner CD, Anderson LJ et al. (1989) A role for apolipoprotein E, apolipoprotein A-I, and low density lipoprotein receptors in cholesterol transport during regeneration and remyelination of the rat sciatic nerve. J Clin Invest 83:1015–1031

Bradley AE (1966) Dystrophy of the macula. Am J Ophthalmol 61:1–24

De Jong PT, Klaver CC, Wolfs RC, Assink JJ, Hofman A (1997) Familial aggregation of age-related maculopathy. Am J Ophthalmol 124:862–863

De la Paz MA, Pericak-Vance MA, Lennon F, Haines JL, Seddon JM (1997) Exclusion of TIMP3 as a candidate locus in age-related macular degeneration. Invest Ophthalmol Vis Sci 38:1060–1065

De la Paz MA, Guy VK, Abou-Donia S et al. (1999) Analysis of the Stargardt disease gene (ABCR) in age-related macular degeneration. Ophthalmology 106:1531–1536

Den Hollander AI, van Driel MA, de Kok YJ, van de Pol DJ, Hoyng CB, Brunner HG, Deutman AF, Cremers FP (1999) Isolation and mapping of novel candidate genes for retinal disorders using suppression subtractive hybridization. Genomics 58:240–249

Dosso AA, Bovet J (1992) Monozygotic twin brothers with age-related macular degeneration. Ophthalmologica 205:24–28

Felbor U, Doepner D, Schneider U, Zrenner E, Weber BH (1997) Evaluation of the gene encoding the tissue inhibitor of metalloproteinases-3 in various maculopathies. Invest Ophthalmol Vis Sci 38:1054–1059

Fuse N, Suzuki T, Wada Y, Yoshida M, Shimura M, Abe T, Nakazawa M, Tamai M (2000) Molecular genetic analysis of ABCR gene in Japanese dry form age-related macular degeneration. Jpn J Ophthalmol 44:245–249

Gass JD (1973) Drusen and disciform macular detachment and degeneration. Arch Ophthalmol 90:206–217

Gottfredsdottir MS, Sverrisson T, Musch DC, Stefansson E (1999) Age related macular degeneration in monozygotic twins and their spouses in Iceland. Acta Ophthalmol Scand 77:422–425

Guymer RH, Heon E, Lotery AJ et al. (2001) Variation of codons 1961 and 2177 of the Stargardt disease gene is not associated with age-related macular degeneration. Arch Ophthalmol 119:745–751

Heiba IM, Elston RC, Klein BE, Klein R (1994) Sibling correlations and segregation analysis of age-related maculopathy: the Beaver Dam Eye Study. Genet Epidemiol 11:51–67

Hutchinson J, Tay W (1975) Symmetrical central chorio-retinal disease occurring in senile persons. R London Ophthalmol Hosp Rep 83:275–285

Hyman LG, Lilienfeld AM, Ferris FL, Fine SL (1983) Senile macular degeneration: a case-control study. Am J Epidemiol 118:213–227

Ikeda T, Obayashi H, Hasegawa G, Nakamura N, Yoshikawa T, Imamura Y, Koizumi K, Kinoshita S (2001) Paraoxonase gene polymorphisms and plasma oxidized low-density lipoprotein level as possible risk factors for exudative age-related macular degeneration. Am J Ophthalmol 132:191–195

Illing M, Molday LL, Molday RS (1997) The 220-kDa rim protein of retinal rod outer segments is a member of the ABC transporter superfamily. J Biol Chem 272:10303–10310

Kimura K, Isashiki Y, Sonoda S, Kakiuchi-Matsumoto T, Ohba N (2000) Genetic association of manganese superoxide dismutase with exudative age-related macular degeneration. Am J Ophthalmol 130:769–773

Klaver CC, Wolfs RC, Assink JJ, van Duijn CM, Hofman A, de Jong PT (1998a) Genetic risk of age-related maculopathy. Population-based familial aggregation study. Arch Ophthalmol 116:1646–1651

Klaver CC, Kliffen M, van Duijn CM et al. (1998b) Genetic association of apolipoprotein E with age-related macular degeneration. Am J Hum Genet 63:200–206

Klein ML, Mauldin WM, Stoumbos VD (1994) Heredity and age-related macular degeneration. Observations in monozygotic twins. Arch Ophthalmol 112:932–937

Kramer F, White K, Pauleikhoff D et al. (2000) Mutations in the VMD2 gene are associated with juvenile-onset vitelliform macular dystrophy (Best disease) and adult vitelliform macular dystrophy but not age-related macular degeneration. Eur J Hum Genet 8:286–292

Kuroiwa S, Kojima H, Kikuchi T, Yoshimura N (1999) ATP binding cassette transporter retina genotypes and age related macular degeneration: an analysis on exudative non-familial Japanese patients. Br J Ophthalmol 83:613–615

Lander ES, Schork NJ (1994) Genetic dissection of complex traits. Science 265:2037–2048

Lewis RA, Shroyer NF, Singh N et al. (1999) Genotype/phenotype analysis of a photoreceptor-specific ATP-binding cassette transporter gene, ABCR, in Stargardt disease. Am J Hum Genet 64:422–434

Lotery AJ, Munier FL, Fishman GA et al. (2000) Allelic variation in the VMD2 gene in best disease and age-related macular degeneration. Invest Ophthalmol Vis Sci 41:1291–1296

Mahley RW (1988) Apolipoprotein E: cholesterol transport protein with expanding role in cell biology. Science 240:622–630

Melrose MA, Magargal LE, Lucier AC (1985) Identical twins with subretinal neovascularization complicating senile macular degeneration. Ophthalmic Surg 16:648–651

Meyer MR, Tschanz JT, Norton MC, Welsh-Bohmer KA, Steffens DC, Wyse BW, Breitner JC (1998) APOE genotype predicts when-not whether-one is predisposed to develop Alzheimer disease. Nat Genet 19:321–322

Meyers SM (1994) A twin study on age-related macular degeneration. Trans Am Ophthalmol Soc 92:775–843

Meyers SM, Zachary AA (1988) Monozygotic twins with age-related macular degeneration. Arch Ophthalmol 106:651–653

Meyers SM, Greene T, Gutman FA (1995) A twin study of age-related macular degeneration. Am J Ophthalmol 120:757–766

Pang CP, Baum L, Chan WM, Lau TC, Poon PM, Lam DS (2000) The apolipoprotein E epsilon4 allele is unlikely to be a major risk factor of age-related macular degeneration in Chinese. Ophthalmologica 214:289–291

Papermaster DS, Schneider BG, Zorn MA, Kraehenbuhl JP (1978) Immunocytochemical localization of a large intrinsic membrane protein to the incisures and margins of frog rod outer segment disks. J Cell Biol 78:415–425

Piguet B, Wells JA, Palmvang IB, Wormald R, Chisholm IH, Bird AC (1993) Age-related Bruch's membrane change: a clinical study of the relative role of heredity and environment. Br J Ophthalmol 77:400–403

Risch NJ (2000) Searching for genetic determinants in the new millennium. Nature 405:847–856

Risch N, Merikangas K (1996) The future of genetic studies of complex human diseases. Science 273:1516–1517

Rivera A, White K, Stohr H et al. (2000) A comprehensive survey of sequence variation in the ABCA4 (ABCR) gene in Stargardt disease and age-related macular degeneration. Am J Hum Genet 67:800–813

Ruiz A, Kuehn MH, Andorf JL, Stone E, Hageman GS, Bok D (2001) Genomic organization and mutation analysis of the gene encoding lecithin retinol acyltransferase in human retinal pigment epithelium. Invest Ophthalmol Vis Sci 42:31–37

Sauer CG, White K, Stohr H et al. (2001) Evaluation of the G protein coupled receptor-75 (GPR75) in age related macular degeneration. Br J Ophthalmol 85:969–975

Schmidt S, Saunders AM, De la Paz MA et al. (2000) Association of the apolipoprotein E gene with age-related macular degeneration: possible effect modification by family history, age, and gender. Mol Vis 6:287–293

Seddon JM, Ajani UA, Mitchell BD (1997) Familial aggregation of age-related maculopathy. Am J Ophthalmol 123:199–206

Shastry BS, Trese MT (1999) Evaluation of the peripherin/RDS gene as a candidate gene in families with age-related macular degeneration. Ophthalmologica 213:165–170

Silvestri G, Johnston PB, Hughes AE (1994) Is genetic predisposition an important risk factor in age-related macular degeneration? Eye 8:564–568

Smith W, Mitchell P (1998) Family history and age-related maculopathy: the Blue Mountains Eye Study. Aust N Z J Ophthalmol 26:203–206

Souied EH, Benlian P, Amouyel P et al. (1998) The epsilon4 allele of the apolipoprotein E gene as a potential protective factor for exudative age-related macular degeneration. Am J Ophthalmol 125:353–359

Souied EH, Ducroq D, Gerber S et al. (1999) Age-related macular degeneration in grandparents of patients with Stargardt disease: genetic study. Am J Ophthalmol 128:173–178

Souied EH, Ducroq D, Rozet JM et al. (2000) ABCR gene analysis in familial exudative age-related macular degeneration. Invest Ophthalmol Vis Sci 41:244–247

Stohr H, Mah N, Schulz H, Gehrig A, Frohlich S, Weber BH (2000) EST mining of the UniGene dataset to identify retina-specific genes. Cytogenet Cell Genet 91:267–277

Stone EM, Webster AR, Vandenburgh K, Streb LM, Hockey RR, Lotery AJ, Sheffield VC (1998) Allelic variation in ABCR associated with Stargardt disease but not age-related macular degeneration. Nat Genet 20:328–329

Stone EM, Lotery AJ, Munier FL et al. (1999) A single EFEMP1 mutation associated with both Malattia Leventinese and Doyne honeycomb retinal dystrophy. Nat Genet 22:199–202

Sun H, Molday RS, Nathans J (1999) Retinal stimulates ATP hydrolysis by purified and reconstituted ABCR, the photoreceptor-specific ATP-binding cassette transporter responsible for Stargardt disease. J Biol Chem 274:8269–8281

Tarttelin EE, Kirschner LS, Bellingham J et al. (1999) Cloning and characterization of a novel orphan G-protein-coupled receptor localized to human chromosome 2p16. Biochem Biophys Res Commun 260:174–180

Webster AR, Heon E, Lotery AJ et al. (2001) An analysis of allelic variation in the ABCA4 gene. Invest Ophthalmol Vis Sci 42:1179–1189

Weeks DE, Conley YP, Mah TS et al. (2000) A full genome scan for age-related maculopathy. Hum Mol Genet 9:1329–1349

Weng J, Mata NL, Azarian SM, Tzekov RT, Birch DG, Travis GH (1999) Insights into the function of Rim protein in photoreceptors and etiology of Stargardt's disease from the phenotype in abcr knockout mice. Cell 98:13–23

Yoshida A, Yoshida M, Yoshida S, Shiose S, Hiroishi G, Ishibashi T (2000) Familial cases with age-related macular degeneration. Jpn J Ophthalmol 44:290–295

Pathophysiologie

F.G. Holz, F. Schütt, D. Pauleikhoff, A.C. Bird

3

In jedem menschlichen Auge finden sich mit dem Alter vielfältige Veränderungen im Bereich der äußeren Netzhautschichten, der Bruch-Membran und der Aderhaut. Allerdings entwickeln sich nicht immer – zumindest bei der heutigen Lebenserwartung – Befunde, die über normale Alterungsprozesse hinaus als altersabhängige Makuladegeneration mit z. T. gravierenden funktionellen Einbußen zu klassifizieren wären. Daher sind neben solchen unspezifischen Alterungsprozessen auf molekularer und zellulärer Ebene offensichtlich noch andere, individuelle Faktoren einschließlich endogener und exogener Faktoren von Bedeutung.

Wie in Kap. 1 ausgeführt, handelt es sich bei der altersabhängigen Makuladegeneration um eine **multifaktorielle, genetisch komplexe Erkrankung.** Die Erkenntnis aus epidemiologischen Studien hinsichtlich einer exponentiellen Zunahme der Inzidenz der Erkrankung jenseits des 50. Lebensjahres lässt auch die Annahme zu, dass jeder Mensch von der altersabhängigen Makuladegeneration betroffen würde, wenn nur ein ausreichend hohes Lebensalter erreicht würde. Genetische und Umweltfaktoren determinieren den Zeitpunkt des Auftretens pathologisch relevanter Veränderungen.

Auch wenn hinsichtlich der Pathogenese der AMD noch Wissenslücken bestehen, konnten gerade in den letzten Jahren mit der Weiterentwicklung u. a. der zell- und molekularbiologischen Methoden zahlreiche neue Erkenntnisse gewonnen werden, die zum besseren Verständnis der Ursachen und molekularen Mechanismen beigetragen haben. Im Brückenschlag zwischen experimenteller und klinischer Forschung sind hieraus bereits neue Therapiekonzepte entstanden.

Zur erheblichen Sehminderung bei der altersabhängigen Makuladegeneration kommt es durch choroidale Neovaskularisationen, Abhebung des retinalen Pigmentepithels oder geographischer Atrophie des retinalen Pigmentepithels. Viele Befunde sprechen dafür, dass es sich dabei um sekundäre Phänomene als Reaktion auf Funktionsstörungen des retinalen Pigmentepithels und Veränderungen der Bruch-Membran handelt. Dabei sind diese als gemeinsame pathogenetische Endstrecken anzusehen, die bei anzunehmender Heterogenität der Ursachen auf molekularer Ebene zu den phänotypisch gleichförmigen klinischen Veränderungen führen.

Offen ist die Frage, auf welcher Ebene der primäre Schadensmechanismus liegt. Mehrere Beobachtungen legen die Vermutung nahe, dass das retinale Pigmentepithel bei allen Formen der AMD einschließlich der Biogenese von Drusen eine zentrale Rolle spielt.

3.1 Altersabhängige Veränderungen und pathogenetische Faktoren

3.1.1 Photorezeptoren und retinales Pigmentepithel

Physiologische Prozesse

Das retinale Pigmentepithel als einlagige Zellschicht streng polarisierter hexagonaler Zellen zwischen Bruch-Membran und neurosensorischer Netzhaut besitzt eine Vielzahl von Funktionen, die für die normale Funktion der Photorezeptoren von essentieller Bedeutung sind. Neben der Teilnahme am Vitamin-A-Kreislauf (Sehzyklus), der Synthese von Melanin zur Lichtabsorption und von extrazellulärer Matrix, dem Transport von Molekülen zu und von der Interphotorezeptormatrix, ist die permanente Phagozytose, der Abbau und die Entsorgung von distalen Photorezeptor-Außensegmentsanteilen eine wesentliche Funktion. Jede Pigmentepithelzelle umgibt in ihrem apikalen Teil viele 100 Außensegmente von Photorezeptoren mit fingerförmigen Zellfortsätzen (Mikrovilli) (◘ Abb. 3.1 und 3.2). Jede einzelne Pigmentepithelzelle phagozytiert täglich mehrere 1000 verbrauchter Membranscheibchen, die von den distalen Außensegmenten der Photorezeptoren periodisch über den Tag in Stapeln abgegeben werden. Dabei werden die Membranscheibchen von Stäbchen vornehmlich morgens und die von Zapfen abends phagozytiert. So muss eine erhebliche Menge an lipidreichem Material in den Lysosomen, die über 40 Enzyme zur Degradation der Biomoleküle enthalten, abgebaut werden. Damit stellen die retinalen Pig-

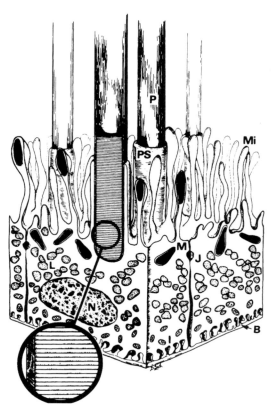

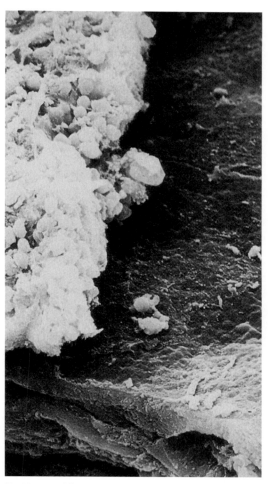

◘ Abb. 3.1. Schematische Darstellung des RPE-/Photorezeptor-Außensegment-Komplexes. Interzelluläre junktionale Komplexe (*J*) finden sich zwischen benachbarten Zellen. Die apikale Membran des RPE weist zahlreiche Mikrovilli auf, die sich in 2 Typen unterscheiden lassen: lange, dünne Mikrovilli (*Mi*), die nicht in Kontakt mit den Außensegmenten der Photorezeptoren stehen, und kürzerer Mikrovilli, die eine Scheide für die Außensegmente bilden (*PS*). An der basalen RPE-Zellseite finden sich viele Invaginationen (*I*); darunter erkennt man die Bruch-Membran. Das Zytoplasma der RPE-Zellen enthält viele Organellen einschließlich dem Nukleus (*N*), Melanin (*M*) und Lipofuszingranula (*L*)

◘ Abb. 3.2. Elektronenmikroskopische Darstellung des retinalen Pigmentepithels und der Bruch-Membran mit Anteilen der Choriokapillaris

mentepithelzellen im menschlichen Körper auch gleichzeitig einzigartige „professionelle Phagozyten" dar. Während beispielsweise normale Makrophagen im Blut oder im Gewebe nur vorübergehend – da mit einer nur kurzen Lebensspanne ausgestattet – aktiv sind, versieht die normalerweise mitotisch nicht mehr aktive retinale Pigmentepithelzelle (postmitotische Zellen) ihre Arbeit über eine gesamte Lebensspanne. Der Anteil des nicht weiter verwertbaren Materials nach enzymalem

Abbau wird normalerweise an der basalen Zellseite abgegeben, um durch die Bruch-Membran zu diffundieren und von den Aderhautgefäßen abtransportiert zu werden. Jede Störung in diesem Ablauf und der Balance der Abbau- und Wiederverwertungsprozesse könnte zu einem inkompletten Abbau des phagozytierten Materials und zur Akkumulation von Biomolekülen sowohl im Zytoplasma der Pigmentepithelzellen als auch im weiteren in der Bruch-Membran führen.

Oxidative Schäden

Altersabhängige Veränderungen im Bereich der Photorezeptoren umfassen eine Verringerung der Dichte sowohl der Zapfen als auch der Stäbchen und eine Verbreiterung und Distorsion der Außensegmente, deren Ursache bislang ungeklärt ist. Die Außensegmente der Photorezeptoren enthalten zahlreiche spezialisierte Membranscheibchen, die alle für den Phototransduktionsprozess wichtigen Komponenten enthalten (s. Abb. 3.1). Die Netzhaut ist aufgrund ihres hohen Sauerstoffbedarfs, ihrer lebenslangen Lichtexposition und der Gegenwart lipidreicher Membranen besonders empfindlich gegenüber oxidativen Schäden (Beatty et al. 2002). Begünstigt werden photooxidative Schäden auch durch das reichliche Vorhandensein langkettiger, mehrfach ungesättigter Fettsäuren. Verschiedene Befunde sprechen dafür, dass die Bildung freier Radikale in Gegenwart von Sauerstoff mit der Kaskade nachgeschalteter biochemischer Reaktionen eine Rolle sowohl bei normalen Altersveränderungen als auch bei der Pathogenese der altersabhängigen Makuladegeneration spielt. Durch den – v. a. kumulativen – oxidativen Stress, der durch die lokalen antioxidativen Schutzmechanismen nicht mehr kompensiert werden kann, könnte es zur Peroxidation der Lipide kommen, die in der Folge zur Bildung höhermolekularer Polymere führt, welche wiederum durch lysosomale Enzyme im RPE nicht mehr „erkannt" und abgebaut werden können. Dadurch könnte die Akkumulation von Material in lysosomalen Kompartimenten des RPE begünstigt und sekundär verschiedene pigmentepitheliale Funktionen beeinträchtigt werden. Weitere Befunde, die für eine Beteiligung oxidativer Prozesse bei der Pathogenese der AMD sprechen, umfassen u. a. das Rauchen, weiße Rasse und helle Irisfarbe als bekannte Risikofaktoren, die Korrelation der RPE-Lipofuszinakkumulation mit der Drusenverteilung, die Abnahme antioxidativer Enzymaktivität im RPE mit dem Alter und die altersabhängige Reduktion von Makulapigment.

Theoretisch könnte die Produktion freier Radikale beeinflusst werden durch Steigerung der Konzentration an Antioxidanzien in den äußeren Netzhautschichten. Hierauf basierte auch ursprünglich die Annahme, dass durch die prophylaktische Zufuhr von Vitaminen mit antioxidativen Eigenschaften oxidative Schädigungen verringert werden könnten (s. Kap. 14). Tierexperimentelle Studien an Primaten haben gezeigt, dass die reduzierte Einnahme von Vitamin E zu einer retinalen Degeneration führen kann (Hayes 1974). Dabei zeigten Tiere, die eine ergänzende Substitution von Vitamin C erhielten, weniger phototoxische Schäden als Tiere ohne Vitamin-C-Substitution (Organisciak et al. 1985). Allerdings fehlt bislang ein eindeutiger Nachweis für die Bedeutung der Auswirkungen freier Radikale unter physiologischen Bedingungen, da die meisten Beobachtungen hierzu in experimentellen Situationen oder unter nichtphysiologischen Verhältnissen erfolgten. Hinzu kommt, dass das RPE reich an Antioxidanzien ist und eigentlich eine hohe Kapazität für das Auffangen freier Radikale besitzt. Auf der anderen Seite weisen jüngere klinische Resultate der ARED-Studie (Age-Related Eye Disease Study Research Group 2001), bei der für bestimmte Ausprägungsformen der altersabhängigen Makuladegeneration ein prophylaktischer Effekt von hochdosiertem Vitamin C, Vitamin E, β-Karotin und Zink gefunden wurde, auf die Bedeutung oxidativer Vorgänge im Bereich der äußeren Netzhautschichten bei der Makuladegeneration hin. Hier bestehen jedoch noch immer erhebliche Wissenslücken beim Verständnis der zugrundeliegenden molekularen Vorgänge (Beatty et al. 2002).

Ein weiteres natürliches Schutzschild für oxidative Schäden stellt das Makulapigment, bestehend aus Lutein und Zeaxanthin vorwiegend in den inneren Netzhautschichten, dar. Es filtert zum einen kurzwelliges Licht, das in besonderer Weise für die Induktion photooxidativer Schäden in Frage kommt, zum anderen besitzt es selbst antioxidative Eigenschaften. Hinsichtlich der Frage einer möglichen Rolle des Makulapigments bei der Pathogenese der altersabhängigen Makuladegeneration liegen gegenwärtig noch keine schlüssigen Ergebnisse vor (Pauleikhoff et al. 2001). Gezeigt werden konnte gleichwohl, dass die Dichte des Makulapigments interindividuell sehr variabel ist und mittels Substitution innerhalb kurzer Zeit erhöht werden kann. Laufende longitudinale Interventionsstudien untersuchen einen möglichen protektiven Effekt auf das Auftreten bzw. die Progression der altersabhängigen Makuladegeneration.

Retinales Pigmentepithel

Da sich die RPE-Zellen unter physiologischen Bedingungen nicht teilen (postmitotische Zellen), wird die gleichbleibende Fläche bei Verlust durch horizontale Vergrößerung der Zellen ausgefüllt.

Offensichtlich kommt es während des gesamten Lebens zu Zelluntergängen. Der Zelltod ist auch in anderen Geweben ein integraler Bestandteil der Homöostase von früher embryonaler Entwicklung bis hin zu hohem Alter und spielt darüber hinaus eine wesentliche Rolle bei degenerativen und proliferativen Erkrankungen (Hinsull u. Bellamy 1981).

> ❶ Mit zunehmendem Alter verringert sich die Zahl und damit die Dichte der RPE-Zellen.

Zwei Mechanismen des Zelltodes werden unterschieden: Nekrose und Apoptose. Bei der **Apoptose** liegt ein genetisch gesteuerter Zelltod vor, der unter physiologischen Bedingungen auftreten kann. Apoptotische Mechanismen spielen wahrscheinlich die Hauptrolle bei dem Verlust von Pigmentepithelzellen im Laufe des Lebens. Einige Autoren nahmen an, dass durch Apoptose von RPE-Zellen das resultierende Material zu den Ablagerungen in der Bruch-Membran beiträgt (Burns u. Feeney-Burns 1980; Ishibashi et al. 1986). Auf jeden Fall nimmt durch die Verringerung der RPE-Zellen die metabolische Belastung der verbleibenden Zellen mit dem Alter zu, was Störungen bei der Bewältigung der normalen Aufgaben begünstigen könnte.

Während sich die postmitotischen RPE-Zellen unter normalen Bedingungen nicht teilen, kann mitotische Aktivität als Antwort auf pathologische Prozesse beobachtet werden, z. B. bei Netzhauta-

blösungen oder choroidalen Neovaskularisationen. In vitro wurde gefunden, dass die Teilungs- und Wachstumsgeschwindigkeit humaner RPE-Zellen mit dem Alter abnimmt (❏ Abb. 3.3) (Flood et al. 1980; Boulton 1991). Die Bedeutung der RPE-Zellteilung liegt u. a. im Versuch, die Integrität der Blut-Netzhaut-Schranke aufrecht zu erhalten bzw. wieder herzustellen. Eventuell weisen die Beobachtungen einer geringeren proliferativen Kapazität bei älteren im Vergleich zu jüngeren Augen darauf hin, dass Reparaturmechanismen zur Erneuerung der Blut-Netzhaut-Schranke in älteren Augen weniger effizient sind.

Der **Melaningehalt** der RPE-Zellen nimmt ebenfalls mit dem Alter ab: von ca. 8 % des Zellvolumens während der ersten beiden Lebensdekaden auf 6 % während der folgenden beiden Dekaden und auf 3,5 % danach (Feeney-Burns et al. 1984). Da Melanin in den RPE-Zellen nicht nur bei der Lichtabsorption und Minimierung von Streuungsphänomenen von Bedeutung ist, sondern auch eine protektive Rolle hinsichtlich des Auffangens freier Radikale spielt, könnte dieser Schutzmechanismus ebenfalls altersabhängig Einschränkungen erfahren.

Lipofuszin

Eine regelhaft anzutreffende Altersveränderung in den postmitotischen Pigmentepithelzellen ist die Akkumulation von Lipofuszingranula im Zytoplasma. Hierbei handelt es sich um gelblich-bräun-

❏ **Abb. 3.3.** Das Diagramm zeigt Wachstumskurven humaner RPE-Zellen, die von Spenderaugen unterschiedlichen Alters gewonnen wurden. Am Ende jeder Kurve ist das Alter (in Jahren) aufgetragen; *F* fötal. (Nach Boulton 1991)

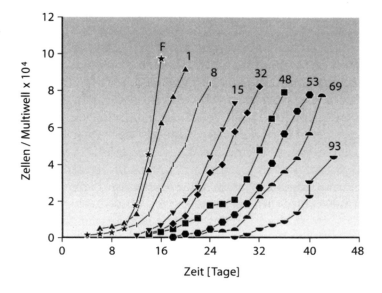

liche, autofluoreszente, kugelförmige Granula mit umgebender Lipidmembran, die aus Lysosomen hervorgehen. Lipofuszin ist, basierend auf Ergebnissen fundusspektrophotometrischer Untersuchungen, auch der wesentliche Ursprung der In-vivo-Fundusautofluoreszenz (Delori et al. 1995a).

Lipofuszin akkumuliert altersabhängig nicht nur in retinalen Pigmentepithelzellen, sondern auch in anderen eukaryoten Zellen wie zerebralen Nerven-, Herzmuskelzellen oder Hepatozyten und wird als Biomarker für zelluläre Alterung und kumulativer Index für oxidative Schädigung angesehen. Während die Zusammensetzung des Lipofuszins in unterschiedlich differenzierten Zellen nicht identisch ist, bestehen zahlreiche Hinweise, dass Lipofuszin im retinalen Pigmentepithel u. a. als Nebenprodukt der permanenten Phagozytose der lipidreichen distalen Photorezeptoren-Außensegmente akkumuliert. Neuere Untersuchungen des Lipofuszinproteoms in humanen RPE-Zellen weisen darauf hin, dass auch Biomoleküle, die im Rahmen der Autophagie in das lysosomale Kompartiment gelangen, einen erheblichen Anteil des Lipofuszinmolekülgemischs ausmachen (Schütt et al. 2002a). Fundusautofluoreszenzbefunde und experimentelle Ergebnisse zeigen, dass Lipofuszin toxische Biomoleküle enthält, die die normale Zellfunktion beeinträchtigen können.

Aufgrund der autofluoreszenten Eigenschaften kann Lipofuszin durch geeignetes Erregerlicht z. B. im blauen Wellenlängenbereich und nachgeschaltetem Filtersystem detektiert werden. Neben der Erfassung in vitro (◻ Abb. 3.4) (Boulton u. Marshall 1986; Boulton et al. 1989), ist eine Erfassung neuerdings auch in vivo sowohl mittels eines von Delori entwickelten Fundusspektrophotometers, wodurch auch eine spektrale Analyse möglich ist (Delori et al. 1995b), als auch mittels Scanning-Laser-Ophthalmoskop möglich (v. Rückmann et al. 1995; Bellmann et al. 1996; Holz et al. 2001) (◻ Abb. 3.5). Dabei gestattet die letztere Methode auch eine Bestimmung der topographischen Verteilung der Fundusautofluoreszenz-Intensitäten über größere Flächen.

Die Verteilung der Lipofuszingranula zeigt eine von der Netzhautperipherie zum Zentrum hin zunehmende Dichte mit einem umschriebenen geringeren Gehalt im Bereich der Fovea (Wing et al. 1978). Im Alter von 40 Jahren sind ca. 8 % und im Alter von 80 Jahren bis zu 19 % des zytoplasmatischen Raumes mit diesen Granula ausgefüllt (Feeney-Burns et al. 1980). Die Akkumulation mit dem Alter zeigt einen sigmoidalen Verlauf: während der Lipofuszingehalt im Laufe der ersten beiden Lebensdekaden zunimmt, bleibt er danach relativ stabil, um nachfolgend ca. jenseits des 40. Lebensjahres wieder anzusteigen. Gleichzeitig nimmt auch die Streuung besonders jenseits des 50. Lebensjahres mit dem Alter zu (Feeney 1978; Feeney-Burns et al. 1980; Delori et al. 1995a).

Die Bestandteile in den Lipofuszingranula können offensichtlich weder abgebaut werden, noch können sich die Zellen via Exozytose dieser „Müllsäcke" entledigen. Da die über 40 Enzyme der Lysosomen praktisch alle physiologischen Biomoleküle abbauen können, besteht die Annahme, dass Lipofuszin aus einem inkompletten Abbau von Material in sekundären Lysosomen entsteht (Brunk u. Collins 1981).

Die molekulare Zusammensetzung und Bildung eines von mindestens 10 verschiedenen Fluorophoren (fluoreszente Gruppe von Atomen in einem Molekül) von Lipofuszin gelang erstmals Eldred u. Lasky (1993). Danach entsteht das sog. A2-E (N-Retinyliden-N-Retinyläthanolamin) im Rahmen einer Schiff-Basen-Reaktion aus Äthanolamin und Vitamin-A-Aldehyd. Beide Substanzen sind reichlich im Bereich der äußeren Netzhaut vorhanden. Diese Substanz besitzt toxische Eigenschaften gleich über verschiedene molekulare Mechanismen, die in den letzten Jahren aufgeklärt werden konnten. So induziert A2-E eine Hemmung der lysosomalen Enzyme (◻ Abb. 3.6), indem es über eine Inhibition der lysosomalen ATP-abhängigen Protonenpumpe den lysosomalen pH-Wert jenseits des optimalen Bereichs für die Aktivität dieser Enzyme anhebt (Holz et al. 1999). Weiterhin besitzt es Detergenzienwirkung, d. h. oberhalb kritischer Konzentrationen vermag A2-E eine Desintegration von Organellmembranen herbeizuführen, was im Falle einer Ruptur der lysosomalen oder der mitochondrialen Membran deletär für die Zelle wäre (◻ Abb. 3.7). Schließlich weist A2-E auch phototoxische Eigenschaften auf (Schütt et al. 2000). Die Zusammenhänge sind in Abb. 3.8 nochmals zusammengefasst. A2-E ist allerdings nur ein Bestandteil des Molekülgemischs von Lipofuszin, welches darüber hinaus interindividuell und krankheitsabhängig unterschiedlich zusammengesetzt ist. Proteomanalysen identifizierten über 70 verschiedene Proteine, von denen ein Teil posttranslationale Veränderungen aufweist (Schütt et al. 2002b).

◻ Abb. 3.4a Hexagonale retinale Pigmentepithelzellen eines menschlichen Auges im Aufblick. Man sieht eine Anhäufung von autofluoreszenten Lipofuszingranula, die für die Zelle nicht weiter abbaubar sind. b Autofluoreszente Lipofuszingranula im retinalen Pigmentpithel im Querschnitt aus Spenderaugen unterschiedlichen Alters: 9 Jahre (unten), 47 Jahre (Mitte), 93 Jahre (oben). Man erkennt eine Zunahme der Granula im zytoplasmatischen Raum

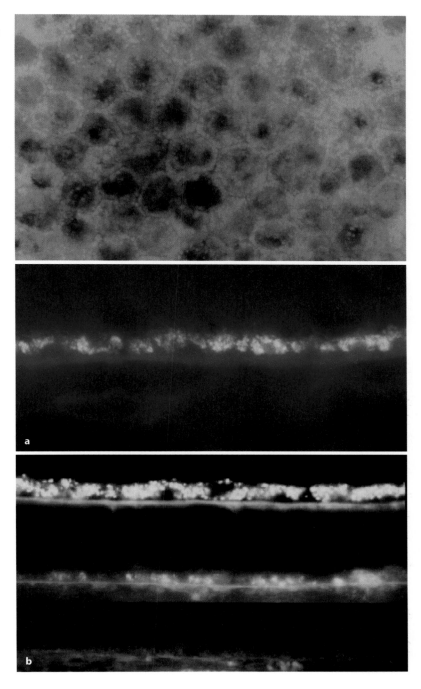

Andere Befunde sprechen ebenfalls für eine potenzielle pathogenetische Bedeutung exzessiver Lipofuszinakkumulation im RPE. So findet sich ein höherer Lipofuszingehalt in RPE-Zellen bei Augen mit bestimmten Netzhautdystrophien wie Morbus Best und Morbus Stargardt – beides Netzhauterkrankungen, bei denen ebenfalls vorwiegend die Makula pathologische Veränderungen zeigt. Des Weiteren fanden Mann et al. einen erniedrigten zytoplasmatischen RNA-Gehalt in zerebralen Neuronen mit zunehmendem Lipofuzinge-

halt (Mann u. Yates 1974; Mann et al. 1978). Weiterhin wurde beobachtet, dass im Bereich fokal erhöhter Lipofuzinansammlungen im Verlauf eine

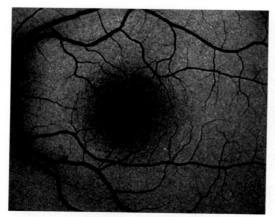

■ **Abb. 3.5.** Digitale Fundusautofluoreszenzaufnahme **in vivo** mit einem konfokalen Scanning-Laser-Opthalmoskop (Heidelberg Retina Angiograph-HRA). Erfasst wird hierbei die Intensitätsverteilung von Lipofuszin im retinalen Pigmentepithel, welches wesentlich an allen Manifestationsformen der AMD beteiligt ist. Man erkennt die Abnahme der Autofluorezenz im Bereich der Fovea durch absorbierendes gelbes Makulapigment in den inneren Netzhautschichten. Lipofuszinfreie Strukturen wie der Sehnervenkopf stellen sich hypofluoreszent dar, ebenso die retinalen Gefäße, die das Fluoreszenzlicht absorbieren, da sie in einer Ebene anterior zum RPE liegen. Die irreguläre Verteilung spiegelt unterschiedlich Lipofuszingehalte in einzelen RPE-Zellpopulationen wieder

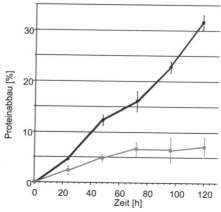

■ **Abb. 3.6.** Hemmung des lysosomalen Proteinabbaus durch den Lipofuszin-fluorophor A2-E

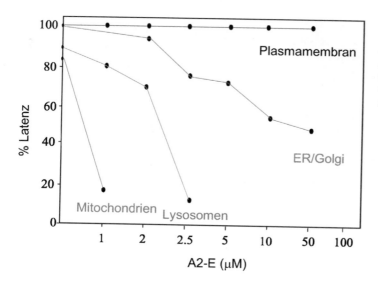

■ **Abb. 3.7.** Abhängigkeit der Integrität von Plasmamembran und Organellenmembranen (Latenz) von steigenden A2-E-Konzentrationen. Bemerkenswert ist ein deutlicher Detergenzieneffekt von A2-E bei lysosomalen und mitochondrialen Membransystemen

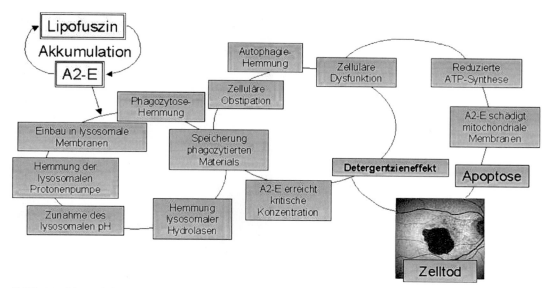

◨ **Abb. 3.8.** Schematische Darstellung molekularer Mechanismen der Interaktion der Lipofuszin-Retinoidkomponente A2-E mit RPE-Zellen

Atrophie des RPE in menschlichen Augen mit früher AMD auftreten kann (Hopkins et al. 1996). Fundusautofluoreszenzaufnahmen mit einem konfokalen Scanning-Laser-Ophthalmoskop (Heidel- berg Retina Angiograph, HRA) haben gezeigt, dass neue atrophische Areale und weitere Ausdehnungen bereits bestehender geographischer Atrophien bei fortgeschrittener AMD dort auftreten, wo zuvor eine vermehrte Autofluoreszenz – und damit Lipofuszinspeicherung – vorlag (Holz et al. 2001) (◨ Abb. 3.9). Bevor es zum Untergang der äußeren Netzhautschichten kommt, zeigt die korrespondierende Netzhaut in der funduskontrollierten SLO-Mikroperimetrie eine eingeschränkte retinale Sensitivität variablen Ausmaßes (s. ◨ Abb. 3.9).

3.1.2 Bruch-Membran und Drusen

Die Bruch-Membran stellt eine azelluläre Membran zwischen retinalem Pigmentepithel und Aderhaut dar. Morphologisch werden 5 Schichten unterschieden (von innen nach außen):
1. die Basalmembran des RPE,
2. die innere kollagene Schicht,
3. die elastische Schicht,
4. die äußere kollagene Schicht und
5. die Basalmembran der Choriokapillaris-Endothelzellen.

Ihre Komponenten bilden eine engmaschige siebartige Struktur, durch die Biomoleküle und Molekülaggregate bis zu einer gewissen Größe von der Choriokapillarisschicht der Aderhaut zum RPE und den Photorezeptoren bzw. in die Gegenrichtung gelangen.

Die Bruch-Membran weist vielfältige altersabhängige Veränderungen auf (s. auch Kap. 4). Hierzu zählt insbesondere eine diffuse Verdickung mit dem Alter. Ultrastrukturell können Ablagerungen von granulärem Material, vesikulären Strukturen und amorphem Material bei allmählicher Aufhebung der in jüngeren Augen klar erkennbaren Fünfschichtung der Membran beobachtet werden (Feeney-Burns u. Ellerseick 1985). Elastische und kollagene Fasern weisen Umbauprozesse auf mit zunehmender atypische Bandenperiodizität. Kalzifikationen werden v. a. in der elastären Schicht erkennbar. Biochemisch handelt es sich bei den eingelagerten Substanzen u. a. um Lipide, Glykoproteine und Proteine (Pauleikhoff et al. 1990, 1992; Holz et al. 1994a; Kliffen et al. 1995). Für die lipoidalen Substanzen konnte ein exponentieller Verlauf der Konzentration in der Bruch-Membran mit dem Alter besonders jenseits des 40. Lebensjahres nach-

3

◻ **Abb. 3.9a–e.** Farbfundusaufnahme (a) und SLO-Fundus-
autofluoreszenz-Darstellung (b, c) bei einem Patienten
mit geographischer Atrophie des retinalen Pigmentepithels.
Man erkennt ein erhöhtes Autofluoreszenzsignal, das eine
exzessive Lipofuszinakkumulaton in den betreffenden
RPE-Zellen anzeigt, im Bereich der junktionalen Zone, d. h. im
Randbereich um die Atrophie (b), die sich auch in der Pseudo-
3D-Darstellung deutlich abgrenzen lässt (c). In jährlich durchgeführten SLO-Fundusautofluoreszenzaufnahmen (d) erkennt
man, dass neue Atrophien nur dort entstehen bzw. bereits
existierende atrophische Areale dorthin ausdehnen, wo
zuvor ein erhöhtes Autofluoreszenzsignal bestand, was
die Annahme einer pathophysiologischen Bedeutung der
Lipofuszinakkumulation unterstützt. (Nach Holz et al. 2001).
Bevor es zum Untergang der äußeren Netzhautschichten
kommt, zeigt die korrespondierende Netzhaut in der
SLO-Fundusperimetrie eine eingeschränkte retinale
Sensitivität (e)

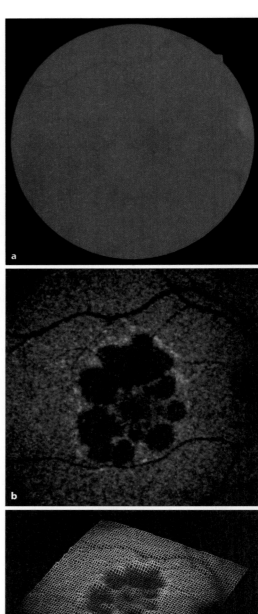

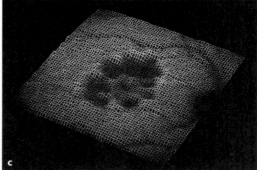

◻ Abb. 3.9a–c.

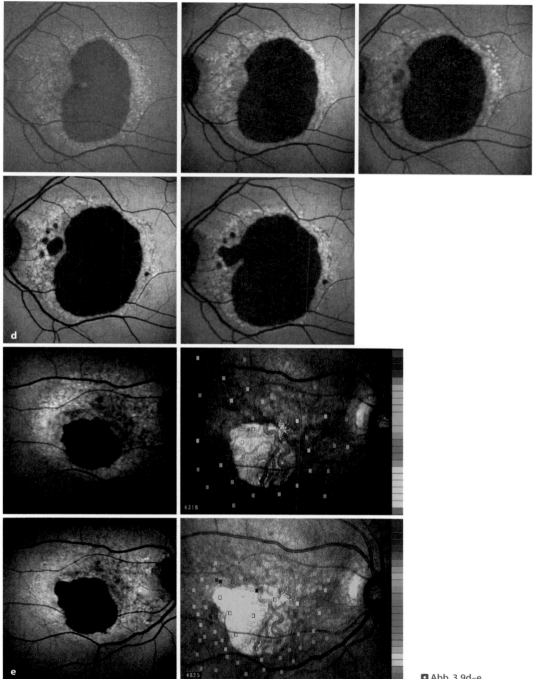

□ Abb. 3.9d–e.

gewiesen werden, wobei die Zunahme im Bereich der Makula stärker als in der Peripherie ausgeprägt ist (Shereidah et al. 1993; Holz et al. 1994b) (◘ Abb. 3.10). Dabei kann die genaue Zusammensetzung der eingelagerten Lipide große interindividuelle Unterschiede aufweisen insbesondere hinsichtlich des Verhältnisses von polaren, hydrophilen zu neutralen, hydrophoben Lipiden.

Die ultrastrukturellen Befunde von vesikulären Bestandteilen in der inneren Bruch-Membran sprechen auch wegen der Größenausdehnung für die Herkunft des Materials aus den RPE-Zellen, da die Porengröße des „Membransiebs" eine Passage nicht gestatten würde. Ebenso spricht das Ausmaß des Anteils an Cholesterinestern der Lipidablagerungen für einen intrazellulären und damit pigmentepithelialen gegenüber einem extrazellulären bzw. Aderhauturspung des Materials (Holz et al. 1994b).

Funktionell gehen mit den strukturellen und biochemischen Veränderungen offensichtlich eine Abnahme der Elastizität sowie eine Zunahme des Diffusionswiderstandes einher (Fisher 1987; Moore et al. 1995). Besonders eine zunehmende diffuse Verdickung („flächige, diffuse Drusen") und progrediente Einlagerung von Material in die Bruch-Membran könnten als Barriere für den metabolischen Austausch zwischen RPE und Aderhautkapillaren fungieren. Die normale Funktion der Photorezeptoren ist jedoch abhängig von einer freien Diffusion auch von größeren Molekülen durch die Bruch-Membran.

Da die Spätmanifestationen der altersabhängigen Makuladegeneration (Atrophie bzw. choroidale Neovaskularisationen) als eine Reaktion der Veränderungen in der Bruch-Membran und dem retinalen Pigmentepithel angesehen werden, ist die Frage nach der Biogenese sowohl der diffusen als

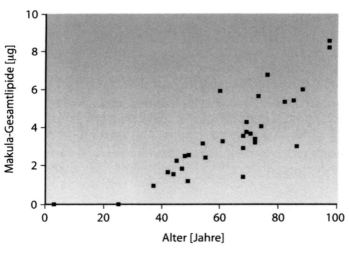

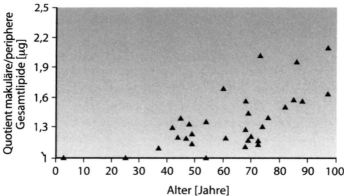

◘ Abb. 3.10a. Beziehung zwischen Gesamtlipiden der Bruch-Membran (Phospholipide, Cholesterolester, Triglyzeride, Diglyzeride und freie Fettsäuren) und Lebensalter ($R^2 = 0,7045$, $p < 0,001$). b Verhältnis zwischen dem Quotienten aus makulären und peripheren extrahierten Lipiden der Bruch-Membran und dem Lebensalter ($R^2 = 0,4422$, $p < 0,001$). Die Zunahme des Quotienten legt nahe, dass die Akkumulation der lipoidalen Substanzen zentral rascher voranschreitet als peripher

auch der fokalen Drusen der Bruch-Membran bzgl. der Pathogenese der AMD von zentraler Bedeutung. Neben Hinweisen auf Mechanismen der Funktionseinschränkung im lysosomalen Abbau der RPE-Zellen (s. o.) weisen Untersuchungen von Hageman et al. (Hageman et al. 2001) auch auf eine mögliche Beteiligung immunologischer Vorgänge hin. Neuere Analysetechniken erlauben eine differenziertere Bestimmung der einzelnen molekularen Bestandteile von Drusen und geben damit weiterführende Hinweise auf deren Genese sowie zukünftige potenzielle Targets für eine pharmakologische Intervention (Crabb et al. 2002).

3.1.3 Aderhaut

Die Aderhaut besteht aus einem schichtartig übereinanderliegenden System von Blutgefäßen, die in lockerem Bindegewebe eingebettet sind. Die **Dicke** beträgt ca. 0,1–0,3 mm. Die innere Schicht bildet die **Choriokapillaris**, die eine läppchenartige Architektur aufweist und deren Endothelien Fenestrationen aufweisen. Diese gestatten bei einem Durchmesser von ca. 55–60 nm eine passive Diffusion von Flüssigkeit und kleineren Molekülen. Das Blut gelangt von hier zu größeren, tiefer gelegenen Gefäßen, die in insgesamt 4 Vortexvenen münden. Etwa 98 % des gesamten **Blutflusses** des Auges gehen durch die Uvea, hiervon ca. 85 % durch die Aderhaut. Dabei werden bei einer Passage nur ca. 5–10 % Sauerstoff extrahiert. Die Aderhaut versorgt das retinale Pigmentepithel, die Photorezeptorenschicht, die äußere Körnerschicht und die äußere plexiforme Schicht der Netzhaut. Auch die Gefäßarchitektur der Aderhaut weist altersabhängige Veränderungen auf. Mit dem Alter wird eine Aufweitung und Elongation der interkapillären Räume einhergehend mit einer Abnahme des Gefäßdurchmessers und der Anzahl choroidaler Kapillaren beobachtet (Olver et al. 1990). Die Fläche des interkapillären Raumes erhöht sich von unter 25 % bei jungen Augen auf bis zu 60 % bei älteren Augen. Außerdem nehmen die Dicke der Aderhaut und der Durchmesser der Lumen der Choriokapillarisgefäße mit dem Lebensalter ab (Ramratten et al. 1994). Zusammen mit einer Einschränkung der Transportvorgänge zwischen Choriokapillaris und Photorezeptoren durch die Veränderungen der Bruch-Membran könnte durch diese Prozesse die normale Funktion der RPE-Zellen und der Photo-

rezeptoren eine weitere Einschränkung erfahren und die Prozesse, welche die altersabhängige Makuladegeneration begünstigen.

3.2 Choroidale Neovaskularisationen

Choroidale Neovaskularisationen sind kein spezifisches Merkmal der altersabhängigen Makuladegeneration, sondern treten in Zusammenhang mit vielfältigen anderen Erkrankungen auf, die mit einer Schädigung der neurosensorischen Netzhaut, der Bruch-Membran, des RPE und der Choriokapillaris einhergehen. Im Rahmen der AMD werden neovaskuläre Prozesse als Reaktion auf die Veränderungen der Bruch-Membran und des RPE verstanden. Die beteiligten Mechanismen und Regulatoren der Gefäßneubildung aus der Aderhaut konnten in den vergangenen Jahren in experimentellen Arbeiten näher beleuchtet werden.

Das Gleichgewicht zwischen verschiedenen Faktoren aus dem RPE wie z. B. PEDF (pigment epithelial derived factor), Ang 1 (Angiopoietin) oder VEGF (vascular endothelial growth factor) ist Voraussetzung für eine intakte Gefäßarchitektur der Choriokapillaris. Bei Hypoxie kommt es zu einer vermehrten Expression von VEGF, einem Faktor, der Gefäßwachstum induzieren und fördern kann, während PEDF als hemmender Faktor vermindert freigesetzt wird. Die Wirkung von PEDF wird am gefäßlosen Glaskörper und der Hornhaut deutlich, die beide eine hohe Konzentration des genannten Faktors aufweisen. Mit dem Alter findet sich eine Abnahme von PEDF im Glaskörper (Holekamp 2001), während VEGF insbesondere bei AMD-Augen vermehrt gebildet wird (Frank et al. 1996). Dieses Ungleichgewicht fördert möglicherweise die altersabhängige Bereitschaft zu Gefäßwachstum am hinteren Augenpol.

Die Dicke der Bruch-Membran nimmt durch Ablagerungen und Umbauprozesse der extrazellulären Matrix mit dem Alter und im Rahmen der AMD zu, was mit einer gleichzeitigen Abnahme der Diffusionskapazität verbunden ist. VEGF aus dem RPE wird einerseits durch die Ablagerungen spezifisch gebunden (Hewitt et al. 1989), andererseits ist dessen Diffusion in die Aderhaut erschwert. VEGF ist jedoch als „survival factor" zur Aufrechterhaltung der Gefäßarchitektur der inneren Aderhautschichten notwendig. Die Folge reduzierten VEGFs ist eine Rückbildung und Atrophie der Choriokapillaris, wie sie auch tatsächlich im Alter gefunden wird. Abnehmende Aderhautfunktion würde zu einem verminderten Abtransport von Stoffwechselendprodukten, Vermehrung der Ablagerungen in der Bruch-Membran und Induktion von Hypoxie führen. Damit wäre ein Circulus vitiosus geschlossen, welcher entweder in eine Atrophie oder eine Neovaskularisation mündet.

Neuere Erkenntnisse weisen auch auf die Bedeutung der Angiopoietine 1 und 2 (Ang 1 und 2) mit ihrem Rezeptor Tie-2 bei choroidalen Neovaskularisationen hin: Ang 1 wird als Agonist vom RPE und von Endothelzellen exprimiert und fördert die vaskuläre Integrität und Reifung, hemmt Apoptose und verringert die Gefäßpermeabilität. Ang 2 stellt einen Antagonisten von Ang 1 dar, indem es vermutlich VEGF-induzierte Angiogenese fördert. Der Rezeptor Tie-2 sowie Ang 1 und 2 konnten in Gefäßmembranen nachgewiesen werden (Hangai et al. 2001). Hinzu kommt die Gegenwart von Rezeptoren, die spezifisch für aktives Endothel in CNV-Membranen sind, wie z. B. αv-Integrine und TGF-β-Rezeptor CD 105. Diese Rezeptoren stellen somit auch einen potenziellen Angriffspunkt für zukünftige antiangiogenetische Therapieansätze dar. So konnte durch monoklonale Antikörper gegen α_v-Integrine Gefäßmembranen in einem CNV-Modell gehemmt werden (Kamizuru et al. 2001). Eine Blockierung des TGF-β-Rezeptors CD 105 ist mit einer Proliferationshemmung des Endothels verbunden (Yasukawa et al. 2000). Weitere antiangiogenetische, pharmakologische Therapieansätze befinden sich in Entwicklung bzw. bereits in klinischer Erprobung (s. Kap. 14).

Sobald die Gefäßneubildungen durch die innere kollagene Schicht der Bruch-Membran gelangt sind, kann zunächst eine horizontale Ausbreitung unter der RPE-Basalmembran stattfinden (okkulte CNV). Bei Durchbruch auch durch die Pigmentepithelzellschicht gelangen die neugebildeten Gefäße (dann angiographisch als klassisch imponierend, s. Kap. 6) direkt in Kontakt mit der neurosensorischen Netzhaut, und die mit Hyperpermeabilität und Hämorrhagien einhergehenden Funktionsverluste sind meist gravierender als bei Membranen, die unterhalb des RPE liegen. Folgen der Hyperpermeabilität sind Abhebungen des retinalen Pigmentepithels und der neurosensorischen Retina sowie ein intraretinales Ödem (Makulaö-

dem). Gleichzeitig wird die Proliferation anderer einschließlich RPE-Zellen stimuliert. Im natürlichen Verlauf kommt es mit der Zeit zu einer Vermehrung des bindegewebigen Anteils (Fibrosierung) der Membranen, und die neovaskulären Gefäße verringern sich. Schließlich kann klinisch eine sog. disziforme Narbe mit Verlust der neuronalen Strukturen mit einem konsekutiven zumeist irreversiblen zentralen Skotom resultieren.

3.3 Abhebungen des retinalen Pigmentepithels

Umschriebene Abhebungen des retinalen Pigmentepithels von der Bruch-Membran können sowohl in Gegenwart choroidaler Neovaskularisationen oder auch in Abwesenheit von Gefäßneubildungen auftreten. Unter der Voraussetzung eines ständigen Flüssigkeitstransports vom Photorezeptor-/RPE-Zellkomplex zur Aderhaut hin könnte dieses Phänomen u. a. durch den Barriereeffekt in die Bruch-Membran eingelagerter lipoidaler Substanzen erklärt werden. Besonders die vorwiegende Ablagerung neutraler Lipide (hierzu zählen Cholesterolester, Triglyzeride, Diglyzeride und freie Fettsäuren) in die Bruch-Membran würde zum Aufbau einer hydrophoben Barriere beitragen, die den Flüssigkeitsausstrom beeinträchtigt und so eine Ansammlung von Flüssigkeit im subpigmentepithelialen Raum bewirkt. Begünstigt werden Pigmentepithelabhebungen bei der altersabhängigen Makuladegeneration durch die Ablagerungen in inneren Schichten der Bruch-Membran, wodurch eine Art Sollbruchstelle entsteht, da keine normale Adhäsion des Pigmentepithels an die darunterliegende extrazelluläre Matrix gegeben ist. (Pauleikhoff et al. 2002).

3.4 Geographische Atrophie

Die geographische Atrophie des retinalen Pigmentepithels erscheint funduskopisch als umschriebenes, scharf begrenztes Areal, in dessen Tiefe größere Aderhautgefäße sichtbar werden. Am Rande der Atrophie ist meist eine vermehrte Pigmentation zu erkennen infolge Zellproliferation, Hypertrophie oder Phagozytose von freigesetztem Melanin und Lipofuszin. Während des Prozesses der geographischen Atrophie vollzieht sich die Degeneration der darüber liegenden Photorezeptoren, verglichen mit den Vorgängen im Rahmen choroidaler Neovaskularisation, meist langsamer. Zapfen und Stäbchen werden bis zum Zelltod allmählich kürzer und breiter mit der fortschreitenden Degeneration der RPE-Zellen. Histologisch fehlen im Bereich kompletter Atrophie Photorezeptoren und RPE-Zellen, wobei die äußere plexiforme Schicht der Netzhaut mit der Bruch-Membran adhärent ist. Gleichzeitig ist auch die Choriokapillarisschicht der Aderhaut in variablem Ausmaß atrophisch, und der normale hexagonale Aufbau der choroidalen Zirkulation wird durch ein tubuläres Muster ersetzt (Eagle 1984).

Es wird davon ausgegangen, dass primär ein Untergang der RPE-Zellen stattfindet und die Atrophie der Photorezeptoren und der Choriocapillaris eine Folge hiervon darstellt. Wiederum sind die genauen, komplexen Mechanismen, die den Zelltod letztlich induzieren, noch unklar. Einige Beobachtungen sprechen für eine Assoziation mit exzessiven Lipofuszinakkumulationen im retinalen Pigmentepithel, welche oberhalb kritischer Schwellen den Untergang der Zellen induzieren können (s. Abb. 3.4). In SLO-Fundusautofluoreszenzaufnahmen traten neue atrophische Areale und weitere Ausdehnungen bereits bestehender Atrophien dort auf, wo zuvor eine vermehrte Autofluoreszenz und damit eine exzessive Lipofuszinspeicherung vorlag (Holz et al. 2001) (s. Abb. 3.9). Dabei zeigen sich interindividuell sehr unterschiedliche Muster der Lipofuszinspeicherung in der junktionalen Zone der Atrophie. Gleichzeitig bestehen Hinweise, dass diese Muster mit einer unterschiedlichen Prognose bzgl. der Progression der Atrophie einhergehen (Schmitz-Valckenberg et al. 2002).

Auffällig ist das häufige initiale Auftreten der Atrophie in einem perifovealen Bereich mit einer Aussparung der Fovea. Erst im weiteren Verlauf wird auch die Fovea mit einbezogen. Insofern besteht sowohl eine topographische Korrespondenz zur Verteilung der Stäbchen als auch des RPE-Lipofuszins. Andere Ätiologien einschließlich toxischer (z. B. Chloroquin) und genetisch determinierter (z. B. Zapfendystrophie, Bull's-eye-Makulopathien) weisen ein ähnliches Verteilungs- und Progressionsmuster auf, was wiederum für eine gemeinsame pathogenetische Endstrecke spricht.

3.5 Makula als Prädilektionsort

Neben der AMD manifestieren sich auch zahlreiche andere Netzhauterkrankungen vorzugsweise im Bereich der Makula. Dabei ist es noch unklar, warum auch im Rahmen der AMD pathologische Prozesse speziell dieses umschriebene, hochspezialisierte Areal der Netzhaut betreffen. Die nachfolgenden Unterschiede zwischen makulärer Netzhaut und periphere Netzhaut könnten hierbei von Bedeutung sein:

- Verteilung und Dichte der Photorezeptoren: Die höchste Zapfendichte findet sich im Bereich der Fovea. Die höchste Stäbchendichte findet sich perifoveal. Die Dichte beider Photorezeptortypen nimmt zur Peripherie hin ab.
- RPE-Phagozytose: Wegen der besonderen Verteilung der Photorezeptoren phagozytieren RPE-Zellen im Bereich der Fovea hauptsächlich Membranscheibchen von Zapfen-Außensegmenten, während periphere RPE-Zellen vornehmlich solche von Stäbchen phagozytieren.
- Quotient Photorezeptor/RPE-Zelle: Das Verhältnis von Photorezeptoren/RPE-Zellen ist im Bereich der Makula höher als perimakulär oder äquatorial. Daraus ergibt sich eine höhere phagozytäre Kapazität makulärer RPE-Zellen.
- Topographie der Lichtexposition: Die Lichtexposition der makulären neurosensorischen Netzhaut und des makulären RPE ist verglichen mit der Peripherie höher.
- Lipofuszin: Mit Ausnahme einer umschriebenen Reduktion im Bereich der Fovea nimmt die Dichte der Lipofuszingranula zur Peripherie hin ab.
- RPE-Enzym-Aktivität: Kathepsin D, Arylsulfatase und saure Phosphatase weisen eine höhere Aktivität in der Makula verglichen mit der Peripherie auf. Dagegen ist die Zytochromoxidase und die Na/K-ATPase-Aktivität im Zentrum geringer.
- Bruch-Membran: Der mit dem Alter zunehmende Lipidgehalt ist im Bereich der Makula höher als in der Peripherie. Der Aufbau der Bruch-Membran unterscheidet sich im Bereich der Makula u. a. durch eine geringere vertikale Ausdehnung der elastischen Schicht.
- Aderhaut: Alle temporalen kurzen hinteren Ziliararterien penetrieren den Bulbus in der Makulagegend. Jede dieser Arterien versorgt ei-

3

nen Teil der Aderhaut, benachbarte Segmente anastomosieren jedoch nicht. Die 4 Segmente der Aderhaut, die von den jeweiligen Vortexvenen drainiert werden, haben ihre Grenze auch in der Gegend der Makula. In der Makula treffen sich daher viele Grenzen der Blutversorgung (Hayreh 1974).

Literatur

Age-Related Eye Disease Study Research Group, The AREDS Study Group (2001) A randomized, placebo-controlled, clinical trial of high-dose supplementation with vitamins C and E, beta carotene, and zinc for age-related macular degeneration and vision loss: AREDS report no. 8. Arch Ophthalmol 119:1417–1436

Beatty S, Koh HH, Henson D, Boulton M (2002) The role of oxidative stress in the pathogenesis of age-related macular degeneration. Survey Ophthalmol 45:115–121

Bellmann C, Holz FG, Otto TP, Völcker HE (1996) Topographie der Fundus-Autofluoreszenz mit einem konfokalen Laser-Scanning-Ophthalmoskop. Ophthalmologe 93:K191

Boulton M, Marshall J (1986) Effects of increasing numbers of phagocytic inclusions on human retinal pigment epithelial cells in culture: a model for aging. Br J Opthalmol 70:808–815

Boulton ME (1991) Ageing of the retinal pigment epithlium. In: Osborn NN, Chader GJ (eds) Retinal research. Pergamon Press, Oxford, pp 126–147

Boulton ME, McKechnie NM, Breda J, Bayly M, Marshall J (1989) The formation of autofluorescent granules in cultured human RPE. Invest Ophtlamol Vis Sci 30:82–89

Brunk U, Collins VP (1981) Lysosomes and age pigments in cultured ells. In: Sohal RS (ed) Age pigments. Elsevier, Amsterdam, pp 243–265

Burns RP, Feeney Burns L (1980) Clinicomorphologic correlations of drusen of Bruch's membrane. Trans Am Ophthalmol Soc 78:206–225

Casswell AG, Kohen D, Bird AC (1985) Retinal pigment epithelial detachments in the elderly: classification and outcome. Br J Ophthalmol 69:397–403

Crabb JW, Miyagi M, Gu X et al. (2002) Drusen proteome analysis: an approach to the etiology of age-related macular degeneration. Proc Natl Acad Sci U S A 99:14682–14687

Delori CD, Dorey CK, Staurenghi G, Arend O, Goger DG, Weiter JJ (1995a) In vivo fluorescence of the ocular fundus exhibits retinal pigment epithelium lipofuscin charactersitstics. Invest Ophthalmol Vis Sci 36:718–729

Delori CD, Staurenghi G, Arend O, Dorey CK, Goger DG, Weiter JJ (1995b) In vivo measurement of lipofuscin in Stargardt's disease – fundus flavimaculatur. Invest Ophthalmol Vis Sci 36:2327–2331

Dorey CK, Staurenghi G, Delori FC (1993) Lipofuscin in aged and ARMD eyes. In: Hollyfield JG et al. (eds) Retinal degeneration. Plenum Press, New York, pp 3–14

Dorey CK, Wu G, Ebenstein D, Garsd A, Weiter JJ (1989) Cell loss in the aging retina: relationship of lipofuscin accumulation and macular degeneration. Invest Ophthalmol Vis Sci 30:1691–1699

Eagle RC jr (1984) Mechanisms of maculopathy. Ophthalmology 91:613–625

Eldred GE, Laskey MR (1993) Retinal age pigments generated by self-absorbing lysosomotropic detergents. Nature 361:724–726

Feeney L (1978) Lipofuscin and melanin of human retinal pigment eipthelium. Invest Ophthalmol Vis Sci 17:583–600

Feeney-Burns L, Berman ER, Rothman H (1980) Lipofuscin of human retinal pigment epithlium. Am J Ophthalmol 90:783–791

Feeney-Burns L, Hilderbrand ES, Eldridge S (1984) Aging human RPE: morphometric analysis of macular, equatorial and peripheral cells. Invest Ophthalmol Vis Sci 25:195–200

Feeney-Burns L, Ellersieck MR (1985) Age-related changes in the ultrastructure of Bruch's membrane. Am J Ophthalmol 100:686–697

Fisher RF (1987) The influence of age on some ocular basement membranes. Eye 1:184–189

Flood M, Gouras P, Kjeldbye H (1980) Growth characteristics and unltrastructure of human retinal pigment epithelium in vitro. Invest Ophthalmol Vis Sci 19:1309–1320

Frank RN, Amin RH, Eliott D, Puklin JE, Abrams GW (1996) Basic fibroblast growth factor and vascular endothelial growth factor are present in epiretinal and choroidal neovascular membranes. Am J Ophthalmol 122:393–403

Hageman GS, Luthert PJ, Victor Chong NH, Johnson LV, Anderson DH, Mullins RF (2001) An integrated hypothesis that considers drusen as biomarkers of immune-mediated processes at the RPE-Bruch's membrane interface in aging and age-related macular degeneration. Prog Retin Eye Res 20:705–732

Hangai M, Murata T, Miyawaki N, Spee C, Lim JI, He S, Hinton DR, Ryan SJ (2001) Angiopoietin-1 upregulation by vascular endothelial growth factor in human retinal pigment epithelial cells. Invest Ophthalmol Vis Sci 42:1617–1625

Hayes KC (1974) Retinal degeneration in monkeys induced by deficeincies of vitamin E or A. Invest Ophthalmol 13:499–510

Hayreh SS (1974) Submacular choroidal vascular pattern. Experimental fluorescein fundus angiographic studies. Graefes Arch Clin Exp Ophthalmol 192:181–196

Hewitt AT, Nakazawa K, Newsome DA (1989) Analysis of newly synthesized Bruch's membrane proteoglycans. Invest Ophthalmol Vis Sci 30:478–486

Hinsull SM, Bellamy D (1981) Tissue homeostasis and cell death. In: Bowen ID, Lockshin RA (eds) Cell biology in biology and pathology. Chapman & Hall, London, pp 123–144

Holekamp (2001) Deficiency of anti-angiogenic pigment epithelial-derived factor in the vitreous of patients with wet age-related macular degeneration. Retina Society Annual Meeting, Chicago

Holz FG, Sheraidah G, Pauleikhoff D, Bird AC (1994a) Analysis of lipid deposits extracted from human macular and peripheral Bruch's membrane. Arch Ophthalmol 112:402–406

Holz FG, Dorey CK, Sheraidah G, Bird AC (1994b) Lipofuscin fluorescence, Bruch's membrane fluorescence and lipid deposits in aging donor eyes. Invest Ophthalmol Vis Sci 35:1501

Holz FG, Schutt F, Kopitz J, Eldred GE, Kruse FE, Volcker HE, Cantz M (1999) Inhibition of lysosomal degradative functions by a retinoid component of lipofuscin. Invest Ophthalmol Vis Sci 40:737–743

Holz FG, Bellmann C, Staudt S, Schutt F, Volcker HE (2001) Fundus autofluorescence and development of geographic atrophy in age-related macular degeneration. Invest Ophthalmol Vis Sci 42:1051–1056

Hopkins J, v Rückmann A, Fitzke FW, Bird AC (1996) Fundus autofluorescence in age-related macular disease. Invest Ophthalmol Vic Sci 37:S114

Ishibashi T, Sorgente N, Patterson R, Ryan SJ (1986) Pathogenesis of drusen in the primate. Invest Ophthalmol Vis Sci 27:184–193

Kamizuru H, Kimura H, Yasukawa T, Tabata Y, Honda Y, Ogura Y (2001) Monoclonal antibody-mediated drug targeting to choroidal neovascularization in the rat. Invest Ophthalmol Vis Sci 42:2664–2672

Kliffen M, de Jong PTVM, Luider TM (1995) Protein analysis of human maculae in relationship to age-related maculopathy. Lab Invest 73:267–272

Mann DM, Yates PO (1974) Lipofuscin pigments: their relationship to ageing in the human nervous system. I. the lipofuscin content of nerve cells. Brain 97:481–488

Mann DM, Yates PO, Stamp JE (1978) The relationship between lipofuscin pigment and ageing in the human nervous system. J Neurol Sci 37:83–93

Marmor MF, Wolfensberger (eds) (1998) The retinal pigment epithelium. Function and disease. Oxford University Press, New York, Oxford

Moore DJ, Hussain AA, Marshall J (1995) Age-related variation in the hydraulic conductivity of Bruch's membrane. Invest Ophthalmol Vis Sci 36:1290–1297

Olver J, Pauleikhoff D, Bird AC (1990) Morphometric analysis of age changes in the chorioicapillaris. Invest Ophthalmol Vis Sci 31 [suppl]:47

Organisciak DT, Wang H, Li ZY, Tso MOM (1985) The protective effect of ascorbate in retinal light damage of rats. Invest Ophthalmol Vis Sci 26:1580–1588

Pauleikhoff D, Harper CA, Marshall J, Bird AC (1990) Aging changes in Bruch's membrane. A histochemical and morphologic study. Ophthalmology 97:171–178

Pauleikhoff D, Zuels S, Sheraidah G, Bird AC (1992) Correlation between biochemical composition and fluorescein binding of deposits in Bruch's membrane. Ophthalmology 99:1548–1553

Pauleikhoff D, van Kuijk FJ, Bird AC (2001) Macular pigment and age-related macular degeneration. Ophthalmologe 98:511–519

Pauleikhoff D, Loffert D, Spital G, Radermacher M, Dohrmann J, Lommatzsch A, Bird AC (2002) Pigment epithelial detachment in the elderly. Clinical differentiations, natural course and pathogenetic implications. Graefes Arch Clin Exp Ophthalmol 240:533–538

Penfold PL, Killingsworth M, Sarks S (1985) Senile macular degeneration: the involvement of immunocompetent cells. Graefes Arch Clin Exp Ophthalmol 223:69–76

Ramratten RS, van der Schaft TL, Mooy CM, Bruijn WC, Mulder PGH, de Jong PTVM (1994) Morphometric analysis of Bruch's membrane, the choriocapillaris, and the choroid in aging. Invest Ophthalmol Vis Sci 35:2857–2864

Schmitz-Valckenberg S, Jorzik J, Unnebrink K, Holz FG (2002) Analysis of digital scanning laser ophthalmoscopy fundus autofluorescence images of geographic atrophy in advanced age-related macular degeneration. Graefes Arch Clin Exp Ophthalmol 240:73–78

Schütt F, Davies S, Kopitz J, Holz FG, Boulton ME (2000) Photodamage to human RPE cells by A2-E, e retinoid component of lipofuscin. Invest Ophthalmol Vis Sci 41:2303–2308

Schütt F, Ueberle B, Schnolzer M, Holf FG, Kopitz J (2002a) Proteome analysis of lipofuscin in human retinal pigment epithelial cells. FEBS Letters 528:217–221

Schütt F, Bergmann M, Holz FG, Kopitz J (2002b) Isolation of intact lysosomes from human RPE cells and effects of A2-E on the integrity of the lysosomal and other cellular membranes. Graefes Arch Clin Exp Ophthalmol 240:983–988

Sheraidah G, Steinmetz R, Maguire J, Pauleikhoff D, Marshall J, Bird AC (1993) Correlation between lipids extracted from Bruch's membrane and age. Ophthalmology 100:47–51

Sunness JS (1999) Evaluating macular function. Int Ophthalmol Clin 39:19–31

Sunness JS, Gonzalez-Baron J, Applegate CA, Bressler NM, Tian Y, Hawkins B, Barron Y, Bergman A (1999) Enlargement of atrophy and visual acuity loss in the geographic atrophy form of age-related macular degeneration. Ophthalmology 106:1768–1779

Von Rückmann A, Fitzke FW, Bird AC (1995) Distribution of fundus autofluorescence with a scanning laser ophthalmoscope. Br J Ophthalmol 79:407–412

Wing GL, Gordon CB, Weiter JJ (1978) The topography and age relationship of lipofuscin concentration in the retinal pigment epithelium. Invest Ophthalmol Vis Sci 17:601–607

Yasukawa T, Kimura H, Tabata Y, Miyamoto H, Honda Y, Ikada Y Ogura Y (2000). Active drug targeting with immunoconjugates to choroidal neovascularization. Curr Eye Res 2:952–961

Histopathologie

D. Pauleikhoff, P. Hermans, F.G. Holz, A.C. Bird

4

Die Bruch-Membran ist als Grenzschicht zwischen dem retinalen Pigmentepithel und der Choriokapillaris zentral in die Altersveränderungen der Makula involviert. Sie entwickelt individuell charakteristische Altersveränderungen mit spezifischen Ablagerungen (sog. Drusen), die für die visusmindernden Komplikationen der altersabhängigen Makuladegeneration ursächlich sind.

4.1 Altersveränderungen und Ablagerungen in der Bruch-Membran

4.1.1 Aufbau der Bruch-Membran

Die Bruch-Membran ist eine von der Choriokapillaris und dem retinalen Pigmentepithel gebildete Schicht. Sie ist keine Membran im eigentlichen Sinne, sondern stellt interstitielles Bindegewebe dar, das sowohl als innerster Aspekt der Choriokapillaris als auch als äußerster Aspekt der Retina angesehen werden kann. Elektronenmikroskopisch konnte eine pentalaminare Struktur aufgedeckt werden. Die 5 Schichten umfassen von außen nach innen die Basallamina der Choriokapillaris, eine äußere kollagene Schicht, eine elastische Schicht, sowie eine innere kollagene Schicht. Die innerste Schicht bildet die Basallamina des retinalen Pigmentepithels (◻ Abb. 4.1a–c). Während die innerste Schicht mit der Basallamina des retinalen Pigmentepithels klar begrenzt wird, ist die äußerste Schicht multivariant, da sie sowohl durch die Basallamina der Choriokapillaris begrenzt wird, aber auch zwischen den Kapillaren der Choriokapillaris zu finden ist. Die Bruch-Membran variiert in der Dicke abhängig vom Alter und der Topographie, ihr dünnster Bereich liegt in der zentralen Region im jungen Auge und misst ca. 2 µm (Marshall et al. 1998).

4.1.2 Altersveränderungen der Bruch-Membran

Mit zunehmendem Alter treten vielschichtige Veränderungen auf, die zu einer kontinuierlichen Verdickung der Bruch-Membran führen. Neben einer erhöhten Quervernetzung der Kollagenfasern und einer zunehmenden Kalzifikation der elastischen Schicht werden Lipide eingelagert. Debris-Ablagerungen in vesikulärer und membranförmiger Art treten ebenfalls auf (Feeney-Burns u. Ellersieck 1985). Die membranförmige Debris erscheint als linear oder geknäulte Membranfragmente mit einer Phospholipiddoppelmembranen ähnlichen Morphologie.

Die Anteile der verschiedenen Kollagentypen in der Bruch-Membran scheinen sich in ihren Verhältnissen zueinander nicht zu verändern. So konnte bei der Untersuchung von Kollagen III keine altersabhängige Veränderung zum Gesamtkollagenanteil beobachtet werden (Karwatowski et al. 1995). Jedoch treten chemische Modifikationen der Kollagenfasern ein, die strukturelle Veränderungen der Bruch-Membran bewirken. Der vielleicht wichtigste Aspekt ist die reduzierte Löslichkeit des Kollagens, die in der 9. Lebensdekade schließlich ca. 50 % des Gesamtkollagens betrifft (Karwatowski et al. 1995). Die geringere Löslichkeit ergibt sich aus einer Denaturierung des Kollagens, mit der neben einer Proteinentfaltung chemische Modifikationen wie z. B. Glykosylierungen einhergehen. Die bekanntesten sog. „advanced glycation end products" (AGEs) Pentosidin und Carboxymethyllysin konnten in der alternden Bruch-Membran in „basal laminar deposits" und in weichen Drusen nachgewiesen werden (Ishibashi et al. 1998; Handa et al. 1999). AGEs sind starke Förderer von Quervernetzungen (Tian et al. 1996; Krishnamurti et al. 1997) und können somit die Durchlässigkeit (Porengröße) der extrazellulären Matrix reduzieren. Noch wichtiger ist, dass AGEs die enzymatische Proteolyse der Proteine herabsetzen und damit das fein abgestimmte System der Synthese und Degradation stören (Rittie et al. 1999; Howard et al. 1996). Zusätzlich führen die Entfaltungen der Proteine und die Quervernetzungen mit ihresgleichen oder begleitenden Proteinen zu einer Verdichtung der Strukturproteine, die eine Nettoreduzierung der wasserhaltigen Grundmatrix zwischen den Fasern herbeiführt und damit möglicherweise die Flüssigkeitspassage durch die Bruch-Membran reduziert.

Eine andere wichtige Gruppe, die an intra- und internen Proteinquervernetzungen beteiligt ist, umfasst die Thiolgruppen. Die nachweisbare lineare Abnahme an freien Thiolgruppen der Aminosäuren kann als Indikator für eine Zunahme von Disulfidbrücken gewertet werden (Marshall et al. 1998). Diese Art der Quervernetzung kann sowohl zwischen Strukturfasern als auch zwischen Strukturproteinen und diffundierenden Proteinen auftreten. Das kumulative Auftreten chemischer Veränderungen der Strukturproteine und der Grundmatrix bewirkt eine reduzierte Matrixverjüngung der Bruch-Membran.

Zusätzlich zu den Veränderungen in den kollagenen Schichten der Bruch-Membran wird eine Veränderung der Zusammensetzung der extrazellulären Matrixproteine in den Basallaminae insbesondere des RPE angenommen. Immunhistoche-

mische Nachweise der Strukturproteine Kollagen IV und Laminin in den Basallaminae zeigen mit zunehmenden Alter eine regressive Anfärbbarkeit, die in der RPE-Basallamina stärker ausgeprägt ist als in der Basallamina des Endothels der Choriokapillaris (Pauleikhoff et al. 2000). Da die Basallamina ultrastrukturell intakt erscheint, wird auch hier eine erhöhte Quervernetzung angenommen, die eine Antigenmaskierung begründen kann.

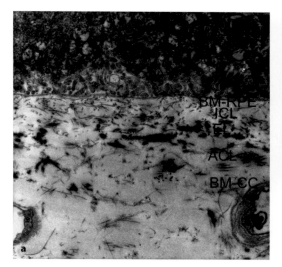
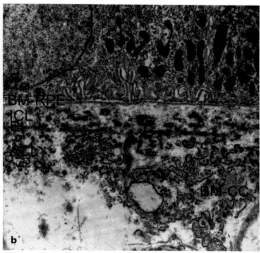

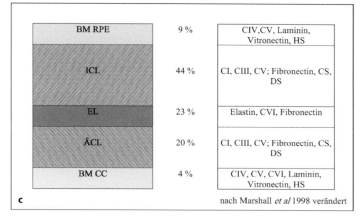

BM RPE	9 %	CIV, CV, Laminin, Vitronectin, HS
ICL	44 %	CI, CIII, CV; Fibronectin, CS, DS
EL	23 %	Elastin, CVI, Fibronectin
ÄCL	20 %	CI, CIII, CV; Fibronectin, CS, DS
BM CC	4 %	CIV, CV, CVI, Laminin, Vitronectin, HS

c   nach Marshall *et al* 1998 verändert

◨ **Abb. 4.1.a–c** Darstellung der Bruch-Membran. a Transmissionselektronenmikroskopische Darstellung der BM eines 3-jährigen Hornhautspenders, b transmissionselektronenmikroskopische Darstellung der BM eines 62-jährigen Hornhautspenders, c schematischer Aufbau der BM mit Angabe der Dickenverteilung der einzelnen Schichten sowie ihrer Zusammensetzung. *BM RPE* Basallamina des retinalen Pigmentepithels, *ICL* innere kollagene Schicht, *EL* elastische Schicht, *ÄCL* äußere kollagene Schicht, *BM CC* Basallamina der Choriokapillaris, *CI* Kollagen Typ I, *CIII* Kollagen Typ III, *CIV* Kollagen Typ IV, *CV* Kollagen Typ V, *CVI* Kollagen Typ VI, *CS* Keratansulfat, *DS* Dermatansulfat, *HS* Heparansulfat

Diese strukturellen Veränderungen führen im Laufe des Lebens zu einer abnehmenden Hydrokonduktivität, d. h. der Fähigkeit, Flüssigkeiten passieren zu lassen (Marshall et al. 1998; Moore et al. 1995; Starita et al. 1996). Der Hauptwiderstandsort entwickelt sich in der inneren kollagenen Schicht. Dies ist zum einen in den ersten Lebensdekaden auf eine Reduktion der Größe und der Anzahl der Poren zurückzuführen, die durch die netzartige Anordnung der kollagenen Fasern gebildet werden (Starita et al. 1996, 1997; Marshall et al. 1998). Hierdurch können größere Proteine und Lipide die Bruch-Membran zunehmend schlechter passieren und akkumulieren in den verschiedenen Schichten der Bruch-Membran. Die ab der 5. Lebensdekade beobachtete exponentiell weiter fortschreitende Abnahme der Wasserdurchlässigkeit der Bruch-Membran wird durch die nachgewiesene ebenfalls exponentielle Zunahme der Menge der abgelagerten Lipide erklärt (Marshall et al. 1998; Holz et al. 1994; Pauleikhoff et al. 1990b, 1992, 1994, 2000).

Diese Lipide konnten als Phospholipide und neutrale Lipide identifiziert werden, deren Akkumulation mit der 4. Lebensdekade einsetzt und mit zunehmendem Alter exponentiell steigt (Pauleikhoff et al. 1990c; Sheraidah et al. 1993; Holz et al. 1994; Curcio et al. 2001). Zusätzlich zur generellen Lipidakkumulation konnte eine individuelle Spezifität der Lipidzusammensetzung beobachtet werden (Pauleikhoff et al. 1990c). Insbesondere konnten Unterschiede im Verhältnis von polaren Phospholipiden zu apolaren neutralen Lipiden beschrieben werden (Pauleikhoff et al. 1990c, 1992, 2000; Sheraidah et al. 1993). Hingegen zeigte die Fettsäurenzusammensetzung in den verschiedenen Lipidklassen keine großen Unterschiede (Pauleikhoff et al. 1994). Bei der Untersuchung peroxidierter Lipide konnte prozentual eine signifikante Zunahme in der Bruch-Membran mit zunehmendem Alter festgestellt werden. Diese peroxidierten Lipide stammen von langkettigen ungesättigten Fettsäuren, nämlich Docosahexaensäure und Linolensäure (Octadecatriensäure), die normalerweise in Photorezeptoraußensegmenten zu finden sind (Spaide et al. 1999). Diese Veränderungen der strukturellen, biochemischen und biophysikalischen Eigenschaften der Bruch-Membran mögen normale Alterungsprozesse widerspiegeln (Capon et al. 1989; Fisher 1982; Foulds 1976; Martinez et al. 1982; Okubo et al. 1999; Pauleikhoff 1990b). Weitere morphologische Studien zeigen jedoch, dass es innerhalb dieser kontinuierlichen Altersveränderungen eine große Variationsbreite in der Bevölkerung gibt (Okubo et al. 1999; Pauleikhoff et al. 1990b). Obwohl die Veränderungen im RPE und der Bruch-Membran mit dem Alter zunehmen und es eine direkte Korrelation dieser Veränderungen gibt, tritt eine konstante Variation innerhalb der Altersgruppen und zwischen Geweben gleichen Alters auf (Okubo et al. 1999). Es scheint, dass das Altern der Makula möglicherweise eine Prozess ist, der quantitativ und qualitativ innerhalb der Gesellschaft variiert, und ein Visusverlust nur Individuen mit den schwersten Veränderungen betrifft.

4.1.3 Ablagerungen in der Bruch-Membran, Drusen

Die ersten ophthalmoskopisch sichtbaren Veränderungen einer frühen AMD sind runde, scharf begrenzte oder konfluierende, kleinere oder größere gelbliche Ablagerungen, sog. Drusen (Müller 1856) (◘ Abb. 4.2a, b). Pigmentverschiebungen mit hyper- und hypopigmentierten Arealen auf der Ebene des retinalen Pigmentepithels weisen ebenso auf eine frühe AMD hin. Diese ophthalmoskopisch sichtbaren Veränderungen sind auf über den normalen Alterungsprozess hinausgehende Ablagerungen zwischen innerer kollagener Schicht und der Basallamina des retinalen Pigmentepithel zurückzuführen.

Histologisch sind Drusen bei Personen, die älter als 65 Jahre sind, sehr häufig zu sehen (Coffey u. Brownstein 1986). Klinisch-ophthalmoskopisch finden sie sich bei 15–30 % aller Untersuchten. Die Anzahl, die Größe, das Konfluenzverhalten und die angiographische Anfärbbarkeit der Drusen zeigen individuell große Unterschiede (Bressler et al. 1988a, b). Trotz der Vielfalt im Erscheinungsbild der Drusen kann jedoch individuell eine große Konstanz und Symmetrie beobachtet werden (Barondes et al. 1990; Gass 1973). Es müssen deshalb spezifische Faktoren für die Ausbildung, Verteilung und chemische Zusammensetzung der Drusen verantwortlich sein. Eine genetische Prädisposition ist vorstellbar. Auch Umweltfaktoren können modifizierend eingreifen (Bird 1991). Auf die genetischen Einflüsse und die modifizierenden Umweltfaktoren wurde in Kap. 1 hingewiesen.

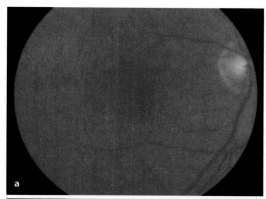

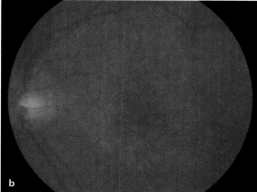

◘ Abb. 4.2.a,b Klinische Darstellung von multiplen harten (a) und weichen (b) Drusen

Histologisch lassen sich 4 verschiedene Formen von Ablagerungen unterscheiden (◘ Tabelle 4.1).

Harte Drusen sind ophthalmoskopisch als gelbliche runde, scharf begrenzte Ablagerungen sichtbar (s. ◘ Abb. 4.2a). Sie sind aus hyalinem Material und zwischen der inneren kollagenen Schicht und der Basallamina des RPE lokalisiert (◘ Abb. 4.3a, ◘ Abb. 4.4a).

Bei den unter dem Begriff diffuse Drusen zusammengefassten weichen Drusen (s. ◘ Abb. 4.3b) und basal linear deposits handelt es sich ebenfalls um Ablagerungen zwischen innerer kollagener Schicht und Basallamina des RPE. Sie unterscheiden sich von den harten Drusen jedoch durch ihre granuläre, amorphe, vesikuläre Zusammensetzung (s. ◘ Abb. 4.4b). Weiche Drusen haben eine breite Basis und eine flächige Ausdehnung, die klinisch als gelbliche runde Herde mit unscharfen häufig konfluierenden Grenzen sichtbar werden. Basal linear deposits weisen eine dünnere flächige Ausdehnung auf und sind klinisch nicht direkt sichtbar (s. ◘ Abb. 4.3c). Eine verzögerte angiographische Füllung der Choriokapillaris kann ein indirekter Hinweis auf basal linear deposits sein (Pauleikhoff et al. 1990a, 1992; Ramrattan et al. 1994; Chen et al. 1992).

◘ Tabelle 4.1. Bezeichnungen der Ablagerungen nach Erscheinungsbild und Lokalisation. (Mod. nach Marshall et al. 1998; Curcio et al. 1999)

1.Überbegriff	Überbegriff	Bezeichnung	Lokalisation	Histologische Erscheinung (LM)	Klinische Erscheinung
	Noduläre Drusen	Harte Drusen	Zwischen ICL und RPE-Basallamina	Hyalin	Gelblich, rund, scharf begrenzt
Diffuse Deposits, diffuse Ablagerungen	Diffuse Drusen	Weiche Drusen	Zwischen ICL und RPE-Basallamina	Granulär	Größere gelbliche Herde, unscharfe häufig konfluierende Grenzen
		Basal linear deposits	Zwischen ICL und RPE-Basallamina	Granulär	Nicht sichtbar
	–	Basal laminar deposits	Zwischen RPE-Basallamina und RPE-Zytoplasmembran	Bürstenartig	Nicht sichtbar

4

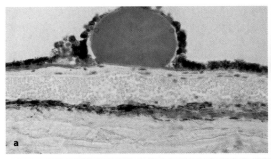
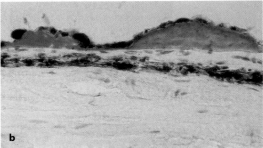
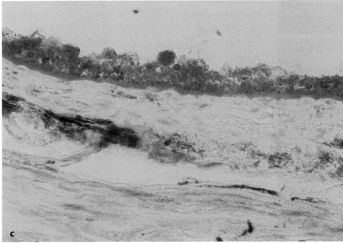

◘ Abb. 4.3.a–c Histologische Darstellung von harten (a), weichen (b) und flächigen Drusen (c) (Oil red O 400fach)

Neben diesen strukturellen Unterschieden haben Drusen genau wie die umgebende Bruch-Membran stets eine unterschiedliche chemische Zusammensetzung der in ihnen abgelagerten Lipide (Capon et al. 1989; Farkas 1971; Holz et al. 1994; Loeffler u. Lee 1986) (◘ Abb. 4.5a–d). Hier überwiegen bei einigen Drusen neutrale Lipide, während bei anderen v. a. Phospholipide nachweisbar sind (Holz et al. 1994; Pauleikhoff et al. 1990a, 1992; Sheraidah et al. 1993). Die neutralen Lipide sind wasserunlöslich (hydrophob). Im Gegensatz hierzu sind Phospholipide polar gebaute, hydrophile Moleküle. Bei der Färbung der Drusen mit Fluoreszein sind diese chemischen Merkmale wiederzufinden (Pauleikhoff et al. 1992). Fluoreszein ist ein polar gebautes, wasserlösliches Molekül. Nur Drusen, die reich an Phospholipiden sind, färben sich mit diesem Farbstoff an. Dagegen nehmen Drusen, die neutrale Lipide enthalten, Fluorezein nicht auf.

Von den genannten Drusen abzugrenzen sind basal laminar deposits. Ophthalmoskopisch nicht sichtbar, handelt es sich um amorphe flächige Ablagerungen zwischen der Basallamina und der Zytoplasmamembran des RPE. Lichtmikroskopisch sind sie als bürstenförmige Strukturen sichtbar.

Die Erscheinung dieser Ablagerungen hat zu einigen Konflikten zwischen den Autoren geführt. Einige nehmen an, dass es sich um Ablagerungen des normalen Alterns handelt, andere hingegen behaupten, dass sie ausschließlich in AMD betroffenen Augen auftreten. Diese Ablagerungen wurden zuerst von Sarks (1976) als eine Ansammlung amorphen Materials beschrieben. Die größte Aufmerksamkeit wurde streifig erscheinenden Bestandteilen der basal laminar deposits geschenkt. Hierbei wird weitgehend angenommen, dass es sich um Kollagenderivate handelt, weshalb sie als „fibrous" oder „long spaced collagen" (LSC) bezeichnet wurden (Campochiaro et al. 1986; Green u. Enger 1993; Kliffen et al. 1994; Loeffler u. Lee 1986; Sarks et al. 1988). Eine Studie wies Kollagen VI in den LSC nach, doch folgende Untersuchungen

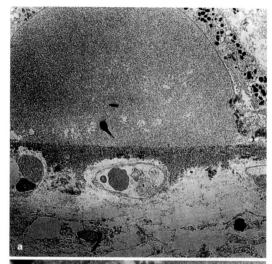

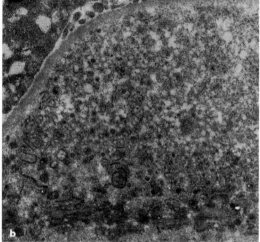

☐ **Abb. 4.4.a,b** Transmissionselektronische Darstellung von harten (**a**) und weichen (**b**) Drusen

„Kollagen-turn-overs" handelt (Guymer et al. 1998). LSC zeigen nur eine schwache Anfärbbarkeit für Basallaminakomponenten. Darüber hinaus enthalten LSC Kohlehydrate, die sich nicht in Laminin oder Kollagen IV finden (Kliffen et al. 1994). So wird angenommen, dass sich LSC durch direkte Polymerisation von Basallaminamaterial bilden und so die Antigenizität im Polymer verloren geht (Loeffler u. Lee 1986; van der Schaft et al. 1991, 1994). Die vermutete Assoziation zwischen LSC und Basallamina ist jedoch ungewiss.

Insgesamt besteht der Hauptanteil der basal laminar deposits (BLD) aus Kohlehydratstrukturen (Mullins et al. 1997), häufig als Teil von Glykoproteinen, die sich von der Kohlehydratstruktur des Laminin und Kollagen IV unterscheiden (Kliffen et al. 1994, 1996). Weiterhin können die Glykosaminoglycane Chondroitinsulfat und Heparansulfat in BLDs nachgewiesen werden, wobei nur in AMD-betroffenen Augen Heparansulfat in BLDs nachgewiesen werden konnte (Kliffen et al. 1996).

Es bestehen 2 grundlegende Hypothesen über den Ursprung der Drusenbestandteile: Entweder stammen sie vom RPE ab oder entstammen dem Blutfluss der Choriokapillaris. Die Hypothese, dass Drusenbestandteile dem RPE entstammen, beruht auf der Vorstellung, dass alle Abfallprodukte aus dem Stoffwechsel des RPE basal ausgeschieden werden und dem effektiven Flüssigkeitsstrom von der Retina zur Choriokapillaris folgend durch die Bruch-Membran hindurch zur Choriokapillaris transportiert werden. Die durchgeführten Lipidnachweise lassen einen RPE-Ursprung für möglich erscheinen (Sheraidah et al. 1993). In dieser Hypothese werden degenerative Veränderungen des RPE als ursächlich angesehen, die dann zur Drusenformation führen (Burns 1980; Hogan 1965; Green et al. 1985; Ishibashi et al. 1986a, b).

Die Hypothese des Ursprungs der Ablagerungen in der Bruch-Membran aus der Aderhaut wird zum einen durch histologisch-biochemische Analysen der Lipidzusammensetzung der vesikulären Bestandteile der Ablagerungen gestützt, in denen cholesterinhaltige Substanzen ähnlich den Veränderungen bei der Arteriosklerose gefunden wurden (Curcio et al. 2001). Zum anderen wird dies noch durch tierexperimentelle Versuche gestützt, die belegen, dass mit der Nahrung aufgenommene Lipide in der Bruch-Membran abgelagert werden können (Curcio et al. 2001). Auch sprechen die Lage der RPE-Basallamina oberhalb der Drusen und die

konnten dies nicht bestätigen. Weiterhin lässt sich keine der bekannten Kollagene in den LSC nachweisen. So nehmen einige Autoren an, dass es keinen Anhaltspunkt für die Annahme eines Kollagenderivates gibt (Marshall et al. 1994). LSC sind Hauptbestandteil der basal laminar deposits, doch sind sie auch im äußersten Aspekt der Bruch-Membran zwischen Zytoplasmamembran und Basallamina der Choriokapillaris zu finden. Da LSC auch im jungen Auge in der äußeren kollagenen Schicht nachweisbar sind, wird auch angenommen, dass es sich um ein Produkt des ständigen

bei nodulären Drusen ballonförmige Gestalt für einen Ursprung aus der Choriokapillaris.

Schließlich kann ebenso angenommen werden, dass die beobachteten Ablagerungen sowohl aus der Aderhaut als auch aus einem insuffizienten RPE-Metabolismus stammen und die individuelle Komposition der Ablagerungen das Resultat unterschiedlicher Variationen im Zusammenspiel dieser Altersveränderungen ist.

Bei der Frage nach dem Ursprung der BLDs zwischen RPE-Zytoplasmamembran und RPE-Basallamina überwiegt die Vorstellung eines Ursprungs aus dem RPE (Green u. Enger 1993; Kliffen et al. 1994; Marshall et al. 1994; van der Schaft et al.

1991, 1994). Da ähnliche Ablagerungen auch in anderen Geweben gefunden werden, wird ihnen jedoch keine RPE-Spezifität zugeschrieben (Mullins et al. 2000, 2001). Dennoch besteht eine strenge Assoziation zwischen basalen Ablagerungen und choroidaler Neovaskularisation, Narbenbildung und Sehverlust. Deshalb gelten BLDs als wichtige Indikatoren für eine fortschreitende AMD.

Drusen beeinträchtigen das Sehvermögen nur in geringem Maße. Sie müssen jedoch als Vorstufen der Entstehung einer späten altersabhängigen Makuladegeneration angesehen werden (Sarks et al. 1980). Sie werden deshalb als Charakteristika einer frühen AMD aufgefasst. Bei der Entwicklung ei-

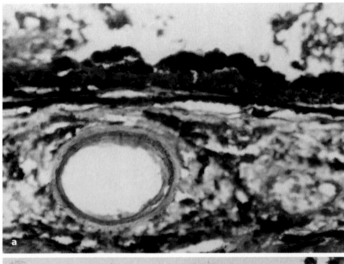

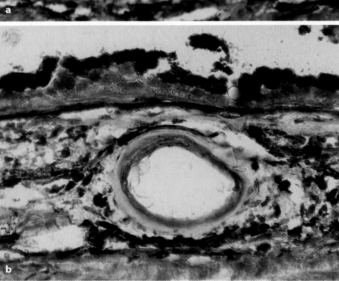

◻ **Abb. 4.5.a,b** Histochemische Differenzierung flächiger Drusen. Konsekutive Schnitte (400fach) flächiger Drusen mit überwiegender Ablagerung von Phospholipiden (a) bzw. von neutralen Lipiden (b). Färbeverhalten (b) mit Sudan black zur generellen Lipidanfärbung, (d) mit Aceton-Sudan black B zur selektiven Darstellung von Phospholipiden und (a) und (c) mit Oil red O zur selektiven Darstellung neutraler Lipide

ner späten AMD kommt es zur Ausbildung verschiedener Formen. Hierbei wird die geographische Atrophie des retinalen Pigmentepithels von der choroidalen Neovaskularisation und der serösen Pigmentepithelabhebung unterschieden (◘ Abb. 4.6).

4.2 Choroidale Neovaskularisation

❗ Choroidale Neovaskularisationen sind charakterisiert durch die Einsprossung von Aderhautkapillaren durch die Bruch-Membran unter das

RPE. Entzündungsähnliche Veränderungen in der Bruch-Membran sowie eine Diffusionsänderung in der Bruch-Membran für Wachstumsfaktoren werden pathogenetisch als ursächlich angesehen. Die Kapillareinsprossungen sind umgeben von bindegewebigen Strukturen und rufen verschiedene Reaktionen des darüberliegenden RPE hervor. Dieses kann proliferieren und einen wachstumsbegrenzenden Effekt haben oder dekompensieren. Hieraus ergeben sich die verschiedenen klinischen Manifestationsformen der choroidalen Neovaskularisation. Eine disziforme Narbe entsteht als Spätstadium.

◘ Abb. 4.5.c–d

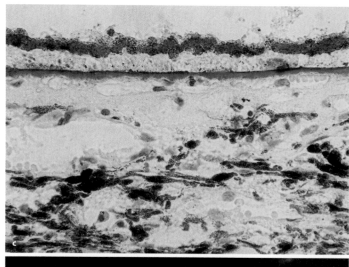
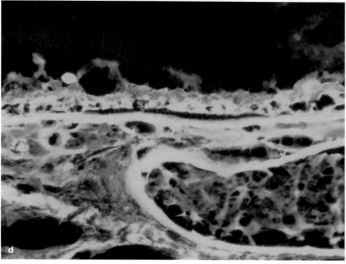

4

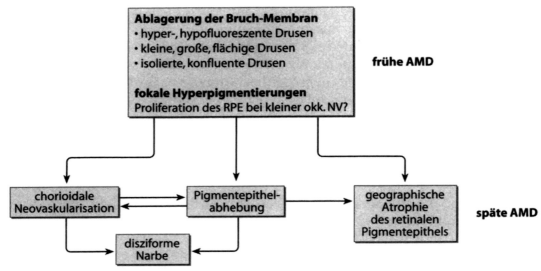

Ablagerung der Bruch-Membran
• hyper-, hypofluoreszente Drusen
• kleine, große, flächige Drusen
• isolierte, konfluente Drusen

frühe AMD

fokale Hyperpigmentierungen
Proliferation des RPE bei kleiner okk. NV?

chorioidale
Neovaskularisation

Pigmentepithel-
abhebung

geographische
Atrophie
des retinalen
Pigmentepithels

späte AMD

disziforme
Narbe

◻ **Abb. 4.6.** Schematische Differenzierung der Erscheinungsformen der frühen und späten altersabhängigen Makuladegeneration

Die Ausbildung fibrovaskulärer Membranen unter dem retinalen Pigmentepithel und der Netzhaut führt am häufigsten zu einem Verlust des zentralen Sehvermögens (Bressler et al. 1988b; Gass 1967, 1973). Etwa 80–85 % der Patienten, die die Lesefähigkeit durch die altersabhängige Makuladegeneration verlieren, leiden an dieser Komplikation. Histologisch erfolgt zunächst ein Einwachsen kleiner Kapillaren durch die Bruch-Membran unter das retinale Pigmentepithel (◻ Abb. 4.7). Dort wachsen sie weiter und differenzieren sich in Arteriolen und Venolen. Da sie von fibrösem Gewebe umgeben sind, ergibt sich schließlich eine fibrovaskuläre Membran. Diese provoziert ihrerseits Reaktionen des retinalen Pigmentepithels. Es proliferiert und umgibt die neugebildeten Gefäße (Miller et al. 1986b). Sie können abgeschottet und vorübergehend oder für immer inaktiviert werden. Doch kann das Pigmentepithel auch dekompensieren, sodass sich die wuchernden Gefäße ungehindert im subretinalen Raum ausbreiten können. Die Kombination der verschiedenen Ereignisse erklärt das variationsreiche, klinische Bild der choroidalen Neovaskularisationen und den sehr unterschiedlichen individuellen Verlauf. Einige choroidale Neovaskularisationen bleiben über lange Zeit unverändert und zeigen keine wesentliche Fluoreszeinleckage im angiographischen Bild. Sie sind teilweise sogar nur histologisch zu entdecken und werden

deshalb auch als okkulte choroidale Neovaskularisationen bezeichnet (Soubrane et al. 1990). Andere fibrovaskuläre Membranen sind durch ein rasch fortschreitendes Wachstum gekennzeichnet mit subpigmentepithelialen und subretinalen Exsudationen und Blutungen. In diesen Fällen erfolgt unter Ausbildung einer fibrösen, disziformen Narbe der Verlust des zentralen Sehvermögens (Bressler et al. 1988b).

Die Fluoreszenzangiographie ermöglicht eine klinische Differenzierung der choroidalen Neovaskularisation. Es werden klassische von okkulten choroidalen Neovaskularisationen unterschieden. Gefäßmembranen werden als klassisch bezeichnet, wenn die CNV im frühen Stadium der Fluoreszenzangiographie (FAG) ein gut abgrenzbares Gebiet der Hyperfluoreszenz aufweist, aus dem es im weiteren Verlauf der Angiographie zu einem diffusen Farbstoffaustritt (Leckage) kommt. Das histologische Korrelat besteht aus einer fibrovaskulären Gefäßmembran, die durch das retinale Pigmentepithel unter die Netzhaut vorgewachsen ist (Hermans et al. 2002; Grossniklaus u. Gass 1998; Lafaut et al. 2001) (◻ Abb. 4.8a, b). Zeigt sich im Fluoreszenzangiogramm demgegenüber eine nur unscharf begrenzte aus unspezifischen multiplen Hyperfluoreszenzen bestehende Membran oder in den Spätaufnahmen eine diffuse Leckage unbestimmter Herkunft, werden diese Mem-

☐ **Abb. 4.7.** Schematische Darstellung der pathologischen Veränderungen bei choroidaler Neovaskularisation: Wachstumsanreiz zur Einsprossung von Aderhautkapillaren durch veränderte Konzentration von Wachstumsfaktoren und Ablagerung polarer Lipide. *IKS* innere Schicht aus kollagenen Fasern der Bruch-Membran, *ES* Schicht aus elastischen Fasern der Bruch-Membran, *ÄKS* äußere Schicht aus kollagenen Fasern der Bruch-Membran, *VEGF* „vascular endothelial growth factor"

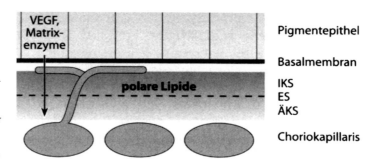

☐ **Abb. 4.8.a,b** FAG einer klassischen subretinalen CNV mit gut abgrenzbarer Hyperfluoreszenz. a Histologischer Querschnitt derselben Läsion (PAS, 100fach).
b Die subretinale fibroblastenreiche Neovaskularisationsmembran ist von RPE-Zellen gesäumt. *Stern* fibrozytenreiches Neovaskularisationsgewebe, *Pfeil* Gefäßneubildung, *offener Pfeil* retinales Pigmentepithel

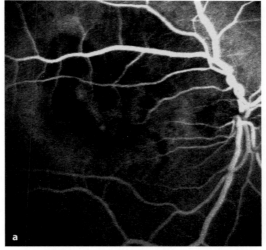

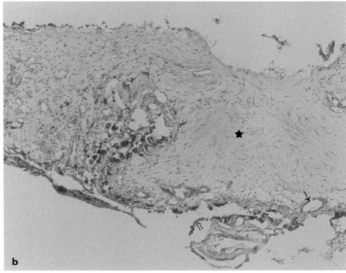

branen als okkulte choroidale Neovaskularisationen bezeichnet (Bressler et al. 1987; Macular Photocoagulation Study Group 1991). Die histologische Untersuchung dieses Typs zeigt eine subpigmentepitheliale fibrovaskuläre Membran, die durch die äußeren Schichten der Bruch-Membran unter das retinale Pigmentepithel eingewachsen ist (Hermans et al. 2002; Lafaut et al. 2001) (❑ Abb. 4.9a, b).

Histologische Untersuchungen an Post-mortem-Augen mit exsudativer AMD und operativ exzidierten CNV-Membranen zeigen, dass nur in wenigen Fällen die fibrovaskuläre Gefäßmembran rein subretinal wächst. Sehr viel häufiger kommt es zur Ausprägung einer fibrovaskulären Gefäßmembran mit subpigmentepithelialen und subretinalen Anteilen (Hermans et al. 2002; Lafaut et al. 2001; Grossniklaus u. Gass 1998). Diese Beobachtungen sprechen dafür, dass die choroidale Neovaskularisation in der AMD mit dem Einwachsen einer subpigmentepithelialen fibrovaskulären Membran beginnt. Im weiteren Verlauf kann das native RPE durchwachsen und ein subretinaler Anteil ausgebildet werden. Die Zusammensetzung einer CNV zeigt immer fibrovaskuläres Gewebe, bestehend aus Fibrozyten und evtl. Blutungen, wobei vaskulä-

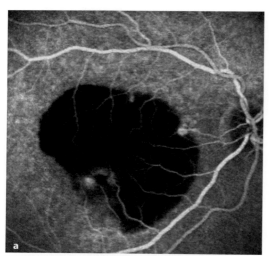

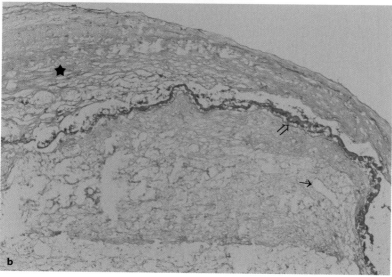

❑ **Abb. 4.9.a,b** FAG einer großflächigen subretinalen Blutung mit unscharf begrenzter Hyperfluoreszenz am unteren Rand. Okkulte CNV mit großer Blutung (a). Histologischer Querschnitt derselben Läsion (b) (PAS, 100fach). Neben einem ausgedehnten subpigmentepithelialen Anteil ist auch subretinal fibroblastenreiches Gewebe sichtbar (*Stern*), in dem Gefäßneubildungen erkennbar sind (*Pfeil*). Das RPE ist basal mit kräftig ausgebildeten diffusen Ablagerungen assoziiert (*offener Pfeil*)

res Endothel und RPE die Hauptkomponenten der zellulären Anteile der choroidalen Neovaskularisation ausmachen (Spraul et al. 1998). Als nichtzellulärer Bestandteil können in fast allen Fällen BLDs beobachtet werden (Hermans et al. 2002). Aufgrund dieser sehr spezifischen Assoziation von diffusen subpigmentepithelialen Ablagerungen und dem Vorhandensein verschiedener angiographischer Typen einer choroidalen Neovaskularisation müssen diese Ablagerungen als wichtiger Faktor für die Ausbildung einer choroidalen Neovaskularisation angesehen werden (Curcio u. Millican 1999; Green et al. 1985; Grossniklaus u. Green 1998; Pauleikhoff et al. 2002; Sarks et al. 1980), während die assoziierten unterschiedlichen Lipidablagerungen und Drusen als Charakteristika der unterschiedlichen Wasserdurchlässigkeit der Bruch-Membran für die individuelle Ausprägung der exsudativen späten AMD in Richtung choroidale Neovaskularisation mit oder ohne seröse Pigmentepithelabhebung verantwortlich sind („dual pathogenetic pathway", s. Kap. 3.3) (Pauleikhoff et al. 2002).

Als pathogenetische Ursache für die Entwicklung einer choroidalen Neovaskularisation werden verschiedene Mechanismen diskutiert. Für eine Immunreaktion und hierdurch ausgelöste entzündungsähnliche Prozesse, die zur Neovaskularisation führen, sprechen die Befunde, dass vielfach Leukozyten und Makrophagen in der destruktiv veränderten Bruch-Membran nachgewiesen werden konnten (Archer u. Gardiner 1981a, b; Dastgheib u. Green 1994; Grossniklaus et al. 1994; Killingworth et al. 1990; Penfold et al. 1985). Auch der Nachweis von Makrophagen (Killingworth et al. 1990; Penfold et al. 1985) und von Bestandteilen des Komplementsystems in Drusen stützen die Hypothese einer Immunantwort (Mullins et al. 2001). Schon in den frühen Stadien der AMD sind Veränderungen der Mikroglia in der Retina nachweisbar, die ebenfalls als antigenpräsentierende Zellen fungieren können. Zytokine (lösliche Botenstoffe), die die Immunantwort und die Expression von Wachstumsfaktoren modulieren können, sind ebenfalls nachgewiesen worden (Penfold et al. 1997, 2001). Ob schon allein eine Hypoxie die Mikroglia der Retina stimuliert, ist nicht geklärt. Als Auslöser einer Immunantwort in der Bruch-Membran kommen auch die sogenannten „advanced glycation end products" (AGE) in Frage. Diese durch reduzierende Zucker hervorgerufene Glykosilierung und Oxi-

dation von Proteinen und Lipiden ist von Geweben bekannt, in denen Proteine und Lipide eine langsame Turn-over-Rate zeigen. Nach der Einsprossung der choroidalen Kapillaren unter und durch das retinale Pigmentepithel folgt eine Differenzierung zu einer Art Granulationsgewebe. Dieser Vorgang endet mit Narbenbildung (disziforme Narbe) und dem Untergang der darüberliegenden Netzhaut (Bressler et al. 1988a; Gass 1967; 1973, Junius u. Kuhnt 1926; Sarks 1976).

Auch Phospholipide selbst oder andere mit ihnen assoziierte chemische Substanzen kommen als Auslöser einer entzündungsähnlichen Reaktion in Frage (Pauleikhoff et al. 1990c, 1992). Angeschuldigt werden v. a. Abbauprodukte der Arachidonsäure (sog. „eicosanoids"). Aus dieser langkettigen, ungesättigten Fettsäure kann Prostaglandin entstehen, das als entzündungsinduzierender Faktor bekannt ist. Aber auch die dramatische Destruktion der Ultrastruktur der Bruch-Membran selbst kann entzündungsauslösend sein (Feeney-Burns u. Ellersieck 1985; Killingworth et al. 1990; Loeffler u. Lee 1986). Zudem kommt es mit zunehmendem Alter zur progredienten Bildung und Ablagerung von peroxidierten Lipiden und anderen oxidativ geschädigten Substanzen. Es kann eine direkte Induktion des Kapillarwachstums durch peroxidierte Lipide und andere oxidativ geschädigte Abbauprodukte des Fettsäurenmetabolismus postuliert werden (Spaide et al. 1999), wie sie im Tiermodell bei beleuchtungsbedingten Netzhautschäden gefunden wurden (Hao et al. 2002).

Als weitere mögliche Ursache für diese Kapillareinsprossungen wird auch die veränderte Permeabilität im Bereich der Bruch-Membran durch die abgelagerten Lipide angesehen (Abb. 4.10) (Bird u. Marshall 1986; Bird 1991, 1993; Capon et al. 1989; Holz et al. 1994; Moore et al. 1995; Pauleikhoff et al. 1990c, 1992). Hierdurch kommt es zu einer Änderung der Diffusion der von den Pigmentepithelzellen gebildeten Wachstumsfaktoren (Moore et al. 1995). Diese werden normalerweise von den Zellen basal ausgeschieden und sind für die normale Struktur der Aderhautkapillaren zuständig. Eine verminderte Durchlässigkeit der Bruch-Membran für diese Faktoren führt zu einer Regression der Aderhautkapillaren. Die konsekutive Hypoxie sowie die lipofuszinabhängigen Veränderungen im pigmentepithelialen Stoffwechsel (Delori et al. 1995; Dorey et al. 1989) führen zu einer vermehrten Produktion von Wachstumsfaktoren (u. a. vascular

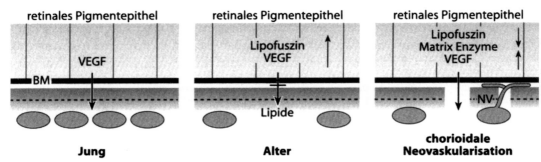

❏ **Abb. 4.10.** Schematische Darstellung der Pathogenese choroidaler Neovaskularisationen. Durch Anstieg der Lipidablagerungen in der BM verminderte Konzentration von Wachstumsfaktoren (VEGF) zur Aufrechterhaltung der normalen Choriokapillarisstruktur; Regression der Kapillaren mit relativer Hypoxie des RPE; konsekutiv vermehrte Produktion von Wachstumsfaktoren und Matrixenzymen mit Einsprossungsanreiz für Aderhautkapillaren (*NV*); *VEGF* „vascular endothelial growth factor", *BM* Bruch-Membran, *NV* Neovaskularisation

endothelial growth factor, VEGF). In Kombination mit der veränderten Synthese/Degradation von Matrixmolekülen führt die vermehrte Produktion dieser Wachstumsfaktoren zu einem Einsprossungsreiz für die Aderhautkapillaren (s. Abb. 4.10).

Zahlreiche Fragen zur Entstehung choroidaler Neovaskularisationen sind noch offen. Es ist ungeklärt, warum eine Prädilektion für die Makula besteht. Zwar werden sie auch in der Fundusperipherie beobachtet, doch sind das Ausnahmen. Sie entstehen in der Regel am hinteren Funduspol und wachsen auf die Fovea zu (Bressler et al. 1988b). Als Ursache für dieses Phänomen können höhere Konzentrationen an Wachstumsfaktoren in der zentralen Netzhaut angenommen werden oder eine bevorzugte Schädigung der zentralen Pigmentepithelzellen (Marshall 1987). Da die Photorezeptoren in der Netzhautmitte besonders dicht gepackt sind, fällt in diesem Gewebe besonders viel abzubauendes Material an. Entsprechend ist die altersbedingte Ansammlung von Lipofuszingranula in den Pigmentepithelzellen hier am höchsten. Die Verdickung der Bruch-Membran ist unter der Makula am deutlichsten (Feeney-Burns u. Ellersieck 1985; Killingworth et al. 1990), und Drusen finden sich vorwiegend am hinteren Funduspol (Green et al. 1985; Sarks 1976). Während eine mit dem Alter zunehmende Kalzifizierung der elastischen Fasern in der gesamten Bruch-Membran beobachtet werden kann, kommt es insbesondere im Bereich der Makula zu Brüchen der kalzifizierten elastischen Fasern. Dieser Umstand mag ebenso ein für die Neovaskularisation begünstigender Faktor

sein (Spraul et al. 1998). Somit erfolgen die Altersveränderungen der Netzhaut und des retinalen Pigmentepithels in der Makula am ausgeprägtesten und können so das primäre Auftreten einer choroidalen Neovaskularisation dort am ehesten erklären.

4.3 Abhebung des retinalen Pigmentepithels

❶ Pigmentepithelabhebungen sind histologisch als Aufspaltung der Bruch-Membran zwischen der Basallamina des retinalen Pigmentepithels und der inneren kollagenen Schicht der Bruch-Membran charakterisiert. In diesem Raum kommt es zur Ansammlung seröser Flüssigkeit durch die Reduktion der Wasserdurchlässigkeit der äußeren Schichten der Bruch-Membran. Sie können mit der Einsprossung von choroidalen Neovaskularisationen kombiniert sein. Ein Einriss des retinalen Pigmentepithels, eine geographische Atrophie des RPE oder eine disziforme Narbe charakterisieren als Spätstadium.

Wenn die fibrovaskuläre Membran rein subpigmentepithelial wächst, ohne das RPE zu penetrieren, führt die eintretende Flüssigkeitsansammlung zwischen CNV und RPE zur Abhebung des retinalen Pigmentepithels. Im Falle dieses strikt subpigmentepithlialen Wachstums einer CNV mit oder ohne Flüssigkeitsansammlung treten erhebliche

Zugspannungen im retinalen Pigmentepithel auf, die letztlich zu einem Einriss des Epithelverbandes führen. Die Histologie zeigt das eingerissene RPE als zusammengefaltetes Band an den Seiten der nun freiliegenden CNV. In diesem Fall, wie auch beim Durchwachsen des nativen RPE im Rahmen der klassischen CNV, wird damit die Blut-Retina-Schranke zerstört, infolge dessen die äußere Retina zugrunde geht. Auftretende Blutungen und Exsudationen führen letztlich zur Bildung einer fibrotischen Narbe.

Pigmentepithelabhebungen machen ca. 15 % der exsudativen späten altersabhängigen Makuladegeneration aus. Sie entstehen morphologisch durch eine Spaltung der Bruch-Membran. Das Pigmentepithel löst sich mitsamt seiner Basallamina zusammen mit assoziierten BLDs von den restlichen Schichten der Bruch-Membran ab (Green et al. 1985). Der Zwischenraum ist mit seröser Flüssigkeit gefüllt. Pigmentepithelabhebungen und weiche Drusen sind morphologisch sehr ähnlich. Offenbar besteht ein fließender Übergang zwischen beiden Veränderungen. Konfluieren weiche Drusen, bildet sich eine nichtvaskularisierte Pigmentepithelabhebung (■ Abb. 4.11.) Klinisch imponiert sie als runde oder ovale, leicht gewölbte Erhebung, die sich angiographisch typischerweise langsam und gleichmäßig anfärbt und erst in den späten Phasen des Angiogramms nach Verblassen der choroidalen Hintergrundfluoreszenz eine deutliche Farbstoffanreicherung zeigt (Bird u. Marshall 1986; Casswell et al. 1985; Gass 1967). Im Indozyan-

ingrün-Angiogramm bleiben sie während des gesamten Untersuchung dunkel. Die visuellen Auswirkungen sind eher diskret. Die Patienten registrieren Metamorphopsien, aber der korrigierte Visus ist zunächst nur gering beeinträchtigt. Der Langzeitverlauf kann recht unterschiedlich sein (Bird u. Marshall 1986; Pauleikhoff et al. 2002; Müller et al. 2002).

Häufig zeigen sich seröse Abhebungen des retinalen Pigmentepithels mit choroidalen Neovaskularisationen assoziiert (vaskularisierte Pigmentepithelabhebung) (Bressler et al. 1988a, Pauleikhoff et al. 2002; Müller et al. 2002). Bei diesen Formen sind die choroidalen Neovaskularisationen durch die Bruch-Membran unter das retinale Pigmentepithel vorgewachsen. Sie sind im Spaltraum zwischen der Basallamina des retinalen Pigmentepithels und der inneren kollagenen Schicht der Bruch-Membran lokalisiert und werden von seröser Flüssigkeit umgeben (■ Abb. 4.12a, b).

Allerdings gibt es diese serösen Pigmentepithelabhebungen auch im Zusammenhang mit einer „idiopathic polypoidal choroidovasculopathy" (Yannuzzi et al. 1999). Ob es sich hierbei um eine spezifische Untergruppe der Pigmentepithelabhebungen bei altersabhängiger Makuladegeneration handelt (Pauleikhoff et al. 2002; Müller et al. 2002), oder ob diese Veränderungen ein eigenständiges Krankheitsbild darstellen, ist noch unklar.

Bei einigen Patienten mit Pigmentepithelabhebungen entwickelt sich am Rand der Abhebung ein Riss des retinalen Pigmentepithels. Dies kann bei

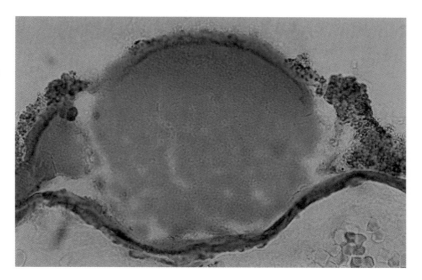

■ **Abb. 4.11.** Histologie der Pigmentepithelabhebungen: Spaltung der inneren Schicht der Bruch-Membran mit Einlagerung seröser lipidhaltiger Flüssigkeit (Oil red O, 250fach)

ca. 10 % der Patienten mit serösen Pigmentepithelabhebungen beobachtet werden und findet sich meist bei Patienten mit großvolumigen Pigmentepithelabhebungen (Chuang u. Bird 1988; Spital et al. 2000; Pauleikhoff et al. 2002). Durch Retraktion der Ränder wird die Choriokapillaris freigelegt und dem Sinnesepithel die Ernährungsbasis entzogen. Da diese Komplikation häufig mit massiven Blutungen einhergeht und in makulären Narben endet, ergibt sich oft eine erhebliche Visusminderung. In wieder anderen Fällen geht das abgehobene Pigmentepithel zu Grunde. Der seröse Erguss verschwindet, doch es entwickelt sich ein atrophisches Pigmentepithelareal mit schlechtem Sehvermögen.

Gass nahm an, dass die Flüssigkeitsansammlung zwischen der abgehobenen Basallamina der Pigmentepithelzellen und den restlichen Schichten der Bruch-Membran aus der Choriokapillaris stammt (Gass 1967) (■ Abb. 4.13.) Diese Erklärung beruht auf der fluoreszenzangiographischen Beobachtung des langsamen Einstroms von Fluoreszein aus der Aderhautzirkulation in die Pigmentepithelabhebung. Aus diesen angiographischen Befunden wurde auf einen Flüssigkeitsstrom in gleicher Richtung geschlossen, dessen Triebkraft ein höherer osmotischer Druck im subpigmentepithelialen Raum sein sollte. In experimentellen Studien wurde allerdings gezeigt, dass physiologi-

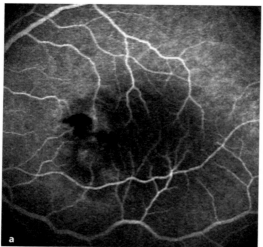

■ Abb. 4.12.a,b Vaskularisierte Pigmentepithelabhebung. a FAG: flächige Hypofluoreszenz mit hyperfluoreszenter okkulter CNV am nasalen Rand. b Histologischer Querschnitt derselben Läsion: das RPE erscheint zusammen mit basal assoziierten diffusen Ablagerungen (*offener Pfeil*) von deutlich neovaskularisiertem (*Pfeil*) fibrovaskulärem Gewebe abgehoben. Im subretinalen Raum (*Stern*) sind nach seröser Exsudation verstärkte Kollagenablagerungen sichtbar, die auf einen Wundheilungsprozess hindeuten

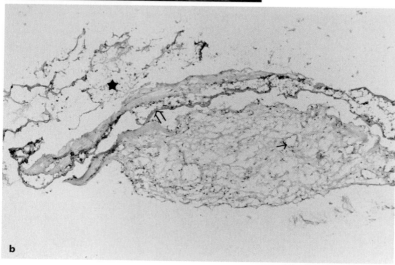

scherweise ein Flüssigkeitstransport in umgekehrter Richtung von der Netzhaut durch das Pigmentepithel und die Bruch-Membran in Richtung Aderhaut besteht (Foulds 1976; LaCour 1989; Moore et al. 1995; Steinberg u. Miller 1979). Dieser kommt durch den aktiven Ionentransport der retinalen Pigmentepithelzellen zustande. Eine alternative Hypothese für die Entstehung einer Pigmentepithelabhebung erscheint deshalb wahrscheinlicher (Bird u. Marshall 1986). Wie erwähnt, kommt es bereits in den ersten Lebensdekaden zu einem strukturellen Umbau der Bruch-Membran mit einer Reduktion der Anzahl der Poren im kollagenen Fasernetz durch zunehmende Quervernetzungen der kollagenen Fasern (Marshall et al. 1998). Ferner finden sich in den weiteren Lebensdekaden bei allen Menschen in der Bruch-Membran Ablagerungen von verschiedenen Lipiden, Proteinen und Glykoproteinen. (Capon et al. 1989; Farkas 1971; Holz et al. 1994; Loeffler u. Lee 1986; Moore et al. 1995; Pauleikhoff et al. 1990b, 1992). Bei der Lipidzusammensetzung sind immer unterschiedliche polar und apolar gebaute Lipidklassen kombiniert.

Bei einigen Menschen scheint es hierbei zu besonders massiven strukturellen Umbauvorgängen zu kommen mit einer ausgeprägten Ablagerung von apolar gebauten Strukturen. Diese Veränderungen beeinflussen die Wasserdurchlässigkeit der Bruch-Membran erheblich. Durch die Ausbildung einer mechanischen Barriere infolge der reduzierten Porenzahl und einer hydrophoben Barriere durch massiv abgelagerte apolare Lipide in der Bruch-Membran wird dem permanenten Flüssigkeitsstrom von der Netzhaut durch das Pigmentepithel in Richtung Aderhaut ein Widerstand entgegengestellt. Eine exponentiell mit dem Alter abnehmende Wasserdurchlässigkeit der Bruch-Membran ist beschrieben (Fisher 1982; Moore et al. 1995). Dies kann in Extremfällen zu einem sich selbst Hochpumpen des retinalen Pigmentepithels und einer Flüssigkeitsansammlung zwischen dem Pigmentepithel und der Bruch-Membran führen (Bird u. Marshall 1986; Bird 1991) (◘ Abb. 4.14.). Darüber hinaus können sich auch Veränderungen entwickeln, die mit der Ausbildung von BLDs einhergehen und die Induktion von choroidalen Neo-

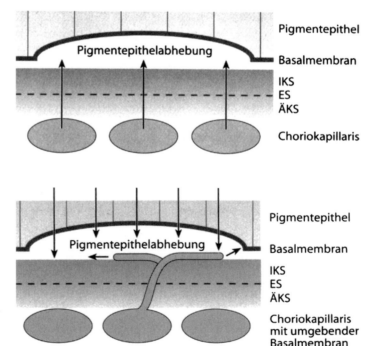

◘ **Abb. 4.13.** Schematische Darstellung der Pathogenese von Pigmentepithelabhebungen (nach Gass 1973). Eindringen von Flüssigkeit aus Aderhautkapillaren in einen Spaltraum unter dem RPE; *IKS* innere Schicht aus kollagenen Fasern der Bruch-Membran, *ES* Schicht aus elastischen Fasern der Bruch-Membran, *ÄKS* äußere Schicht aus kollagenen Fasern der Bruch-Membran

◘ **Abb. 4.14.** Schematische Darstellung der Pathogenese der avaskulären und vaskulären Pigmentepithelabhebung (nach Bird u. Marshall 1986). Ausbildung einer hydrophoben Barriere durch Lipidablagerungen in der Bruch-Membran; Kombination aus Wachstumsanreiz zur Einsprossung von Aderhautkapillaren und Widerstand gegen den gerichteten Abtransport von Flüssigkeit aus dem RPE und aus den choroidalen Neovaskularisationen; *IKS* innere Schicht aus kollagenen Fasern der Bruch-Membran, *ES* Schicht aus elastischen Fasern der Bruch-Membran, *ÄKS* äußere Schicht aus kollagenen Fasern der Bruch-Membran

vaskularisationen induzieren (s. Kap. 3.2). Trifft die Flüssigkeit aus diesen eingesprossten Aderhautkapillaren auf eine verminderte Durchlässigkeit der Bruch-Membran, führt dies ebenfalls zu einer Anhäufung von seröser Flüssigkeit unter dem retinalen Pigmentepithel. Das klinische Bild einer vaskulären Pigmentepithelabhebung entsteht (s. Abb. 4.14), wobei die BLDs mit der Induktion der choroidalen Neovaskularisationen assoziiert sind, während die Lipidablagerungen und die apolar gebauten weichen Drusen als Parameter für die Wasserdurchlässigkeit der Bruch-Membran primär für die klinische Ausprägung mit oder ohne seröse Pigmentepithelabhebung verantwortlich zu sein scheinen ("dual pathogenetic pathway") (Pauleikhoff et al. 2002). Bei einigen Patienten mit Pigmentepithelabhebungen kann sich die tangentiale Spannung im Epithelverband in den Randbereichen dieser subpigmentepithelialen Flüssigkeitsansammlungen zudem derart steigern, dass es, wie erwähnt, zu einem Einriss des retinalen Pigmentepithels kommt.

4.4 Geographische Atrophie des retinalen Pigmentepithels

❗ Die geographische Atrophie des RPE entsteht durch den flächigen Untergang von RPE-Zellen und konsekutiver Regression von Drusen der Bruch-Membran, einer Atrophie der Choriokapillaris, sowie dem Untergang der sensorischen Netzhaut. Die Dekompensation der zellulären Alterungsprozesse mit exzessiver Lipofuszinablagerung in den RPE-Zellen und nachfolgendem Zelltod wird als ursächlich angesehen. Eine langsame Progression ist charakteristisch.

Ob die neovaskuläre (feuchte) und die nichtneovaskuläre (trockene) AMD verschiedene Ätiologien haben, ist nicht geklärt. Einige Beobachtungen stützen diese Annahme, so scheint nur die trockene AMD mit einem erhöhten Blutdruck assoziiert zu sein (Hyman et al. 2000).

Die Atrophie ist charakterisiert durch die Entwicklung degenerierter RPE-Areale und degenerierter neuraler Retina, ohne dass in der Bruch-Membran Brüche oder subretinale Gefäßneubildungen auftreten. Die atrophische Form der AMD scheint das natürliche Endstadium der AMD zu sein.

Die Annäherung von Zellen zu ihren versorgenden Gefäßen ist beim Erwachsenen so reguliert, dass die Zelle eine optimale Sauerstoff- und Nährstoffversorgung besitzt. Daher ist es möglich, dass schon bei kleineren Veränderungen des Blutflusses im Bereich der Makula eine Kaskade an Signalen ausgelöst wird, die zur Neovaskularisation oder zur Degeneration führen (Penfold et al. 2001). Insbesondere Populationsstudien zeigen, dass neben dem Alter insbesondere das Rauchen ein Risikofaktor zur Ausbildung einer AMD darstellt, vornehmlich der trockenen Form. So konnte in einer experimentellen Studie gezeigt werden, dass ein reduzierter choroidaler Blutfluss in der trocknen AMD durch ein geringeres choroidales Blutvolumen verursacht werden kann.

Wie erwähnt, kommt es im Laufe des Lebens zu ausgeprägten Lipofuszinablagerungen in den Pigmentepithelzellen. Diese Ablagerungen können ein Ausmaß erreichen, das den Untergang der Zellen bewirkt. Als Folge der degenerativen Veränderungen in den Pigmentepithelzellen bilden sich zudem Drusen aus. Sie verstärken diese Schäden, da durch sie die Versorgung der Pigmentepithelzellen aus der Aderhaut erschwert wird (Young 1987). Sie können deshalb eine Dekompensation der beschriebenen degenerativen Veränderungen in den Pigmentepithelzellen herbeiführen und einen frühzeitigen pigmentepithelialen Zelltod hervorrufen. Andere Zellen in der Umgebung untergegangener Pigmentepithelzellen ändern ihr normales Verhaltensmuster und proliferieren. Das klinische Bild der geographischen Atrophie entsteht (◻ Abb. 4.15a, b) (Borges u. Tso 1988; Sarks et al. 1988; Young 1987). Untergegangene Pigmentepithelzellen hinterlassen depigmentierte Areale (Sarks et al. 1988). Die Ränder dieser atrophischen Zonen sind als Folge von Zellproliferation und Phagozytose freigesetzter Melanin- und Lipofuszingranula vermehrt pigmentiert. Aus einer anfänglichen Pigmentverschiebung entwickeln sich im weiteren Verlauf große, atrophische Gebiete. Nach der Atrophie der Pigmentepithelzellen zeigen auch die subpigmentepithelialen Ablagerungen eine Regression. Aufgrund des fehlenden Nachschubs an Debris bei gleichzeitigem Abtransport von eingelagertem Material kommt es zu einer Verkleinerung und schließlich zu einem völligen Verschwinden der Drusen in den atrophischen Arealen (Sarks et al. 1988). Auch in den Photorezeptoren über dem atrophischen Pigmentepithel zeigen sich degenerative Veränderun-

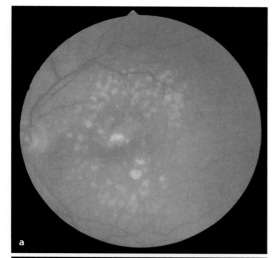

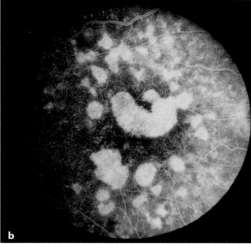

◻ Abb. 4.15.a,b Ophthalmoskopisches (a) und fluoreszenz-angiographisches Bild (b) der geographischen Atrophie des RPE bei einer 72-jährigen Patientin

gen. Einzelne Netzhautzellen gehen zu Grunde. Es entwickelt sich eine langsame Reduktion der zentralen Sehschärfe (Marshall 1987).

Literatur

Archer DB, Gardiner TA (1981a) Morphologic, fluorescein angiographic, and light microscopic features of experimental choroidal neovascularisation. Am J Ophthalmol 91:297–311

Archer DB, Gardiner TA (1981b) Electron microscopic features of experimental choroidal neovascularisation. Am J Ophthalmol 91:433–457

Barondes MJ, Pauleikhoff D, Chisholm IH, Minassian D, Bird AC (1990) Bilaterality of drusen. Br J Ophthalmol 74:180–182

Bird AC (1991) Pathogenesis of retinal pigment epithelial detachment in the elderly; the relevance of Bruch's membrane change. Eye 5:1–12

Bird AC (1993) Choroidal neovascularization in age-related macular disease. Br J Ophthalmol 77:614–615

Bird AC, Marshall J (1986) Retinal pigment epithelial detachments in the elderly. Trans Opthalmol Soc UK 105:674–682

Borges JM, Tso MOM (1988) Atrophic form of age-related macular degeneration: a clinicopathological study. Exp Ophthalmol (Coimbra) 14:41–45

Bressler NM, Bressler SB, Gragoudas ES (1987) Clinical characteristics of choroidal neovascular membranes. Arch Ophthalmol 105:209–213

Bressler NM, Bressler SB, Fine SL (1988a) Age-related macular degeneration. Surv Ophthalmol 32:375–413

Bressler NM, Bressler SB, Seddon JM, Gragoudas ES, Jacobson LP (1988b) Drusen characteristics in patients with exudative versus non-exudative age-related macular degeneration. Retina 8:109–114

Burns RP (1980) Clinico-morphologic correlations of drusen of Bruch's membrane. Trans Am Ophthalmol Soc 68:206–225

Campochiaro PA, Jerdan JA, Glaser BM (1986) The extracellular matrix of human retinal pigment epithelial cells in vivo and its synthesis in vitro. Invest Ophthalmol Vis Sci 27:1615–1621

Capon MRC, Marshall J, Krafft JI, Bird AC, Alexander RA, Hiscott PS (1989) Sorsby's fundus dystrophie: a light and elctron microscopic study. Ophthalmology 96:1769–1777

Casswell AG, Kohnen D, Bird AC (1985) Retinal pigment epithelial detachments in the elderly: classification and outcome. Br J Ophthalmol 69:397–403

Chen JC, Fitzke FW, Pauleikhoff D, Bird AC (1992) Functional loss in age-related Bruch's membrane change with choroidal perfusion defects. Invest Ophthalmol Vis Sci 33:334–340

Chuang EL, Bird AC (1988) The pathogenesis of tears of the retinal pigment epithelium. Am J Ophthalmol 105:285–290

Coffey AJH, Brownstein S (1986) The prevalence of macular drusen in post mortem eyes. Am J Ophthalmol 102:164–171

Curcio CA, Millican CL (1999) Basal linear deposit and large drusen are specific for early age-related maculopathy. Arch Ophthalmol 117:329–339

Curcio CA, Baily T, Knuth HS, Millican CL (2001) Accumulation of cholesterol with age in human Bruch's membrane. Invest Ophthalmol Vis Sci 42(1):265–274

Dastgheib K, Green RG (1994) Granulomatous reaction to Bruch's membrane in age-related macular degeneration. Arch Ophthalmol 112:813–818

4

Delori FC, Dorey CK, Staurenghi G, Arend O, Goger DG, Weiter JJ (1995) In vivo fluorescence of the ocular fundus exhibits retinal pigment epithelium lipofuscin characteristics. Invest Ophthalmol Vis Sci 36:718–729

Dorey CK, Wu G, Ebenstein D, Garsd A, Weiter JJ (1989) Cell loss in the aging retina relationship to lipofuscin accumulation and macular degeneration. Invest Ophthalmol Vis Sci 30:1691–1699

Farkas TG (1971) Drusen of the retinal pigment epithelium. Surv Ophthalmol 16:75–87

Feeney-Burns L, Ellersieck MR (1985) Age-related changes in the ultrastructure of Bruch's membrane. Am J Ophthalmol 100:686–697

Feeney-Burns L, Burns RP, Gao C-L (1990) Age-related macular changes in humans over 90 years old. Am J Ophthalmol 109:265–278

Fisher RF (1982) The water permeability of basement membrane under increasing pressure: evidence for a new theory of permeability. Proc R Soc Lond B 216:475–496

Foulds WS (1976) Clinical Significance of trans-scleral fluid transfer. Doyne memorial lecture. Trans Ophthalmol Soc UK 96:290–308

Gass JD (1973) Drusen and disciform macular detachment and degeneration. Arch Ophthalmol 90:206–217

Gass JDM (1967) Pathogenesis of disciform detachment of the neuroepithelium 3 senile disciform macular degeneration. Am J Ophthalmol 63:617–644

Green WR, Enger C (1993) Age-related macular degeneration histopathologic studies. (The 1992 Lorenz E Zimmermann Lecture). Ophthalmology 100:1519–1935

Green WR, McDonnell PJ, Yeo JH (1985) Pathologic features of senile macular degeneration. Ophthalmology 92:615–627

Grossniklaus HE, Gass JDM (1998) Clinicopathologic correlations of surgically excised type 1 and type 2 submacular choroidal neovascular membranes. Am J Ophthalmol 126:59–69

Grossniklaus HE, Green G (1998) The Submacular Surgery Trials Research Group 1998: histopathologic and ultrastructural findings of surgically excised choroidal neovascularizszation. Arch Ophthalmol 116:745–749

Grossniklaus HE, Hutchinson AK, Capone A, Woolfson J, Lambert HM (1994) Clinicopathologic features of surgically excised choroidal neovascular membranes. Ophthalmology 101:1099–1111

Guymer R, Luthert P, Bird AC (1998) Changes in Bruch's membrane and related structures with age. Prog Ret Eye Res 18(1):59–90

Handa JT, Verzijl N, Matsunaga H, Aotaki-Keen A, Lutty GA, te-Koppele JM, Miyata T, Hjelmeland LM (1999) Increase in the advanced glycation end product pentosidine in Bruch's membrane with age. Invest Ophthalmol Vis Sci 40(3):775–779

Hao W, Wenzel A, Obin MS et al. (2002) Evidence for two apoptotic pathways in light-induced retinal degeneration. Nat Genet (Sept), in press

Hermans P, Lommatzsch A, Pauleikhoff D (2002) Angiographisch-histologische Korrelation der exsudativen AMD. Ophthalmologe (in press)

Hogan MJ (1965) Symposium: macular diseases, pathogenesis: electron microscopy of Bruch's membrane. Trans Am Acad Ophthalmol Otolaryngol 69:683–690

Holz FG, Sheraidah G, Pauleikhoff D, Bird AC (1994) Analysis of lipid deposits extracted from human macular and peripheral Bruch's membrane. Arch Ophthalmol 112:402–406

Howard EW, Benton R, Ahern-Moore J, Tomasek JJ (1996) Cellular contraction of collagen lattices is inhibited by nonenzymatic glycation. Exp Cell Res 228:132

Hyman L, Schachat AP, He Q, Leske C (2000) Hypertension, cardiovascular disease, and age-related macular degeneration. Arch Ophthalmol 118:351–358

Ishibashi T, Patterson R, Ohnishi Y, Inomata H, Ryan SJ (1986a) Formation of drusen in the human eye. Am J Ophthalmol 101:342–353

Ishibashi T, Sorgente N, Patterson R, Ryan SJ (1986b) Pathogenesis of drusen in the primate. Invest Ophthalmol Vis Sci 27:84–193

Ishibashi T, Murata T, Hangai M, Nagai R, Horiuchi S, Lopez PF, Hinton DR, Ryan SJ (1998) Advanced glycation end products in age-related macular degeneration. Arch Ophthalmol 116:1629

Junius P, Kuhnt H (1926) Die scheibenförmige Entartung der Netzhautmitte. Karger, Berlin, S 132

Karwatkowski WS, Jeffries TE, Duance VC, Albon J, Bailey AJ, Easty DL (1995) Preparation of Bruch's membrane and analysis of the age-related changes in the structural collagens. B J Ophthalmol 79(10):944–952

Killingworth MC, Sarks JP, Sarks SH (1990) Macrophages related to Bruch's membrane in age-related macular degeneration. Eye 4:613–621

Kliffen M, Mooy CM, Luider TM, de Jong PTVM (1994) Analysis of carbohydrate structures in basal laminar deposit in aging human maculae. Invest Opthalmol Vis Sci 35:2901–2905

Kliffen M, Mooy CM, Luider TM, Huijmans JGM, Kerkvliet S, de Jong, PTVM (1996) Identification of glycosaminoglycans in age-related macular deposits. Arch Ophthalmol 114:1009–1014

Krishnamurti U, Rondeau E, Sraer JD, Michael AF, Tsilibary EC (1997) Alterations in human glomerular epithelial cells interacting with nonenzymatically glycosylated matrix. J Biol Chem 272:27966

LaCour M (1989) Coupled transport of Na+ and HCO3– across the retinal membrane in frog RPE. In: Zingirian M, Piccolino FC, Kugler M (eds) Retinal pigment epithelium. Ghedini Publications, Amsterdam Berkeley Milano, pp 29–32

Lafaut BA, Aisenbrey S, Vanden Broecke C, Krott R, Jonescu-Cuypers CP, Reynders S, Bartz-Schmidt KU (2001) Clinicopathologic correlation of retinal pigment epithelial tears in exudative age related macular degeneration: pretear, tear and scarred tear. Br J Ophthalmol 85:454–460

Loeffler KU, Lee WR (1986) Basal linear deposits in the human macula. Graefe's Arch Clin Exp Ophthalmol 224:493–501

Macular Photocoagulation Study Group (1991) Subfoveal neovascular lesions in age-related macular degneration. Guidelines for evaluation and treatment in the Macular Photocoagulation Study. Arch Ophthalmol 109:1242–1257

Marshall GE, Konstas AGP, Reid G, Edwards JG, Lee WR (1994) Collagens in the age-related macula. Graefe's Arch Clin Exp Ophthalmol 232:133–140

Marshall J (1987) The ageing retina: physiology and pathology. Eye 1:282–295

Marshall J, Hussain AA, Starita C, Moore DJ, Patmore AL (1998) Aging and Bruch's membrane. In: Marmor MF, Wolfensberger TJ (eds) The retinal pigment epithelium: function and disease. Oxford University Press, pp 669–692

Martinez GS, Campbell A, Reinken J, Allan BC (1982) Prevalance of ocular disease in a population study of subjects 65 years old and older. Am J Ophthalmol 94(2):181–189

Miller H, Miller B, Ryan SJ (1986a) Newly-formed subretinal vessels: fine structure and fluorescein leakage. Invest Ophthalmol Vis Sci 27:204–213

Miller H, Miller B, Ryan SJ (1986b) The role of retinal pigment epithelium in the involution of subretinal neovascularisation. Invest Ophthalmol Vis Sci 27:1644–1652

Moore DJ, Hussain AA, Marshall J (1995) Age-related variation in the hydraulic conductivity of Bruch's membrane. Invest Ophthalmol Vis Sci 36:1290–1297

Müller C, Spital G, Radermacher M, Dohrmann J, Lommatzsch A, Pauleikhoff D (2002) Pigmentepithelabhebungen bei AMD und „Polypoidal choroidal vasculopathy". Ophthalmologe 99:85–89

Müller H (1856) Anatomische Beiträge zur Ophthalmologie: 1. Untersuchungen über die Glashäute des Auges, insbesondere die Glaslamelle der Chorioidea und ihre senilen Veränderungen. Arch Ophthalmol 2:1–64

Mullins RF, Johnson LV, Anderson DH, Hageman GS (1997) Characterization of drusen associated glycoconjugates. Ophthalmology 104:288–294

Mullins RF, Russell SR, Anderson DH, Hageman GS (2000) Drusen associated with aging and age-related macular degeneration contain proteins common to extracellular deposits associated with atherosclerosis, elastosis, amyloidosis, and dense deposit disease. FASEB J 14:835–846

Mullins RF, Aptsiauri N, Hageman GS (2001) Structure and composition of drusen associated with glomerulonephritis: implications for the role of complement activation in drusen biogenesis. Eye 15:390–395

Okubo A, Rosa RH, Bunce CV, Alexander RA, Fan JT, Bird AC, Luther PJ (1999) The relationships of age changes in retinal pigment epithelium and Bruch's membrane. Invest Ophthalmol Vis Sci 40(2):443–449

Pauleikhoff D, Barondes MJ, Minassian D, Chisholm IH, Bird AC (1990a) Drusen as risk factors in age related macular disease. Am J Ophthalmol 109:38–43

Pauleikhoff D, Bird AC, Olver J, Maguire J, Sheriadah G, Marshall J (1990b) The correlation of choriokapillaris and Bruch's membrane changes in aging. 62 Annual Meeting of the Association for Research in Vision and Ophthalmology,

Sarasota, Florida, USA, May 1989. Invest Ophthalmol Vis Sci 31 [suppl]:47

Pauleikhoff D, Harper A, Marshall J, Bird AC (1990c) Aging changes in Bruch's membrane. A histochemical and morphologic study. Ophthalmology 97:171–178

Pauleikhoff D, Züls S, Sheraidah GS, Wessing A, Marshall J, Bird AC (1992) Correlation between biochemical composition and fluorescein binding of deposits in Bruch's membrane. Ophthalmology 99:1548–1553

Pauleikhoff D, Sheraidah G, Marshall J, Bird AC, Wessing A (1994) [Biochemical and histochemical analysis of age related lipid deposits in Bruch's membrane]. Ophthalmologe 91(6):730–734

Pauleikhoff D, Wojteki S, Müller D, Bornfeld N, Heiligenhaus A (2000) [Adhesive properties of basal membranes of Bruch's membrane Immunohistochemical studies of age-dependent changes in adhesive molecules and lipid deposits]. Ophthalmologe 97(4):243–250

Pauleikhoff D, Löffert D, Spital G, Radermacher M, Dohrmann J, Lommatzsch A, Bird AC (2002) Pigment epithelial detachment in the elderly. Clinical differentiation, natural course and pathogenetic implications. Graefe's Arch Clin Exp Ophthalmol 240:533–538

Penfold PL, Killingworth MC, Sarks SH (1985) Senile macular degeneration: the involvment of immunocompetent cells. Graefe's Arch Clin Exp Ophthalmol 223:69–76

Penfold PL, Liew SCK, Madigan MC, Provis JM (1997) Modulation of major histocompatibility complex class II expression in retinas with age-related macula degeneration. Invest Ophthalmol Vis Sci 38:2125–2133

Penfold PL, Madigan MC, Gillies MC, Provis JM (2001) Immunological and etiological aspects of macular degeneration. Prog Ret Eye Res 20(3):385–414

Ramrattan RS, van der Schaft TL, Mooy CM, de Bruijn WC, Mulder PGH, de Jong PTVM (1994) Morphometric analysis of Bruch's membrane, the choriokapillaris, and the choroid in aging. Invest Ophthalmol Vis Sci 35:2857–2864

Rittie L, Berton A, Monboisse JC, Hornebeck W, Gillery P (1999) Decreased contraction of glycated collagen lattices coincides with impaired matrix metalloproteinase production. Biochem Biophys Res Com 264:488

Sarks SH (1976) Ageing and degeneration in the macular region: a clinico-pathological study. Br J Ophthalmol 60:324–341

Sarks SH, van Driel D, Maxwell L, Killingworth M (1980) Softening of drusen and subretinal neovascularisation. Trans Ophthalmol Soc UK 100:414–422

Sarks JP, Sarks SH, Killingsworth MC (1988) Evolution of geographic atrophy of the retinal pigment epithelium. Eye 2:552–577

Sheraidah G, Steinmetz R, Maguire J, Pauleikhoff D, Marshall J, Bird AC (1993) Correlation between lipids extracted from Bruch's membrane and age. Ophthalmology 100(1):47–51

Soubrane G, Coscas G, Francais C, Koenig F (1990) Occult subretinal new vessels in age-related macular degeneration. Ophthalmology 97:649–657

Spaide RF, Ho Spaide WC, Browne RW, Armstrong D(1999) Characterization of peroxidized lipids in Bruch's membrane. Retina 19(2):141–147

Spital G, Brumm G, Radermacher M, Müller C, Lommatzsch A, Pauleikhoff D (2000) Volumenbestimmung von Pigmentepithelabhebungen bei AMD mittels Laser-Scanning-Tomographie. Ophthalmologe 97:173–180

Spraul CW, Lang GE, Grossniklaus HE, Lang GK (1998) Characteristics of drusen and changes in Bruch's membrane in eyes with age-related macular degeneration. Histological study. Ophthalmologe 95(2):73–79

Starita C, Hussain AA, Pagliarini S, Marshall J (1996) Hydrodynamics of ageing Bruch's membrane: implications for macular disease. Exp Eye Res 62(5):565–572

Starita C, Hussain AA, Patmore A, Marshall J (1997) Localization of the site of major resistance to fluid transport in Bruch's membrane. Invest Ophthalmol Vis Sci 38(3):762–767

Steinberg RH, Miller SS (1979) Transport and membrane properties of the retinal pigment epithelium. In: Zinn KM, Marmor MF (eds) The retinal pigment epithelium. Harvard University Press, Cambridge, MA, pp 205–225

Tian SF, Toda S, Higashino H, Matsumura S (1996) Glycation decreases the stability of the triple-helical strands of fibrous collagen against proteolytic degradation by pepsin in a specific temperature range. J Biochem (Tokyo) 120:1153

Van der Schaft TL, de Bruijn WC, Mooy CM, Ketelaars DAM, de Jong PTVM (1991) Is basal laminar deposit unique for age-related macular degeneration? Arch Ophthalmol 109:420–425

Van der Schaft TL, Mooy CM, de Bruijn WC, Bosman FT, de Jong PTVM (1994) Immunhistochemical light and electron microscopy of basal laminar deposit. Graefe's Arch Clin Exp Ophthalmol 232:40–46

Yannuzzi LA, Wong DW, Sforzolini BS et al. (1999) Polypoidal choroidal vasculopathy and neovascularized age-related macular degeneration. Arch Ophthalmol 117:1503–1510

Young RW (1987) Pathophysiology of the age-related macular degeneration. Surv Ophthalmol 31:291–306

Klinische Manifestationsformen und Prognose

F.G. Holz, D. Pauleikhoff

5.1 Manifestationsformen

Die altersabhängige Makuladegeneration kann sich in sehr unterschiedlichen Formen am hinteren Augenpol manifestieren. Dabei unterliegen die verschiedenen Befunde Veränderungen mit der Zeit, d. h. es handelt sich um dynamische Prozesse, was bei der Momentaufnahme einer Funduskopie nicht immer evident ist. Zu unterscheiden ist ein Frühstadium der Erkrankung, das durch Drusen und/oder irreguläre fokale Hyper- oder Hypopigmentierungen gekennzeichnet ist, und ein Spätstadium, das choroidale Neovaskularisationen, Abhebungen des retinalen Pigmentepithels und Atrophien des retinalen Pigmenepithels aufweisen kann.

Die klinische Variabilität bei der individuellen Ausprägungsform der Veränderungen weist möglicherweise auf verschiedene ätiologische Faktoren auf molekularer und zellulärer Ebene hin. Gleichsam sprechen auch verschiedene Hinweise dafür, dass es sich bei den Manifestationsformen um stereotype gemeinsame pathogenetische Endstrecken handelt, die bei ätiologischer Heterogenität phänotypisch gleichförmig erscheinen. Insofern handelt es sich bei der sog. altersabhängigen Makuladegeneration um einen Sammelbegriff, der ähnlich der Retinitis pigmentosa in Zukunft noch weiter zu differenzieren sein wird.

Die im klinischen Sprachgebrauch übliche Unterteilung in „trockene" und „feuchte" altersabhängige Makuladegeneration gibt zunächst nur 2 grobe Kategorien vor und kann für den jeweiligen Patienten näher charakterisiert werden (Tabelle 5.1). So sind sowohl Drusen (Frühstadium) als auch die geographische Atrophie (Spätstadium) nichtexsudative, also „trockene" Manifestationsformen. Drusen sind meist mit einer relativ guten Sehschärfe verbunden und ein hoher Anteil dieser Patienten wird bis zum Ende des Lebens keine erhebliche Sehverminderung erleiden. Diese frühen Formen sind sehr häufig. Bei den Spätstadien der Erkrankung stellt die exsudative Form die häufigste Ursache für einen Verlust des zentralen Sehens dar, bei immerhin ca. 1/5 der Patienten sind allerdings Atrophien mit Einbeziehung der fovealen Netzhaut hierfür verantwortlich. Speziell für klinische Studien wurde auch ein feingliedriges Klassifikationssystem entwickelt, welches weitere quantitative Parameter bspw. bei der Größe der Drusen heranzieht (The International Age-Related Maculopathy Study Group 1995).

Tabelle 5.1. Klinische Manifestationsformen der altersabhängigen Makuladegeneration

Frühstadien	Fokale Drusen
	Irreguläre Pigmentierungen des retinalen Pigmentepithels inkl. fokaler Hyperpigmentationen
Spätstadien	Abhebung des retinalen Pigmentepithels
	Riss des retinalen Pigmentepithels
	Choroidale Neovaskularisation
	Disziforme Narbe
	Geographische Atrophie des retinalen Pigmentepithels

5.1.1 Drusen

Die Gegenwart von Drusen in bestimmter Ausprägungsform stellt einen Risikofaktor für das Auftreten der verschiedenen visusmindernden Spätformen der AMD dar (Abb. 5.1) (Pauleikhoff et al. 1990a; Holz et al. 1994; Klein et al. 2002). Drusen finden sich je nach Untersuchungsmethode und Definition bei bis zu 80 % aller Patienten über 60 Jahren meist im makulären und paramakulären Bereich, sind aber wiederum keineswegs spezifisch für die altersabhängige Makuladegeneration.

So finden sich Drusen der Bruch-Membran auch bei einer Reihe anderer erworbener oder genetisch determinierter Netz- bzw. Aderhauterkrankungen. Patienten mit Drusen als alleiniger Veränderung am hinteren Augenpol erreichen meist einen guten Visus. Bei genauerem, gezieltem Befragen werden jedoch häufig Symptome wie verzögerte Dunkeladaptation oder Leseschwierigkeiten bei schwacher Beleuchtung angegeben, die mittels alleiniger, konventioneller zentraler Sehschärfenbestimmung nicht erfasst werden. Diese sind nur mit weitergehenden psychophysischen Untersuchungsmethoden detektier- und quantifizierbar (Steinmetz et al. 1993; Brown u. Lovie-Kitchin 1987). Hierzu zählen auch Farbsinnstörungen, wobei typischerweise die Funktion von Blauzapfen betroffen ist (Holz et al. 1995). Alltagsrelevant ist auch die häufig angegebene Beeinträchtigung

◨ **Abb. 5.1.** Ablagerungen in Form von fokalen und diffusen Drusen zwischen retinalem Pigmentepithel und Bruch-Membran prädisponieren zum Auftreten der visusmindernden Formen der altersabhängigen Makuladegeneration

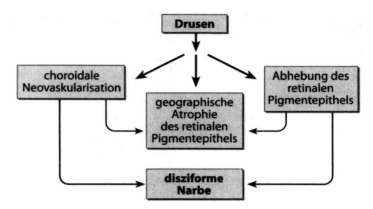

beim Autofahren in der Dunkelheit (Scilley et al. 2002).

Verschiedene Typen von Drusen können anhand ophthalmoskopischer, histologischer und angiographischer Kriterien unterschieden werden:

Klassifikation funduskopisch sichtbarer fokaler Drusen

- Harte (noduläre) Drusen
- Weiche (exsudative) Drusen
- Basale laminare (kutikuläre) Drusen

Diese können auch gleichzeitig nebeneinander im selben Auge vorhanden sein. Während verschiedene Charakteristika wie beispielsweise Art und Verteilung der Drusen am hinteren Augenpol interindividuell sehr variabel sein kann, herrscht zwischen beiden Augen eines Patienten meist ein hoher Grad an Symmetrie (s. nachstehende Übersicht):

Mögliche Modifikationen von Drusen im natürlichen Verlauf

- Vergrößerung inkl. Übergang harter in weiche Drusen („drusen softening")
- Abhebung des retinalen Pigmentepithels bei Konfluenz weicher Drusen
- Kalzifikation
- Spontane Resorption
- Verschwinden mit konsekutivem korrespondierendem Atrophieareal

Harte Drusen sind in der Regel kleiner als 50 μm im Durchmesser und stellen sich als kleine, scharf begrenzte gelbliche Ablagerungen dar. Sie sind nur mit einem sehr geringen Risiko für eine visuseinschränkende Manifestationsform der AMD verbunden und wurden von einigen Autoren als „normale" Altersveränderung angesehen (◨ Abb. 5.2) (The International Age-Related Maculopathy Study Group 1995). Allerdings konnten Klein et al. (2002) im Rahmen der Beaver Dam Eye Studie zeigen, dass eine größere Anzahl harter Drusen (mehr als 8) über einen Beobachtungszeitraum von 10 Jahren mit einem erhöhten Risiko für das Auftreten weicher Drusen und Spätmanifestationen einhergeht.

Weiche Drusen sind größer und in der Regel unscharf begrenzt (◨ Abb. 5.3). Sie gehen mit einem deutlich höheren Risiko für die Entwicklung visusmindernder Läsionen wie z. B. choroidalen Neovaskularisationen einher. Aus diesem Grund sollten diese Patienten auch regelmäßig ihr zentrales Sehen mit dem Amsler-Netz kontrollieren. Weiche Drusen können sich im Laufe der Zeit vergrößern und verschmelzen und so umschriebene Abhebungen des retinalen Pigmentepithels bilden. Mit der Zeit können sie auch verschwinden, wobei dieser Prozess zumeist eine korrespondierende Atrophie der äußeren Netzhautschichten hinterlässt.

Basale laminare Drusen stellen eine spezielle Form von Drusen dar, die in der Regel im mittleren Lebensalter auftreten und mit einer relativ günstigeren Prognose einhergehen (Gass 1985). In ihrer Gegenwart kann es zur Entwicklung eigentümlicher „vitelliformer" Läsionen am Augenhintergrund kommen (◨ Abb. 5.4), wobei sich gelbliche,

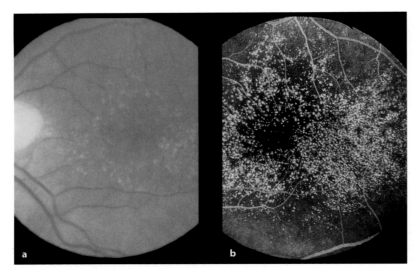

■ Abb. 5.2.a,b Fundusaufnahme (a) multipler harter Drusen, die sich im Fluoreszeinangiogramm infolge der Pigmentepithelausdünnung (geringere Melaningranuladichte) hyperfluoreszent darstellen (Fenstereffekt) (b)

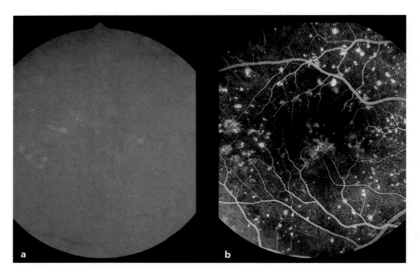

■ Abb. 5.3.a,b Weiche Drusen am hinteren Augenpol (a), die sich fluoreszeinangiographisch hypofluoreszent darstellen (b)

subretinale Flüssigkeit im Bereich der Makula ansammelt. Im Angiogramm gibt diese Drusenform eine „Stars-in-the-sky-Erscheinung" mit unzähligen kleinen, gleich großen rundlichen Fensterdefekten. Histologisch handelt es sich im Gegensatz zu weichen Drusen um noduläre, hyaline Verdickungen der Basalmembran des retinalen Pigmentepithels.

Basale lineare Drusen lassen sich nur histologisch eindeutig erkennen. Hierbei handelt es sich um flächige Ablagerungen zwischen der Basal-membran des retinalen Pigmentepithels und der inneren kollagenen Schicht der Bruch-Membran.

Retikuläre Pseudodrusen sind in Aufnahmen mittels Scanning-Laser-Ophthalmoskopie als uniforme, kleine, netzartige Strukturen zu erkennen (■ Abb. 5.5). Das genaue morphologische Korrelat ist noch unklar. Möglicherweise handelt es sich um Verbreiterungen der interkapillären Vorwölbungen der Bruch-Membran. Dieser Drusentyp findet sich besonders häufig in Assoziation mit einer geographischen Atrophie (Jorzik et al. 2002).

◘ Abb. 5.4. Basale laminare („kutikuläre") Drusen bei einer Patientin mit einer zentralen „pseudovitelliformen" Makulopathie im Bereich der Makula

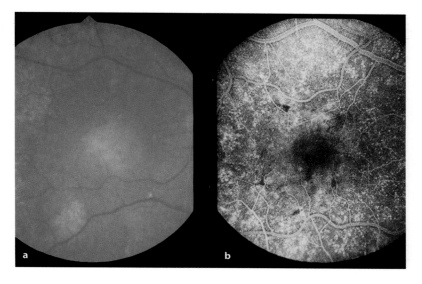

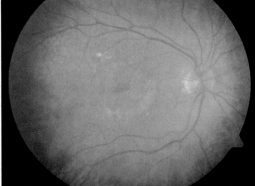

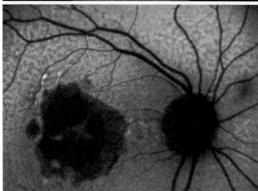

◘ Abb. 5.5. Retikuläre Drusen: Fundusaufnahme (oben) und Fundusautofluoreszenzbild (unten) in Gegenwart einer geographischen Atrophie. Dieser Drusentyp ist am besten mittels konfokaler Scanning-Laser-Ophthalmoskopie zu detektieren und erscheint als uniforme, netzartige Struktur typischerweise besonders betont temporal oberhalb der Makula

Drusen können spontanen **Veränderungen** unterliegen (s. vorstehende Übersicht „Mögliche Modifikationen von Drusen im natürlichen Verlauf"):

— harte Drusen können mit der Zeit durch Konfluenz in weiche übergehen („drusen-softening") (Sarks 1980),

— wenn sich Drusen vergrößern und konfluieren, kann sich eine Abhebung des retinalen Pigmentepithels bilden,

— weiterhin können sich in Drusenanteilen **Kalzifikationen** entwickeln, welche als refraktile, kristalline Strukturen imponieren (meist Cholesterinkristalle),

— während Zahl und Dichte der Drusen mit dem Alter im allgemeinen zunehmen, kann auch beobachtet werden, dass sie **spontan verschwinden** (◘ Abb. 5.6). Offensichtlich wird dabei das Drusenmaterial phagozytiert und abgebaut. Das Verschwinden von Drusen kann auch bei der sog. Drusenlaserkoagulation durch die Applikation relativ energiearmer Laserherde im makulären Bereich induziert werden (s. Kap. 9).

Periphere Drusen finden sich oftmals auch im peripheren Netzhautbereich als altersabhängige Veränderung. Im Gegensatz zu Drusen am hinteren Augenpol besitzen diese meist eine pigmentierte Umrandung („Pigmenthalo") um das gelbliche Zentrum. Diese Form von Drusen ist offensichtlich nicht mit einem erhöhten Risiko für das Auftreten

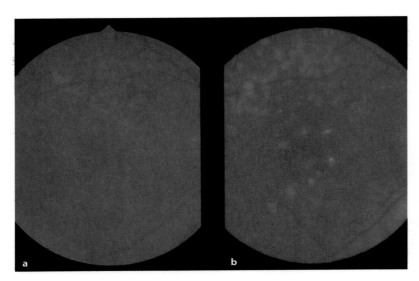

■ **Abb. 5.6.a,b** Geographische Atrophie nach Drusenregression: beide Fundusaufnahmen wurden am selben Auge einer Patientin mit altersabhängiger Makuladegeneration im Abstand von 5 Jahren gemacht. a Multiple weiche Drusen im Zentrum und kleinere, scharf umgrenzte Drusen in peripheren Abschnitten. b Fünf Jahre später sind einige der weichen Drusen nicht mehr vorhanden. Gleichzeitig hat sich ein umschriebenes Areal mit juxtafovealer geographischer Atrophie des retinalen Pigmentepithels entwickelt

visusmindernder zentraler Läsionen vergesellschaftet. Von einer retikulären pigmentären Degeneration spricht man dann, wenn diese Drusen im Cluster und mit linearen Hyperpigmentationen einhergehen.

Angiographie

Im Fluoreszeinangiogramm sind oftmals mehr Drusen erkennbar als ophthalmoskopisch. Dabei können Drusen unterschiedliche Phänomene in der Fluoreszeinangiographie zeigen (vgl. Kap. 6). Hypofluoreszente können von hyperfluoreszenten Drusen unterschieden werden in Abhängigkeit ihrer Affinität zum hydrophilen Fluoreszeinfarbstoff bzw. ihrer chemischen Zusammensetzung und damit ihrer biophysikalischen Eigenschaften (Pauleikhoff et al. 1992). Auch können sich Drusen im Angiogramm zunächst hypo- und im weiteren Verlauf hyperfluoreszent darstellen – ein Anfärbeverhalten, wie es oft bei weichen Drusen zu beobachten ist. Es gibt Hinweise dafür, dass hyperfluoreszente und damit hydrophile Drusen eher zu choroidalen Neovaskularisationen prädisponieren, während hypofluoreszente und damit hydrophobe Drusen eher zu Pigmentepithelabhebungen führen. Mögliche Pathomechanismen hierzu werden in Kap. 3 behandelt.

5.1.2 Fokale Hypo- und Hyperpigmentationen des retinalen Pigmentepithels

Häufig geht die altersabhängige Makuladegeneration mit umschriebenen, fokalen Hyper- oder Hypopigmentationen einher (■ Abb. 5.7). Dabei können Hyperpigmentationen sowohl auf Veränderungen in Höhe des retinalen Pigmentepithels einhergehen (erhöhter Melaningehalt bzw. Proliferation mit Übereinanderlagerungen von Pigmentepithelzellen) oder pigmentierte Zellen (Pigmentepithelzellen oder Makrophagen, die Melanin phagozytiert haben) können in die neurosensorische Netzhaut migriert sein. Letzteres Phänomen wird auch in Verbindung mit intraretinalen neovaskulären Komplexen oder retinochoroidalen vaskulären Anastomosen beobachtet. Verschiedene Untersuchungen haben gezeigt, dass fokale Hyperpigmentationen ein Hochrisikomerkmal hinsichtlich der Entwicklung choroidaler Neovaskularisationen darstellen. Fokale Areale mit Hypopigmentation können sich auch unabhängig von Drusen entwickeln, wobei dies nicht notwendigerweise mit einem Verlust retinaler Pigmentepithelzellen an diesem Ort verbunden sein muss, sondern auch auf einem reduzierten Gehalt an intrazellulären Melaningranula basieren kann. Die retinale Sensitivität korrespondierend mit solchen Arealen weist – wenn nicht weitere Veränderungen hinzutreten – meist keine messbare Beeinträchtigung auf.

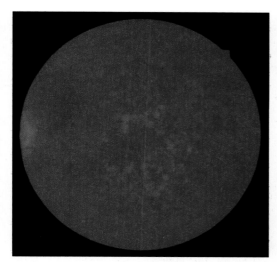

Abb. 5.7. Fokale Hyperpigmentationen als zusätzliches Hochrisikomerkmal in Gegenwart multipler Drusen

5.1.3 Geographische Atrophie des retinalen Pigmentepithels

Mit „geographischer Atrophie des retinalen Pigmentepithels" werden ausgestanzt erscheinende, scharf begrenzte depigmentierte Areale bezeichnet, an deren Grund funduskopisch infolge der Atrophie des Pigmentepithels und der feinmaschigen Choriokapillarisschicht der Aderhaut große Choroideagefäße sichtbar sind. Der etablierte Begriff ist insofern nicht ganz zutreffend, weil histologisch nachweisbar dabei nicht nur die retinalen Pigmentepithelzellen, sondern auch die angrenzende Choriokapillarisschicht der Aderhaut und darüberliegende Photorezeptoren zugrundegegangen sind (■ Abb. 5.8). Diese 3 Schichten sind u. a. über die permanente Produktion trophischer Faktoren so miteinander gekoppelt, dass der Untergang einer Zellschicht immer auch mit der Atrophie der anderen Schichten verbunden ist (s. Kap. 3).

Trotzdem hat sich der Begriff in der Literatur unter dieser Definition – auch mit der Vorstellung, dass die retinalen Pigmentepithelzellen primär geschädigt sind – etabliert und sollte anstelle anderer Bezeichnungen wie „areolärer Aderhautatrophie" benutzt werden, die für ähnlich aussehende allerdings monogenetisch determinierte Netzhauterkrankungen Anwendung finden (Sarks et al. 1988; Maguire u. Vine 1986).

Eine geographische Atrophie kann primär oder auch als Folge anderer Erscheinungsformen der AMD auftreten, bspw. nach Auflösung weicher Drusen, nach Abflachung einer Abhebung des retinalen Pigmentepithels oder nach (partieller) Involution choroidaler Neovaskularisation:

Sekundäre Entwicklung einer geographischen Atrophie des retinalen Pigmentepithels

- Abflachung einer Pigmentepithelabhebung
- Exzessive Lipofuszinakkumulation im retinalen Pigmentepithel
- Auflösung weicher Drusen
- Regression choroidaler Neovaskularisationen
- Riss des retinalen Pigmentepithels

Während choroidale Neovaskularisationen die häufigste Ursache für eine erhebliche zentrale Sehverminderung sind, erfährt ca. 1/5 der AMD-Patienten mit fortgeschrittenen Stadien einen Verlust der zentralen Sehschärfe infolge einer geographischen Atrophie des retinalen Pigmentepithels (Sunness 1999).

Diese Atrophien entwickeln sich meist langsam über viele Jahre, oftmals zunächst multifokal unter Aussparung der Fovea (s. ■ Abb. 5.8a), was auch an das Atrophiemuster bei Bull's-eye-Makulopathien anderer Genese erinnert. Solche extrafovealen Areale dehnen sich mit der Zeit meist aus, konfluieren und beziehen schließlich die Fovea mit ein. Auch in Diskrepanz zu dem anfänglich noch guten zentralen Visus kann jedoch bereits die perifoveale Lokalisation aufgrund der tiefen an die Fovea angrenzenden Skotome die Lesefähigkeit der Patienten erheblich einschränken. Bezieht schließlich das atrophische Areal auch die Fovea mit ein, ist bei Zentralskotom nur noch eine exzentrische Fixation möglich. Neben den primären extrafovealen Formen kann die Atrophie auch unmittelbar im Zentrum der Makula beginnen (s. ■ Abb. 5.8b).

Ähnlich anderen Manifestationsformen wie Drusen und choroidalen Neovaskularisationen weisen geographische Atrophien ein hohes Maß an intraindividueller Symmetrie bei hoher interindividueller Variabilität auf (Bellmann et al. 2002). Mittels Fundusautofluoreszenzaufnahmen, welche

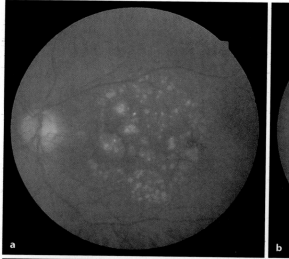

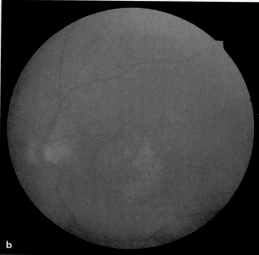

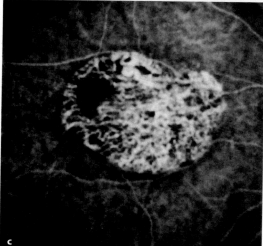

■ **Abb. 5.8.a–c** Multiple, perifoveale Areale mit umschriebener geographischer Atrophie des retinalen Pigmentepithels neben Drusen der Bruch-Membran (**a**). Ausgedehnte geographische Atrophie des retinalen Pigmentepithels mit Beteiligung der Fovea. In der Tiefe erkennt man sowohl in der Fundusaufnahme als auch im Angiogramm große choroidale Gefäße (**b, c**)

mittels Scanning-Laser-Ophthalmoskopie möglich geworden sind, ist eine differenziertere Klassifikation der Augen mit geographischer Atrophie möglich. So finden sich unterschiedliche Muster mit exzessiver Lipofuszinspeicherung in den angrenzenden retinalen Pigmentepithelzellen (der sog. junktionalen Zone), welche offensichtlich auch mit unterschiedlicher Prognose bzgl. der Ausdehnungsgeschwindigkeit der atrophischen Areale einhergehen (s. auch Kap. 3).

Patienten mit primärer geographischer Atrophie sind im Durchschnitt älter als solche mit exsudativen Manifestationsformen zum Zeitpunkt des Auftretens der Spätmanifestation. Es wird daher auch angenommen, dass sich eine geographische Atrophie als Reaktion auf die Ablagerungen in der Bruch-Membran bei all den Patienten mit progredienter altersabhängiger Makuladegeneration entwickeln würde, bei denen nicht zuvor eine angiogenetische Reaktion in Form einer choroidalen Neovaskularisation aufgetreten ist.

5.1.4 Abhebung des retinalen Pigmentepithels

Eine Abhebung des retinalen Pigmentepithels imponiert als umschriebene, rundlich oder ovaläre,

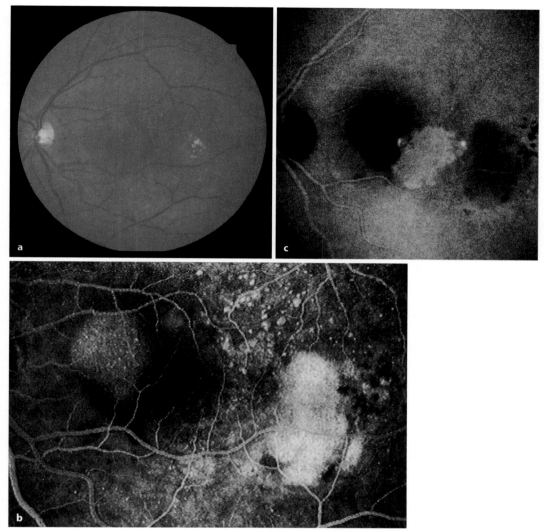

□ **Abb. 5.9a,b** Zwei Abhebungen des retinalen Pigmentepithels (a). Im Fluoreszeinangiogramm erkennt man neben mehreren hyperfluoreszenten Drusen die Ansammlung von Fluoreszeinfarbstoff im Raum zwischen retinalem Pigmentepithel und der Bruch-Membran („pooling") (b). Im Indozyaningrün-Angiogramm sind 2 umschriebene Hyperfluoreszenzen (hot spots) am Rande einer plaqueförmigen Hyperfluoreszenz erkennbar. Diese sind auch am jeweiligen Rand der retinalen Pigmentepithelabhebung lokalisiert und werden als aktive Membrananteile interpretiert, die die Abhebungen durch Leckage von Flüssigkeit aus der neovaskulären Membran verursachen

domförmige Erhebung (□ Abb. 5.9). Dabei kann neben der Flüssigkeitsansammlung zwischen Bruch-Membran und retinalem Pigmentepithel auch zusätzlich eine exsudative Ablösung der neurosensorischen Netzhaut vorliegen. Im Rahmen der altersabhängigen Makuladegeneration liegen der Pigmentepithelabhebung meist choroidale Neovaskularisationen zugrunde.

Es werden avaskuläre bzw. seröse Pigmentepithelabhebungen, die nicht durch eine choroidale Neovaskularisation hervorgerufen werden, von vaskulären Abhebungen in Gegenwart von Gefäßmembranen unterschieden (Casswell et al. 1985). Bei einer hämorrhagischen Abhebung des retinalen Pigmentepithels ist der subpigmentepitheliale Raum unter der Abhebung mit Blut gefüllt. Verschiedene indirekte Zeichen, sowohl ophthalmoskopisch als auch angiographisch, können auf eine die Abhebung verursachende neovaskuläre Membran hinweisen (s. ◻ Tabelle 5.2).

Während das Fluoreszeinangiogramm meist keine exakte Abgrenzung der choroidalen Neovaskularisation gestattet, kann dies bei einem Teil der Patienten mittels Indocyaningrün-Angiographie möglich sein. Aktive Membrananteile mit Hyperpermeabilität können sich dann bspw. als umschriebene Hyperfluoreszenz (hot spot) darstellen oder das die Abhebung speisende Gefäßnetz wird direkt erkennbar (s. Kap. 6). Die Indozyaningrün-Angiographie erleichtert auch die Erfassung von retinochoroidalen Anastomosen, mit denen Abhebungen des retinalen Pigmentepithels vergesellschaftet sein können (◻ Abb. 5.10) (Kuhn et al. 1995). Dies ist insofern von klinischer Bedeutung, als diese Untergruppe mit einer besonders ungünstigen Prognose einhergeht.

Im natürlichen Verlauf nehmen die Pigmentepithelabhebungen mit der Zeit an Ausdehnung zu, wobei die korrespondierende Netzhautfunktion noch erstaunlich gut sein kann – nach Ausgleich des hyperopisierenden Effekts. Die Ausbreitung über den makulären Bereich hinaus ist jedoch aus noch unbekannten Gründen beschränkt, und es kommt dann mit der Zeit entweder zu einer Abflachung oder zu einem Riss des retinalen Pigmentepithels (s. u.). Schließlich resultieren eine subretinale Fibrose oder eine Atrophie.

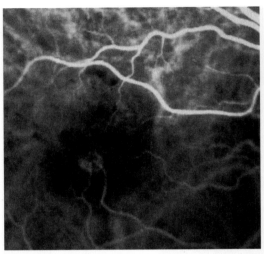

◻ Abb. 5.10. Indozyaningrün-Angiogramm einer Abhebung des retinalen Pigmentepithels mit einer retinochoroidalen Anastomose

5.1.5   Choroidale Neovaskularisationen

Mit choroidalen Neovaskularisationen werden Einsprossungen neugebildeter Kapillaren aus der Aderhaut durch die Bruch-Membran unter oder über das retinale Pigmentpithel bezeichnet. Diese stellen die häufigste Ursache für einen erheblichen zentralen Visusverlust im Rahmen der AMD dar. Synonym werden Bezeichnungen wie „subretinale

---

◻ Tabelle 5.2. Ophthalmoskopische und angiographische Zeichen für eine choroidale Neovaskularisation bei Abhebungen des retinalen Pigmentepithels (vaskuläre RPE-Abhebung)

Ophthalmoskopisch	Umschriebene Abflachung und/oder Einbuchtung am Rande der Abhebung
	Subretinales Blut
	Radiäre chorioretinale Falten um die Abhebung
Angiographisch	Irreguläre Hyperfluoreszenz am Rand der Abhebung
	Ungleichmäßiges oder inkomplettes „staining" innerhalb des Bereichs der Abhebung, falls nicht erklärt durch retinales Xanthophyll
	Umschriebenes spätes „staining" innerhalb der Abhebung, falls nicht erklärt durch fokale Depigmentation des retinalen Pigmentepithels
	In der Frühphase des Indocyaningrün-Angiogramms sichtbare choroidale Neovaskularisation
	„Fokale-" oder „Plaque-Hyperfluoreszenz" in der Spätphase des Indocyaningrün-Angiogramms

Neovaskularisationen" oder „feuchte Makuladegeneration" benutzt. Unter anderem durch insuffiziente interzelluläre Verbindungen (tight junctions) zwischen den Endothelzellen der einsprossenden Kapillaren kommt es zu Flüssigkeitsaustritten und Ansammlung sub- und intraretinaler Flüssigkeit (s. nachstehende Übersicht):

Indirekte funduskopische Zeichen für das Vorliegen einer choroidalen Neovaskularisation

- Makulaödem: sub-/intraretinale Flüssigkeit
- Harte Exsudate
- Sub-/intraretinale Blutung
- Abhebung des retinalen Pigmentepithels

Neben der Hyperpermeabilität, welche das fein ausbalancierte „microenvironment" der neuronalen Zellen stört, entwickelt sich mit der Zeit als weiterer Mechanismus der Funktionseinschränkung ein Umbau in Narbengewebe mit Untergang der neuronalen, retinalen Strukturen. Die Pathomechanismen werden näher in Kap. 3 beschrieben.

Im Gegensatz zur atrophischen Spätform der AMD führen choroidale Neovaskularisationen häufiger zu akuten bzw. subakuten Symptomen wie Metamorphopsien und Verschwommensehen. Allerdings wird die Sehbeeinträchtigung von einem Teil der Patienten nicht bemerkt, solange nur ein Auge betroffen ist. Erst wenn beispielsweise unabsichtlich das gute Auge verdeckt wird, fällt das eingeschränkte zentrale Sehen am betroffenen Auge auf.

Ophthalmoskopisch weisen verschiedene Zeichen auf das Vorliegen einer choroidalen Neovaskularisation hin (◘ Tabelle 5.2). So sollte in Gegenwart subretinaler bzw. intraretinaler Flüssigkeit, Blutung oder harten Exsudaten eine angiographische Abklärung erfolgen. Radiäre Fältelungen der Netzhaut können durch Kontraktion der subretinalen Gefäßmembran entstehen. Manchmal ist eine klassische Neovaskularisation auch bereits ophthalmoskopisch ohne Angiographie direkt als umschriebene rötliche oder grünlich-graue Veränderung erkennbar. Auch kann ein umgebender Pigmentring die genaue Ausdehnung unter der Netzhaut sichtbar machen. In manchen Fällen sind die Abgrenzungen scharf begrenzter Membranen

mittels infraroter Laser-Scanning-Ophthalmoskopie auch ohne Injektion von Fluoreszenzfarbstoff darstellbar.

Sogenannte „okkulte" choroidale Neovaskularisationen werden von „klassischen" unterschieden. Diese Abgrenzung ist nicht nur bedeutsam hinsichtlich der natürlichen visuellen Prognose, vielmehr ist auch die Antwort auf verschiedene therapeutische Verfahren einschließlich der photodynamischen Therapie (Kap. 10) sehr unterschiedlich. Daher ist gerade die möglichst akkurate angiographische Klassifikation von erheblicher Bedeutung, gleichwohl hier selbst erfahrene Netzhautspezialisten zu unterschiedlichen Interpretationen kommen können (FLAP-Studie, Holz et al. 2003) – eine Problematik, die sich bei vielen bildgebenden Verfahren in der Medizin wiederfindet.

Klassische Membranen sind in der Frühphase des Fluorezein-Angiogramms als helles, hyperfluoreszentes Areal mit umschriebenen Grenzen erkennbar (◘ Abb. 5.11). Im Verlauf des Angiogramms kommt es zu einer Farbstoffleckage, die in der Spätphase die in der Frühphase erkennbaren Ränder der Membran vollständig obskurieren kann. Klassische Membranen zeigen oft ein rascheres Wachstum und können unbehandelt nach Ausdehnung unter die Fovea in nur relativ kurzer Zeit zu einem erheblichen zentralen Sehverlust führen. Histologisch sind klassische Membranen oberhalb des retinalen Pigmentepithels lokalisiert (sog. „Typ-1-Membran" nach Gass).

Okkulte Membranen weisen im Angiogramm meist unscharfe Grenzen auf und zeigen ein irreguläres hyperfluoreszentes Muster (◘ Abb. 5.12). Oft kann der genaue Ursprungsort der im Verlauf des Angiogramms beobachteten Leckage in den Frühphasen nicht bestimmt werden („late leakage of undetermined source"). Einen 2. Typ okkulter Membranen stellen die oben bereits dargestellten fibrovaskulären Pigmentepithelabhebungen dar. Nach Gass werden okkulte Neovaskularisationen auch als „Typ-2-Membranen" bezeichnet, die im Gegensatz zu den klassischen Membranen unterhalb des retinalen Pigmentepithels lokalisiert sind.

Angiographisch findet sich nicht selten eine **Kombination** aus okkulter und klassischer choroidaler Neovaskularisation. Auch kann sich im Lauf der Zeit aus einer okkulten Membran eine klassische Membran entwicklen, d. h. aussprossende neugebildete Gefäße wachsen bei Fortdauer des angiogenen Stimulus durch das Pigmentepithel

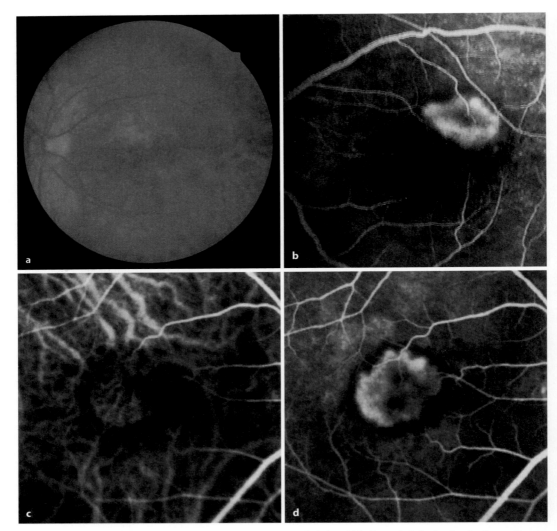

□ **Abb. 5.11.a–d** Fundusaufnahme (a) und Fluoreszein-An-giogramm (b) einer extrafovealen „klassischen", scharf um-schriebenen choroidalen Neovaskularisation. Subfoveale „klas-sische" choroidale Neovaskularisation im simultanen Fluores-zein- (c) und Indozyaningrün-Angiogramm (d)

hindurch. Schließlich kann die genaue Abgrenzung sowohl okkulter als auch klassischer Membranen durch die Gegenwart von Blut, Pigmentepithelpro-liferationen oder subpigmentepithelialer Flüssig-keit bei Pigmentepithelabhebungen erschwert werden.

🛈 Cave: Die Begriffe „okkult" und „klassisch" sollten nicht gleichgesetzt werden mit „exakt abgrenz-bar" (well-defined) und „nicht exakt abgrenz-bar" (ill-defined). „Klassisch" und „okkult" be-

schreiben fluoreszeinangiographische Muster. Die Abgrenzbarkeit bezieht sich lediglich auf die Ränder der Membran. So kann eine okkulte Membranen in seltenen Fällen auch „gut ab-grenzbare" Ränder in der Angiographie aufwei-sen (Bressler et al. 1988a).

Mittels konventioneller, thermischer Laserbehand-lung lassen sich in der Regel nur rein klassische Membranen wirksam angehen. Dieser Membran-typ findet sich allerdings nur bei ca. 10–15 % aller

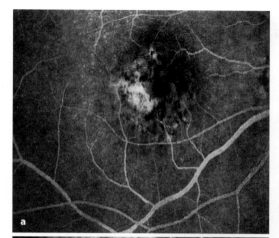

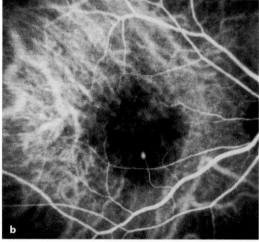

☐ **Abb. 5.12.a,b** Fluoreszenz-Angiogramm (a) einer okkulten choroidalen Neovaskularisation mit unscharfer, irregulärer Hyperfluoreszenz und umschriebener Hyperfluoreszenz (hot spot) im Indozyaningrün-Angiogramm (b)

Patienten mit einer feuchten Makulopathie im Rahmen der AMD. Weit häufiger sind die okkulten Membranen, die mit thermischer Laserkoagulation nicht sinnvoll zu behandeln sind. Für die therapeutische Intervention und die Prognose bei klassischen Membranen ist neben der Größe v. a. auch die initiale Lokalisation ausschlaggebend, d. h. ob die Membran extra-, juxta- oder subfoveal gelegen ist (s. Kap. 6). Das beste Ansprechen auf die photodynamische Therapie findet sich bei einem klassischen Anteil >50 % und bei bestimmten Untergruppen von okkulten Membranen (s. Kap. 6 und 10). In Assoziation mit choroidalen Neovasku-

larisationen können auch Veränderungen der retinalen Gefäße auftreten, die näher in Kap. 6 beschrieben werden.

5.1.6 Risse des retinalen Pigmentepithels

Risse des retinalen Pigmentepithels treten in der Regel plötzlich auf und können eine akute Sehverschlechterung hervorrufen (Chuang u. Bird 1988). Sie treten verglichen mit den anderen Manifestationen der AMD selten auf. Man erkennt sie angiographisch an einer hyperfluoreszenten Sichel, die dem Bereich entspricht, in dem die Aderhautfluoreszenz nicht mehr durch melaninhaltiges Pigmentepithel verdeckt wird (☐ Abb. 5.13). Das Pigmentepithel retrahiert und rollt sich in Richtung des Areals mit der choroidalen Neovaskularisation. Der Riss geht außerdem häufig mit einer subretinalen Blutung einher, die im weiteren Verlauf resorbiert wird. Vorbestehend sind oft Abhebungen des retinalen Pigmentepithels, bei denen die tangentiale Spannung mit zunehmender Ausdehnung der Abhebung zum Einreißen der einschichtigen Zellschicht führt.

5.1.7 Disziforme Narbe

Im natürlichen Verlauf zeigen choroidale Neovaskularisationen eine Fibrosierung, d. h. der Anteil der Kapillaren nimmt ab und der angiogenetische Stimulus sistiert. Es handelt sich also um einen selbstlimitierenden Prozess mit allerdings interindividuell variabler Ausdehnung. Für den schließlich resultierenden Befund wurde auch der Begriff „disziforme Narbe" eingeführt. Allerdings kann auch über lange Zeit eine exsudative Abhebung am hinteren Augenpol persistieren. Diese „Finalstadien" der altersabhängigen Makuladegeneration gehen mit nahezu vollständigem Verlust normaler retinaler Strukturen einher. Retinale Pigmentepithelzellen tragen nach metaplastischer Umwandlung in fibroblastenähnliche Zellen maßgeblich zur Bildung dieser fibrotischen Defektheilungen bei. Dabei kann es im Narbengewebe zur Anastomosierung zwischen retinalem und choroidalem Kreislauf kommen (☐ Abb. 5.14).

Die endgültige Größe der Narbe weist für den einzelnen Patienten wiederum meist eine ausgeprägte Symmetrie bei beidseitigem Auftreten auf.

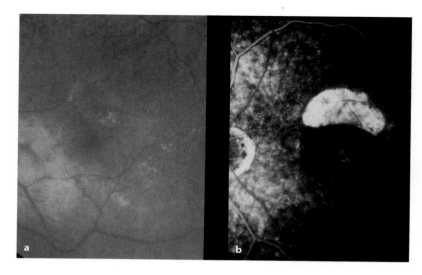

■ **Abb. 5.13.a,b** Riss des retinalen Pigmentepithels in der funduskopischen Erscheinung (a) und im Fluoreszein-Angiogramm (b). Der prominente Anteil wird durch das retrahierte und eingerollte retinale Pigmentepithel gebildet. Oberhalb im flachen Anteil entsprechend der hyperfluoreszenten Sichel im Angiogramm ist der Rissbereich zu erkennen

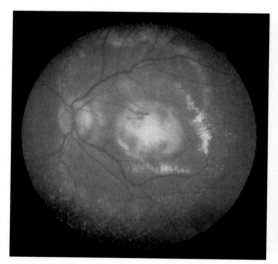

■ **Abb. 5.14.** Ausgedehnte disziforme Läsion mit retinochoroidalen Anastomosen und harten Exsudaten in der Peripherie

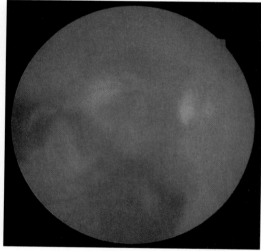

■ **Abb. 5.15.** Massive subretinale Hämorrhagie in Gegenwart einer subfovealen choroidalen Neovaskularisation

Ausschlaggebend für die Restfunktion sind dann v. a. das Ausmaß der Exzentrizität und die Lokalisation des neuen Fixationsareals außerhalb des Narbenbereichs (s. Kap. 15).

Selten kommt es zu **massiven Blutungen** in Gegenwart choroidaler Neovaskularisationen in den subretinalen Raum oder auch den Glaskörperraum (■ Abb. 5.15). Patienten mit Bluthochdruck und unter Antikoagulationstherapie besitzen offensichtlich ein erhöhtes Risiko für eine solche Komplikation. Hier können gerade chirurgischen Maßnahmen eine Schadensbegrenzung bewirken (s. Kap. 12).

5.1.8 Störungen der Aderhautperfusion

Im Angiogramm findet sich bei einem Teil der Patienten mit AMD eine **Verzögerung der Aderhaut-**

perfusion. Von einer verlängerten fluoreszenz-angiographischen Füllung der Aderhaut wird dann ausgegangen, wenn sich in der Transitphase des Angiogramms ein mindestens 5 Papillendurchmesser großes Areal mit sich langsam entwickelnder punkt- bzw. fleckförmiger Aderhautfluoreszenz zeigt. Diese hyperfluoreszenten Punkte verschmelzen erst in der venösen Phase mit der Netzhautzirkulation. Außerdem sind große Aderhautgefäße in der Transitphase vor der Füllung der Choriokapillaris sichtbar (Abb. 5.16).

In Analogie zu histologischen und angiographischen Befunden bei der Sorsby-Fundusdystrophie – einer dominant vererbten Makuladystrophie, die mit ausgedehnten, diffusen Ablagerungen im Bereich der Bruch-Membran einhergeht – wird dies als ein indirekter Hinweis auf das Vorliegen diffuser Drusen im Gegensatz zu den ophthalmoskopisch sichtbaren fokalen Drusen gewertet (Pauleikhoff et al. 1992; Piguet et al. 1992). Wie in Kap. 3 ausgeführt, spielen diffuse Ablagerungen zwischen retinalem Pigmentepithel und Bruch-Membran bei der Pathogenese der altersabhängigen Makuladegeneration eine erhebliche Rolle. Insofern überrascht es nicht, dass Patienten mit verzögerter Aderhautperfusion eine ungünstige Prognose hinsichtlich der Inzidenz visusmindernder Läsionen aufweisen. Überzufällig häufig ist dieser Befund außerdem mit der Entwicklung einer geographischen Atrophie des retinalen Pigmentepithels verbunden (Holz et al. 1994).

5.2 Prognose

Der Verlust der fovealen Funktion ist die entscheidende Gefahr bei der altersabhängigen Makuladegeneration. Oftmals stellt sich sowohl seitens des Augenarztes als auch seitens der Patienten die Frage nach der prognostischen Relevanz der verschiedenen ophthalmoskopisch sichtbaren Veränderungen, um das Risiko für eine Sehverminderung zumindest annähernd einschätzen zu können. Hierzu liegen umfangreiche Daten aus verschiedenen Longitudinalstudien vor. Die oben aufgeführten Manifestationsformen sind dabei mit sehr unterschiedlich ausgeprägtem Risiko für eine erhebliche Minderung des zentralen Sehens verbunden (Tabelle 5.3) (Gass 1973; Hyman et al. 1983; Ferris et al. 1984).

5.2.1 Bilaterale Drusen

Der überwiegende Teil der Patienten, bei denen funduskopisch nur Drusen vorliegen, wird bei der heutigen durchschnittlichen Lebenserwartung nie eine erhebliche Seheinschränkung infolge des Auftretens von Spätstadien der AMD erfahren. Das Risiko für einen Visusverlust bei Patienten mit Drusen in beiden Augen wurde erstmals von Gass untersucht, der bei 9 von 49 Patienten die Entwicklung einer erheblichen Sehverschlechterung in einem Auge während eines Beobachtungszeitraums

 Abb. 5.16.a,b Fluoreszeinangiographischer Befund bei Verzögerung der Aderhautperfusion in der arteriellen Phase (a) und der frühen Transitphase (b) des Angiogramms

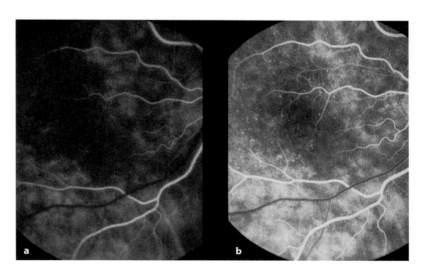

◻ Tabelle 5.3. Wahrscheinlichkeit für das Auftreten einer visusmindernden Form der altersabhängigen Makuladegeneration (bei bilateralen Drusen für beide Augen, bei bereits einseitiger Läsion für das Partnerauge)

	% Jahr
Bilaterale Drusen	Ca. 1– 5
Unilaterale CNV	Ca. 7–12
Unilaterale foveale geographische Atrophie	Ca. 20–30
Unilateraler Riss des retinalen Pigmentepithels	Ca. 30–50

von durchschnittlich 4,9 Jahren beobachtete (Gass 1973). In einer anderen Studie von Smiddy u. Fine (1984) mit 71 Patienten entwickelte sich eine neovaskuläre Makulopathie in 7 Augen von 6 Patienten. Das kumulative Risiko für eine erhebliche Sehverschlechterung über 5 Jahre wurde auf 12,7 % berechnet. In einer anderen Untersuchung (Holz et al. 1994) errechnete sich die kumulative Inzidenz einer Spätform zu 8,55 % nach einem, 16,37 % nach 2 und 23,52 % nach 3 Jahren. Dabei hatten bestimmte Ausprägungsmerkmale der Drusen wie Größe und Konfluenz als auch die Gegenwart fokaler Hyperpigmentationen signifikanten Einfluss auf das Risiko.

Die Interpretation dieser Daten wird dadurch erschwert, dass die Studien auf prävalenten Fällen mit unterschiedlicher Erkrankungsdauer beruhen (Bressler et al. 1988b). Darüber hinaus wurden die Patienten meist aus Spezialambulanzen größerer Kliniken rekrutiert. Dies könnte zu einer Selektion von eher fortgeschrittenen Fällen führen, einer Überschätzung des Risikos bewirken und damit die Übertragbarkeit der Befunde auf die allgemeine Bevölkerung einschränken.

Daten aus größeren Populationsstudien wie der Beaver Dam Eye Studie bestätigen den Einfluss bestimmter Drusenmerkmale auf die Inzidenz von AMD-Spätformen. Letztere traten bei einer jüngsten Bestimmung der Zehnjahresinzidenzen häufiger bei Augen mit weichen, unscharf begrenzten Drusen und pigmentäre Irregularitäten auf als bei Augen ohne diese Veränderungen (15,1 vs. 0,4 % bzw. 20,0 vs. 0,8 %) (Klein et al. 2002).

Zusammengefasst besitzen Patienten mit beidseitigen Drusen im Durchschnitt ein ca. 1- bis 5%iges Risiko für einen Verlust des zentralen Sehens/Jahr.

5.2.2 Einseitige neovaskuläre oder atrophische altersabhängige Makuladegeneration

Verschiedene Studien weisen auf eine Symmetrie in der Ausprägungsform der Erkrankung bei beiden Augen eines Patienten hin (Gass 1973; Hyman et al. 1983; Ferris et al. 1984; Barondes et al. 1986; Bellmann et al. 2002). Werden beide Augen von einer exsudativen oder atrophischen Makulopathie betroffen, resultiert für den betroffenen Patienten eine erhebliche Einschränkung in der Bewältigung des täglichen Lebens und damit der Lebensqualität. Daher ist auch die Prognose des 2. Auges bei Visusverlust in bereits einem Auge von großem Interesse. Dieser Aspekt wurde in verschiedenen Studien beleuchtet (u. a. Roy et al. 1990; Teeters et al. 1973; Bressler et al. 1990; Braun et al. 1993; Strahlmann et al. 1983; Gregor et al. 1977).

Weist ein Auge bereits eine **choroidale Neovaskularisation** auf, liegt das Risiko für das Partnerauge bei ca. 7–12 %/Jahr.

Die Fläche einer **geographischen Atrophie des retinalen Pigmentepithels** vergrößert mit der Zeit um durchschnittlich 5,6 mm² über 2 Jahre (Sunness et al. 1999b). Auch eine Atrophie infolge eines Abflachens einer Pigmentepithelabhebung dehnt sich mit der Zeit aus. Das Ausmaß der Vergrößerung korreliert dabei positiv mit der Ausgangsgröße der Atrophie. In einer Studie von Sunness et al. (1999b) betrug die kumulative Inzidenz einer Erblindung nach gesetzlicher Definition bei initial bilateraler geographischer Atrophie 9 % nach 2 und 17 % nach 4 Jahren.

Mit 30–50 %/Jahr am höchsten liegt das höchste Risiko für das Partnerauge, ebenfalls einen erheblichen zentralen Sehverlust zu erleiden, in Gegenwart eines **einseitigen Risses des retinalen Pigmentepithels.**

Außerdem gibt es eine Reihe von Risikofaktoren, die mit einer höheren Auftretenswahrscheinlichkeit einer visusmindernden Läsion einhergehen (Hochrisikomerkmale). Hierzu zählen die folgenden okulären und extraokulären Faktoren:

- weiche, konfluente Drusen,
- fokale Hyperpigmentationen,
- extrafoveale geographische Atrophie des retinalen Pigmentepithels,
- verzögerte Aderhautperfusion,
- Bluthochdruck,
- Nikotinabusus.

Da große, weiche Drusen ein Hochrisikomerkmal darstellen, und diese, wie jüngere Beobachtungen gezeigt haben, mittels Applikation weniger, energiearmer Laserapplikation im perifovealen Bereich zur Resorption gebracht werden können, wird gegenwärtig in klinischen Studien geprüft, inwieweit hierdurch das Risiko für das Auftreten von choroidalen Neovaskularisation reduziert werden kann (vgl. Kap. 9).

Fazit

Die vorgenannten frühen und späten Manifestationsformen sind keinesfalls spezifisch für die altersabhängige Makuladegeneration. Vermehrte Ablagerungen von extrazellulärem Material zwischen retinalem Pigmentepithel und Bruch-Membran, die funduskopisch als fokale Drusen imponieren können, finden sich auch bei vielen anderen Netzhauterkrankungen. Offensichtlich besitzt die äußere Netzhaut nur eine relativ geringe Anzahl von Reaktionsmöglichkeiten auf eine Vielzahl zugrundeliegender, molekular und zellulär heterogener Schadensmechanismen. Bei der klinischen Einordnung der Befunde sind eine einheitliche Terminologie und eine präzise Differenzierung erstrebenswert, auch weil diese prognostisch relevant und für die Indikationsstellung prophylaktischer oder therapeutischer Maßnahmen bedeutsam sind. Drusen unterliegen dynamischen Veränderungen mit der Zeit und zeigen für den jeweiligen Patienten wie auch die anderen Manifestationsformen eine tendenziell symmetrische Ausprägung. Ihre Gegenwart geht mit einem erhöhten Risiko für die Entwicklung choroidaler Neovaskularisationen, einer Abhebung des retinalen Pigmentepithels oder einer geographischen Atrophie einher. Große, weiche, konfluente Drusen und zusätzliche fokale Hyperpigmentationen weisen auf ein besonders hohes Risiko hin.

Wichtig für gegenwärtige und zukünftige therapeutische Konsequenzen ist die möglichst frühzeitige Diagnose choroidaler Neovaskularisationen. Bei Auftreten von Metamorphopsien, funduskopisch sichtbarer intra- bzw. subretinaler Flüssigeit, Blutungen oder harten Exsudaten sollte zeitnah eine angiographische Abklärung erfolgen.

Literatur

Barondes M, Pauleikhoff D, Chisholm IC, Minessian D, Bird AC (1986) Bilaterality of drusen. Br J Ophthalmol 74:180–187

Bellmann C, Jorzik J, Spital G, Unnebrink K, Pauleikhoff D, Holz FG (2002) Symmetry of bilateral lesions in geographic atrophy in patients with age-related macular degeneration. Arch Ophthalmol 120:579–584

Braun O, Vinding T, Krogh E (1993) Natural course in fellow eyes of patients with unilateral age-related exudative maculopathy. Acta Ophthalmol Copenh 71:398–401

Bressler NM, Bressler SB, Fine SL (1988a) Age-related macular degeneration. Surv Ophthalmol 32:375–83

Bressler NM, Frost L, Bressler SB, Fine SL (1988b) Natural course of poorly defined choroidal neovascularization in macular degeneration. Arch Ophthalmol 106:1537–1542

Bressler SB, Maguire MG, Bressler NM, Fine SL (1990) Relationship of drusen and abnormalities of the retinal pigment epithelium to the prognosis of neovascular macular degeneration. Arch Ophthalmol 108:1442–1447

Brown B, Lovie-Kitchin J (1987) Contrast-sensitivity in central and paracentral retina in age-related macular maculopathy. Clin Exper Optom 7:145–152

Casswell AG, Kohen D, Bird AC (1985) Retinal pigment epithelial detachments in the elderly: classification and outcome. Br J Ophthalmol 69:397–403

Chuang EL, Bird AC (1988) Bilaterality of tears of the retinal pigment epithelium. Br J Ophthalmol. 72:918–920

Ferris FL, Fine SL, Hyman L (1984) Age-related macular degeneration and blindness due to neovascular maculopathy. Arch Ophthalmol 102:1640–1642

Gass JDM (1973) Drusen and disciform macular detachment and degeneration. Arch Ophthalmol 90:206–217

Gass JDM, Jallow S, Davis B (1985) Adult vitelliform macular detachment occurring in patients with basal laminar drusen. Am J Ophthlamol 99:445–459

Gregor Z, Bird AC, Chisholm IH (1977) Senile disciform macular degeneration in the second eye. Brit J Ophthalmol 61:141–147

Holz FG, Wolfensberger TJ, Piguet B, Gross-Jendroska B, Wells JA, Minassian DC, Chisholm IH, Bird AC (1994) Bilateral macular drusen in age-related macular degeneration: prognosis and risk factors. Ophthalmology 101:1522–1528

Holz FG, Gross-Jendroska M, Eckstein A, Hog CR, Arden GB, Bird AC (1995) Colour contrast sensitivity in patients wuth age-related Bruch's membrane changes. German J Ophthalmol 4:336–341

Holz FG, Jorzik J, Schutt F, Flach U, Unnebrink K (2003) Agreement among ophthalmologists in evaluating fluorescein angiograms in patients with neovascular age-related macular degeneration for photodynamic therapy eligibility (FLAP-study). Ophthalmology 110:400–405

Hyman LG, Lilienfeld AM, Ferris FL et al. (1983) Senile macular degeneration: a case control study. Am J Epidemiol 118:213–227

Jorzik JJ, Schmitz-Valckenberg S, Chen J, Unnebrink K, Holz FG, FAM-Study Group (2002) Reticular pseudodrusen and peripapillary atrophy associated with geographic atrophy in advanced ARMD. ARVO, abstract 2517

Klein R, Klein BE, Tomany SC, Meuer SM, Huang GH (2002) Ten-year incidence and progression of age-related maculopathy: The Beaver Dam Eye Study. Ophthalmology 109:1767–1779

Kuhn D, Meunier I, Soubrane G, Coscas G (1995) Imaging of chorioretinael anastomoses in vascularized retinal pigment epithelium detachments. Arch Ophthalmol 113:1392–1398

Maguire P, Vine AK (1986) Geographic atrophy of the retinal pigment epithelium. Am J Ophthalmol 102:621–625

Pauleikhoff D, Barondes MJ, Minessian D, Chisholm IH, Bird AC (1990a) Drusen as risk factors in age-related macular disease. Am J Ophthalmol 109:38–43

Pauleikhoff D, Chen JC, Chisholm IH et al. (1990b) Choroidal perfusion abnormalities in age-related macular disease. Am J Opthalmol 109:211–217

Pauleikhoff D, Zuels S, Sheraidah G, Bird AC (1992) Correlation between biochemical composition and fluorescein binding of deposits in Bruch's membrane. Ophthalmology 99:1548–1553

Piguet BP, Palmvang IP, Chisholm IH, Bird AC (1992) Evolution of age-related macular disease with choroidal perfusion abnormality. Am J Ophthalmol 113:657–663

Roy M, Kaiser-Kupfer M (1990) Second eye involvement in age-related macular degeneration: a four-year prospective study. Eye 4:813–818

Sarks SH, Van Driel D, Maxwell L, Killingsworth M (1980) Softening of drusen ans subretinal neovascularization. Trans Ophthalmol Soc UK 100:414–421

Sarks JP, Sarks SH, Killingworth MC (1988) Evolution of geographic atrophy of the retinal pigment epithelium. Eye 2:552–577

Scilley K, Jackson GR, Cideciyan AV, Maguire MG, Jacobson SG, Owsley C (2002) Early age-related maculopathy and self-reported visual difficulty in daily life. Ophthalmology 109:1235–1242

Smiddy WE, Fine SL (1984) Prognosis of patients with bilateral macular drusen. Ophthalmology 91:271–277

Steinmetz RL, Haimovisi R, Jubb C, Fitzke FW, Bird AC (1993) Symptomatic abnormalities of dark adaptation in patients with age-related Bruch's membrane change. Br J Ophthalmol 77:549–554

Strahlman ER, Fine SL, Hillis A (1983) The second eye of patients with senile macular degeneration. Arch Ophthalmol 101:1191–1193

Sunness JS (1999) The natural history of geographic atrophy, the advanced atrophic form of age-related macular degeneration. Mol Vis 5:25–30

Sunness JS, Gonzalez-Baron J, Applegate CA, Bressler NM, Tian Y, Hawkins B, Barron Y, Bergman A (1999a) Enlargement of atrophy and visual acuity loss in the geographic atrophy form of age-related macular degeneration. Ophthalmology 106:1768–1779

Sunness JS, Gonzalez-Baron J, Bressler NM, Hawkins B, Applegate CA (1999b) The development of choroidal neovascularization in eyes with the geographic atrophy form of age-related macular degeneration. Ophthalmology 106:910–919

Teeters VW, Bird AC (1973) The development of neovascularization of senile disciform macular degeneration. Am J Ophthalmol 76:1–18

The International Age-Related Maculopathy Study Group (1995) An international classification system for ARM. Surv Ophthalmol 39:367–374

Fluoreszenzangiographie bei altersabhängiger Makuladegeneration

R.F. Spaide, N. Eter

Obwohl der Verdacht auf das Vorliegen einer altersabhängigen Makuladegeneration zunächst anhand von Anamnese und funduskopischer Untersuchung des Patienten erhoben werden kann, stellt die Fluoreszenzangiographie das derzeit wichtigste Instrument für eine präzise Diagnosestellung, nähere Charakterisierung und das Monitoring von Therapieeffekten dar. Zwei Fluoreszenzfarbstoffe kommen hierfür in der Augenheilkunde zur Anwendung: Fluoreszein, welches hauptsächlich für die retinale Angiographie verwendet wird, und Indozyaningrün, das in der choroidalen Angiographie zum Einsatz kommt (Spaide 1999; Tittl et al. 1999). Die Fluoreszeinangiographie wurde viel früher entwickelt, und so liegen weiterreichende Erfahrungen hinsichtlich der Korrelation zwischen fluoreszeinangiographischen Befunden und Histopathologie vor. Anwendung und Aussagekraft der Indozyaningrün-(ICG-)Angiographie sind mit der technologischen Entwicklung der bildgebenden Systeme seit einigen Jahren verbessert worden, allerdings bestehen noch Unklarheiten hinsichtlich der Relevanz der gewonnenen Befunde. Dennoch hat die Indozyaningrün-Angiographie vielfältige neue Einsichten in die Pathophysiologie verschiedener Typen choroidaler Neovaskularisationen ermöglicht.

6.1   Eigenschaften von Fluoreszein

Natriumfluoreszein ist ein kleines, sehr gut wasserlösliches Molekül mit einem Molekulargewicht von 376,27. Der Farbstoff wird aus dem Gefäßsystem über die Nieren ausgeschieden, sodass bei Patienten mit Nierenerkrankung die Elimination eingeschränkt sein kann. Das Fluoreszeinmolekül wird durch Licht im Bereich von 465–490 nm, also im blaugrünen Bereich, stimuliert und hierdurch in einen höheren Energiezustand versetzt. Es emittiert daraufhin Fluoreszenz höherer Wellenlänge im Bereich von 520–530 nm und damit einer grünlich-gelben Farbe. In der konventionellen Fluoreszenzangiographiekamera wird ein sog. Exzitationsfilter zwischen Lichtquelle und Lichtaustritt platziert. Das resultierende Blaulicht

stimuliert den Fluoreszeinfarbstoff. Das emittierte gelbgrüne Fluoreszenzlicht passiert wiederum einen Sperrfilter, der das reflektierte Blaulicht absorbiert und nur das gelbgrüne Licht durchlässt. Die resultierende Fluoreszenz wird durch einen Film oder durch eine CCD-Kamera aufgenommen.

Exzitation- und Sperrfilter sind so gewählt, dass wenig Überlappung besteht und somit wenig Fremdlicht auf den Film trifft. Verschiedene Strukturen wie z. B. harte Exsudate oder Drusen an der Papille reflektieren einen hohen Anteil des Exzitationslichtes. Wegen einer kleinen Überlappung der Filtersysteme kann ein Teil dieses reflektierten Lichtes durch den Sperrfilter gelangen und eine sog. „Pseudofluoreszenz" hervorrufen. Auch gibt es Fluorophore in Lipofuszingranula in retinalen Pigmentepithelzellen, die durch das verwendete blaue Exzitationslicht zur Emission angeregt werden. Dieses Phänomen wird als „Autofluoreszenz" bezeichnet (s. Kap. 3).

6.2   Eigenschaften von Indozyaningrün (ICG)

ICG ist ein Tricarbocyanfarbstoff mit einem Molekulargewicht von 775. Es wird durch die Absorption von Infrarotlicht im Bereich von 790–805 nm stimuliert. Der Farbstoff emittiert Fluoreszenzlicht zwischen 825 und 835 nm. Dabei blockiert ein Sperrfilter reflektiertes Licht unterhalb 825 nm. Das retinale Pigmentepithel und die Aderhaut absorbieren bis zu 75 % des blaugrünen Lichtes, welches für die Fluoreszeinangiographie benutzt wird, aber nur bis zu 38 % des Lichtes im nahen infraroten Bereich, das bei der ICG-Angiographie zur Anwendung kommt. Streuungsphänomene sind ebenfalls wellenlängenabhängig, wobei diese bei längeren Wellenlängen ausgeprägter sind als bei kürzeren. Da ICG nahezu im Bereich des infraroten Spektrums absorbiert wird und fluoresziert, ist im Vergleich zur Fluoreszeinangiographie eine bessere Visualisierung von Strukturen durch das RPE, serös-hämorrhagische Flüssigkeiten und flache Blutungen gegeben. Obwohl die Fluoreszenzintensität von ICG unterhalb der von Fluoreszein liegt, erlauben die höhere Transmission von Licht über 800 nm und die hohe intravaskuläre Retention von ICG eine bessere Darstellung der choroidalen vaskulären Architektur im Vergleich zur Fluoreszeinangiographie. Das aufgenommene Bild nach Injektion eines Fluoreszenzfarbstoffs setzt sich aus einer komplexen Interaktion zwischen Farbstoff, vorliegender Pathologie und angewendeter Methode zur Detektion der Fluoreszenz zusammen. Nicht nur die Verwendung unterschiedlicher Wellenlängen, sondern auch andere Eigenschaften, wie z. B. die wesentlich höhere Proteinbindung von ICG-Molekülen, beeinflusst die unterschiedliche Darstellung einer choroidalen Neovaskularisation in der Fluoreszein- bzw. ICG-Angiographie. Etwa 25 % des vaskulären ICG werden pro Minute von der Leber eliminiert.

6.3 Kameras

Im Wesentlichen kommen 2 Kamerasysteme bei der Fluoreszenzangiographie zur Anwendung: Scanning-Laser-Ophthalmoskope oder konventionelle Funduskameras.

Scanning-Laser-Ophthalmoskope arbeiten konfokal, d. h, Fluoreszenzlicht nur einer bestimmten Ebene wird vom Bildsensor erkannt, während Fluoreszenzlicht, welches oberhalb oder unterhalb der Fokusebene entsteht, unterdrückt wird. Hierdurch können eine höhere Bildqualität und ein besserer Kontrast erzielt werden. Ein weiterer Vorteil der Scanning-Laser-Systeme besteht in der Aufnahme von Bildern in Echtzeit in hoher Bildfrequenz. So kann beispielsweise auch die Füllung verschiedener Strukturen im Gefäßsystem choroidaler Neovaskularisationen dargestellt werden (z. B. arterielles „feeder vessel"). Die Identifikation solcher Gefäße ist z. B. auch für eine selektive thermische Koagulation von Bedeutung. In den letzten Jahren wurde eine simultane Fluoreszein- und ICG-Angiographie unter Verwendung eines Scanning-Laser-Ophthalmoskopes möglich (Holz et al. 1998), was eine deutliche Zeitersparnis für Patient und Untersucher bedeutet.

Bei der Verwendung eines Funduskamerasystems werden die Angiogramme auf Film oder eine CCD-Kamera mit PC-Anschluss aufgenommen. Die Bildfrequenz solcher Kameras ist limitiert durch die Dauer der Wiederaufladung der Blitzkondensatoren, die Schnittstelle der CCD-Kamera und die erforderliche Zeit zur Speicherung der Bilder. Die meisten Funduskameras können nicht mehr als 1–2 Bilder/s aufnehmen. Mit solchen Systemen ist es daher praktisch nicht möglich, „feeder

vessels" zuverlässig zu erkennen, ohne multiple Injektionen durchzuführen. Auch haben diese Kameras keine konfokale Optik, sodass jegliche Fluoreszenzquelle mit aufgenommen wird. Andererseits besitzen Funduskameras eine höhere Auflösung als Scanning-Laser-Ophthalmoskope, und die meisten publizierten Studien basieren bislang auf Funduskamerasystemen.

6.4 Patientenaufklärung und Einwilligung

Patienten müssen über die Risiken der Fluoreszeinangiographie aufgeklärt werden. Sowohl die Haut als auch der Urin zeigen eine gelbliche Färbung nach Farbstoffinjektion. Die häufigsten Nebenwirkungen umfassen vorübergehende Übelkeit (ca. 5 %) und Erbrechen sowie Urtikaria (ebenso ca. 5 %) (Fox u. Wood 1957; Kwiterovich et al. 1991). Bei Patienten mit einer positiven Anamnese für solche Nebenwirkungen ist die Wahrscheinlichkeit für deren Wiederauftreten bei erneuter Fluoreszeinangiographie deutlich erhöht (Fox u. Wood 1957). Wenn Übelkeit auftritt, verschwindet diese meist von selbst innerhalb weniger Sekunden. Eine Urtikaria kann z. B. mit Antihistaminika behandelt werden. Schwerwiegendere Nebenwirkungen umfassen Hypotension, Schock und laryngealen Spasmus bis hin zu Todesfällen, welche jedoch extrem selten sind.

Insgesamt sind unerwünschte Nebenwirkungen bei ICG seltener als bei Fluoreszein, was möglicherweise auch auf die höhere Proteinbildung von ICG zurückzuführen ist, wodurch eine Stimulation von Chemorezeptoren weniger wahrscheinlich ist. ICG wurde erstmals 1956 für hepatologische und kardiologische diagnostische Untersuchungen am Menschen zugelassen (Yannuzzi et al. 1986). Daher liegen Erfahrungen nun schon aus über 3 Jahrzehnten hinsichtlich der Nebenwirkungen dieser Substanz vor. Alles in allem handelt es sich um eine sehr gut tolerierte und sehr sichere Substanz. Selbst milde gastrointestinale Störungen, Juckreiz oder Urtikaria sind nach ICG-Injektion sehr selten (Hope-Ross et al. 1994; Obana et al. 1994; Fineman et al. 2001). Auch die Extravasation von ICG ruft bis auf die Verfärbung im Allgemeinen keine Probleme hervor.

Die Inzidenz von Todesfällen nach Fluoreszeininjektion wird in der Literatur mit 1:22.000 und nach ICG mit 1:33.000 angegeben (Kwiterovich et al. 1991). Trotz der guten Verträglichkeit von ICG besteht ein erhöhtes Risiko bei Patienten mit einer Jod- oder Schalentierallergie, Nierenerkrankungen oder Lebererkrankung. Die ICG-Injektionslösung enthält 5 % Jod. Es handelt sich hierbei um anorganisches Jod, und Risiken der Anwendung bei Patienten mit Allergien gegen organisches Jod sind bislang unbekannt. ICG kann die Plazentaschranke nicht passieren. Allerdings wurden bislang keine Untersuchungen hinsichtlich einer fötalen Toxizität durchgeführt (Hope-Ross et al. 1994).

Vor Durchführung der Angiographie sollte eine sorgfältige Anamnese hinsichtlich möglicher Kontraindikationen erhoben und nach eingehender Aufklärung eine schriftliche Einwilligung des Patienten eingeholt werden. Wie bei allen intravenös verabreichten Injektionen müssen eine Notfallausrüstung und entsprechend ausgebildetes Personal vor Ort anwesend sein.

6.5   Aufnahmen vor Farbstoffinjektion

Üblicherweise wird mit nichtdigitalen Funduskameras zunächst eine Aufnahme mit dem Namen des Patienten gewonnen, um später die Zuordnung sicherzustellen. Daraufhin folgen stereoskopische Aufnahmen der Papille und der Makula. Ein stereoskopisches Bildpaar wird am einfachsten gewonnen, indem man die Kamera zunächst links neben der optischen Achse des Auges positioniert und eine Aufnahme macht. Daraufhin wird die Kamera etwas nach rechts von der optischen Achse verschoben und erneut ein Foto geschossen. Bei der Betrachtung eines solchen Bildpaares, beispielsweise mit einem Stereoviewer, kann die vertikale Ausdehnung pathologischer Veränderungen sehr gut beurteilt werden. Dabei ist die wahrgenommene Tiefe der Stereoaufnahmen abhängig von der Vergrößerung der Kamera und dem Ausmaß der Verschiebung der Kameraposition. Um das Ausmaß dieser Verschiebung zu standardisieren, besitzen verschiedene Kameras eine entsprechende mechanische Einrichtung, welche das Ausmaß der Hin- und Herbewegung festschreibt.

Nach Aufnahme der Farbfundusaufnahmen werden bei nichtdigitalen Geräten die Kameras ausgewechselt. Auch bei dem Schwarz-weiß-Film wird zunächst der Name des Patienten aufgenommen. Diese Schritte entfallen selbstverständlich bei digitalen Kameras oder Scanning-Laser-Ophthalmoskop-Systemen. Als nächstes wird wiederum eine Stereoaufnahme beider Makulae mit vorgeschaltetem Grünfilter (sog. „rotfreie" Aufnahmen) gemacht. Die letzte Schwarz-weiß-Aufnahme erfolgt nach Einschaltung des Exzitations- und Sperrfilters zur Detektion möglicher Pseudo- oder Autofluoreszenz.

6.6   Fluoreszeininjektionen

Die beiden häufigsten Applikationsformen von Fluoreszein sind 5 ml einer 10%igen Lösung oder 2 ml einer 25%igen Lösung. Hierbei bestehen hinsichtlich der Bildgebung keine relevanten Unterschiede. Die Fluoreszeinlösung kann über eine mit Pflaster fixierte Butterflykanüle oder eine vorher gelegte Braunüle injiziert werden. Die Injektion erfolgt üblicherweise durch eine antekubitale Vene. Sollte eine solche nicht zugänglich sein, können auch Venen auf dem Handrücken genutzt werden. Der Nachteil der letzteren Lokalisation liegt in einer mitunter höheren Schmerzempfindlichkeit und einer längeren Zeitdauer für die Passage des Farbstoffs.

Die Injektion von Fluoreszein erfolgt gleichmäßig. Mit der Injektion wird der Timer der Kamera gestartet. Bei Auftreten von Übelkeit nach Injektion sollte der Patient aufgefordert werden, mehrere Male tief Luft zu holen, denn diese Symptome sind in aller Regel sehr rasch wieder rückläufig. Obwohl Übelkeit bei ca. 5 % der Patienten auftritt, ist ein Erbrechen sehr selten.

Während der Injektion muss darauf geachtet werden, dass keine Extravasation von Farbstoff auftritt. Sollte dies der Fall sein, ist die Injektion sofort zu stoppen. Üblicherweise wird der Bereich der Extravasation vom Patienten für einige Minuten als schmerzhaft empfunden, wobei diese Symptome durch das Auflegen kalter Kompressen vermindert werden können. Sollte vor Extravasation ca. die Hälfte des Fluoreszeinfarbstoffes korrekt eingelaufen sein, kann die Angiographie trotzdem noch durchgeführt werden. Bei geringerer Applikationsmenge muss möglicherweise noch zusätzlicher Farbstoff durch eine andere Vene injiziert werden oder die Angiographie auf einen neuen Termin verschoben werden.

6.7 Fluoreszein-Technik

Zur Angiographie wird das Raumlicht abgedunkelt. Der Photograph schaut bereits durch seine Kamera und wartet auf den Einstrom des Fluoreszeinfarbstoffs. Bei jüngeren Erwachsenen beträgt das Zeitintervall zwischen Injektion und Auftreten von Fluoreszein in den retinalen Arterien ca. 12 s. Bei älteren Patienten kann dieses Intervall verlängert sein. Mit dem 1. Auftreten der Fluoreszenz im Auge wird eine Serie von Aufnahmen gewonnen. Nach dieser Einstromphase können auch Stereoaufnahmen der Makula und der Papille sowohl des betroffenen als auch des Partnerauges gewonnen werden. Aufnahmen der mittleren Phase werden nach ca. 1–2 min nach Injektion durchgeführt. Nach 5–6 min sollten erneut (Stereo-)Aufnahmen der Makula und Netzhaut aufgenommen werden. Aufnahmen der Spätphase werden nach ca. 15–20 min angefertigt.

6.8 Indozyaningrün-Technik

Farbstoffinjektion und Aufnahmetechnik der ICG-Angiographie gleichen denen der Fluoreszeinangiographie. Auch hier wird eine Serie von Frühphasenaufnahmen gemacht, sobald der Farbstoff erscheint. Aufnahmen der mittleren Phase sollten nach ca. 5 und nach 10 min erfolgen. Spätphasenaufnahmen werden üblicherweise ca. 30 min nach Injektion durchgeführt. Die zeitliche Auflösung gerade in der Frühphase ist im Allgemeinen bei Scanning-Laser-Systemen besser als bei Funduskamerasystemen. Andererseits produzieren Funduskameras bessere Spätphasebilder.

6.9 Interpretation der Fluoreszeinangiographie

Im Serum sind ca. 80 % des Fluoreszeins an Proteine gebunden und 20 % ungebunden. Nur der freie Anteil ist für das Fluoreszenzphänomen im Auge verantwortlich. Es kann frei diffundieren, seine Diffusion wird aber durch eine intakte äußere und innere Blut-Retina-Schranke limitiert.

6.9.1 Füllungssequenzen

Arterielle Phase
Als 1. Struktur im Auge werden ca. 12 s nach Injektion die größeren choroidalen Gefäße sichtbar, ca. 1 s später stellen sich die retinalen Arteriolen dar (◘ Abb. 6.1). Während die Netzhaut von einer einzigen Zentralarterie versorgt wird, füllt sich die Aderhaut durch mehrere Gefäße gleichzeitig. Sobald der Farbstoff die Choriokapillaris erreicht, erhöht sich die Fluoreszenz der Aderhaut erheblich. Dies beruht darauf, dass die Choriokapillaris aus einem Teppich von Kapillaren mit einer großen Oberfläche besteht und diese fenestrierten Kapillaren für Fluoreszein frei permeabel sind. Der Farbstoff tritt dann diffus in das Aderhautgewebe aus und färbt die Bruch-Membran an. Eine weitere Diffusion nach vorn wird durch ein intaktes retinales Pigmentepithel, d. h. durch die äußere Blut-Retina-Schranke, blockiert.

Die Darstellung der retinalen Zirkulation mit der Fluoreszeinangiographie wird durch mehrere Punkte begünstigt:
- sie ist weitgehend zweidimensional,
- sie wird von einem einzigen zentralen Punkt aus gefüllt,
- sie liegt oberhalb des retinalen Pigmentepithels, welches einen kontrastierenden Hintergrund bildet.

Der Farbstoff gelangt jedoch sehr rasch durch die retinalen Gefäße. Eventuell gelingt es dem Fotographen, die Vorbewegung des Fluoreszeins in Bildern der Frühphase zu demonstrieren. Sobald der Farbstoff die kleinen Kapillaren erreicht, verstärkt sich die retinale Fluoreszenz plötzlich sehr. Während es nicht möglich ist, einzelne Gefäße der Choriokapillaris zu differenzieren, können beispielsweise einzelne perifoveale Kapillaren bei klaren Medien sehr gut differenziert werden.

Venöse Füllung
Der Farbstoff erreicht dann die postkapillären Venolen und anschließend die größeren Venen. Dies benötigt bei einem gesunden Erwachsenen nur wenige Sekunden, allerdings kann die Passagezeit vom arteriellen in den venösen Schenkel bei älteren Personen deutlich erhöht sein. Zunächst erscheint der Farbstoff in Venen, die Blut vom posterioren Pol drainieren. Ähnlich wie Autos auf einer Autobahn einfahren, bleibt das neu zufließende Blut,

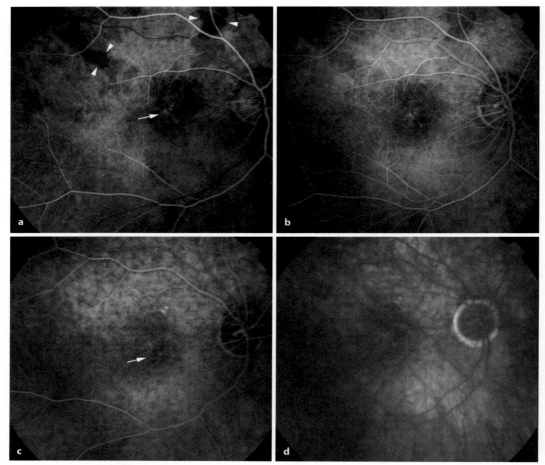

☐ **Abb. 6.1a–d.** Normale Füllung mit Fluoreszein. **a** Die initiale Füllung der Aderhaut ist fleckförmig (*Dreiecke*), die retinalen Arteriolen sind gefüllt. **b** Frühe laminare Füllung der Venolen, **c** mittlere Phase mit unveränderter Größe der fovealen Hyperfluoreszenz, was für einen Fensterdefekt spricht. **d** Die Spätphase zeigt keinen Anhalt für Staining oder Leckageeffekt

welches den Farbstoff enthält, zunächst in den langsamen äußeren Strömungsbereichen innerhalb der Gefäße. Das Blut im zentralen Anteil der Blutsäule, welches die Peripherie drainiert, enthält initial keinen Fluoreszeinfarbstoff. Dies verursacht die sog. „laminare Füllung" der Venen. Diese laminare Füllung kann in Gebieten venöser Kompression wie z. B. im Abflussgebiet eines alten Venenastverschlusses gestört sein. Auch wenn der Abfluss nach dem Verschluss wieder hergestellt ist, verhindern Turbulenzen aufgrund residualer Verengungen eine laminare Füllung.

Rezirkulationsphase

Sobald der Bolus das Auge verlässt, nimmt die gesamte Fluoreszenz des Fundus ab. Kurze Zeit später rezirkuliert der Bolus durch den Blutkreislauf und fließt erneut durch das Auge, wodurch die Fundusfluoreszenz wiederum etwas steigt. Die Phase des Angiogramms innerhalb 1 min nach Injektion wird mitunter auch „Rezirkulationsphase" bezeichnet. Aufnahmen 1–3 min nach Injektion werden als „Mittlere-Phase-Aufnahmen" gekennzeichnet. Nach ca. 5 min erscheint der Fundus sehr viel dunkler als nach der initialen Injektion von Fluoreszein. Von diesem Stadium an spricht man von der sog. „Spätphase".

6.9.2 Die Makula

Das makuläre Areal hat einzigartige Besonderheiten bei der Fluoreszenzdarstellung, die auf seiner besonderen Anatomie beruhen. Das foveale Areal erscheint aus mehreren Gründen dunkler als die umgebende Netzhaut:

- Die Fovea selbst ist avaskulär.
- Das gelbe Makulapigment (Xanthophyll) absorbiert blaues Licht, welches zur Anregung der Fluoreszeinmoleküle in der Angiographie benutzt wird. So gelangt weniger Exzitationslicht zur Stimulation von Fluoreszein in die Schichten hinter dem Makulapigment.
- Die Zellen des retinalen Pigmentepithels sind in der makulären Region höher.
- Sie beinhalten mehr Melanin als Pigmentepithelzellen außerhalb der Makula. Melanin absorbiert sowohl das Exzitationslicht als auch das vom Fluoreszein ausgehende gelbliche Fluoreszenzlicht.

6.9.3 Abweichungen des normalen angiographischen Erscheinungsbildes

Hyperfluoreszenz kann sowohl auf vermehrter Ansammlung von Fluoreszenzfarbstoff/Gewebevolumen als auch auf verbesserter Visualisierung des Fluoreszenzphänomens beruhen. Normalerweise wird die choroidale Fluoreszenz durch das Melanin in der Aderhaut und in den Pigmentepithelzellen sowie durch das Xanthophyllpigment der Makula abgeschwächt. Eine Verminderung jeder dieser Faktoren hat eine stärkere Transmission der Fluoreszenz zur Folge, wobei man in den entsprechenden Arealen von einem „Fensterdefekt" spricht. Der 2. Grund für eine Hyperfluoreszenz liegt in der vermehrten Akkumulation von Fluoreszenzfarbstoff innerhalb pathologisch veränderter Gefäßstrukturen oder im Rahmen einer extravaskulären Leckage. Per Definition wird die Leckage von Fluoreszein in einen gewebefreien Raum als „pooling" und die Leckage in Gewebe als „staining" bezeichnet.

Für eine Hypofluoreszenz gibt es 2 wesentliche Ursachen: Entweder es ist weniger Fluoreszein präsent oder das Fluoreszenzphänomen wird blockiert (◘ Tabellen 6.1 und 6.2).

◘ Tabelle 6.1. Fluoreszeinhyperfluoreszenz bei altersabhängiger Makuladegeneration

Fensterdefekt	Verdünnung oder Atrophie des RPE über Drusen, geographische Atrophie, Riss des RPE
Abnormale Gefäße	Choroidale Neovaskularisation
Leckage	Direkt aus der choroidalen Neovaskularisation oder Leckage durch das RPE
Pooling	Neurosensorische Netzhaut, RPE-Abhebungen
Staining	Narben, Ränder um Lasernarben

◘ Tabelle 6.2. Fluoreszeinhypofluoreszenz bei altersabhängiger Makuladegeneration

Blockierte retinale Fluoreszenz	Glaskörperblutung oder retinale Blutungen
Blockierte Aderhautfluoreszenz	Blutung
	RPE-Hyperplasie
	RPE-Duplikation nach RPE-Riss
Vaskuläre Füllungsdefekte	Atrophie

6.10 Interpretation der Indozyaningrün-Angiographie

Die Phasen des ICG-Angiogramms sind analog zu denen eines Fluoreszeinangiogramms. Die Frühphase zeigt sowohl choroidale als auch retinale Gefäßfüllung, welche parallel, aber nicht exakt phasengleich erscheinen. Der ICG-Farbstoff erscheint zuerst in den choroidalen und dann in den retinalen Arterien. Der Übergang in die venöse Phase vollzieht sich in der Aderhaut schneller als in der Netzhaut. Pathologische Veränderungen erscheinen in der ICG-Angiographie wie im Fluoreszeinangiogramm als Hyper- oder Hypofluoreszenz, allerdings sind zusätzliche Aspekte zu berücksichtigen: Aufgrund der geringeren Absorption des ICG durch Melanin im RPE und in der Aderhaut sowie durch Blut und Exsudate können vaskuläre Strukturen in der Aderhaut besser dargestellt werden als mit der Fluoreszeinangiographie. Diese Eigenschaften waren auch ausschlaggebend für wegweisende pathophysiologische Befunde bei der Chorioretinopathia centralis serosa (CCS) und der polypoiden choroidalen Vaskulopathie (PCV). Choroidale Neovaskularisationen werden üblicherweise zunächst in der Fluoreszeinangiographie diagnostiziert. Die Darstellung von „feeder vessels" gelingt allerdings ausschließlich mit Hilfe der ICG-Angiographie.

6.11 Nichtneovaskuläre altersabhängige Makuladegenerationen

6.11.1 Drusen

Bei harten Drusen ist das RPE zumeist verdünnt, wodurch ein Fensterdefekt in der Angiographie resultiert. Gelegentlich findet man Myriaden kleiner Drusen, die auch als kutikuläre oder basale laminare Drusen bezeichnet werden (◘ Abb. 6.2). In der Fluoreszeinangiographie erscheinen diese als multiple kleine Punkte wie „Sterne am Himmel". Häufig ist dieser Drusentyp mit subretinalen Ablagerungen gelblichen Materials vergesellschaftet und gleicht dann einer pseudovitelliformen Dystrophie.

Die fluoreszeinangiographische Erscheinung weicher Drusen hängt vom Ausmaß der Verdünnung des darüberliegenden RPE und der histochemischen Zusammensetzung der Drusen ab. Ein Überwiegen von Phospholipidbestandteilen gegenüber neutralen Lipiden begünstigt ein „Staining" mit Fluoreszein (Pauleikhoff et al. 1992). Die Zusammensetzung des Drusenmaterials hängt auch vom Alter ab. Während Drusen bei jüngeren Patienten meist ein „Stainingphänomen" in der ICG-Angiographie zeigen, ist dies bei Drusen älterer Patienten nicht der Fall (Arnold et al. 1997).

Größere Drusen stellen sich als umschriebene seröse Abhebungen des RPE dar. Diese Drusen können „aufleuchten", wenn sie funduskopisch mit der Spaltlampe untersucht werden.

Während der Fluoreszeinangiographie nimmt die Fluoreszenzintensität der Drusen ohne Zeichen einer Leckage zunächst zu, jedoch in der Spätphase wieder ab. Seröse Abhebungen des RPE zeigen nach der Injektion von Fluoreszein eine rasch zunehmende Fluoreszenz, wiederum ohne Zeichen von Leckage oder Staining, und eine langsame Abnahme der Fluoreszenz in der Spätphase.

6.11.2 Pigmentveränderungen

Fokale Hyperpigmentationen stellen ein erhöhtes Risiko für die spätere Ausbildung einer choroidalen Neovaskularisation dar. Histopathologisch korrespondieren fokale Hyperpigmentationen mit abgehobenen RPE-Zellen im Subretinalraum. Häufig ist das Autofluoreszenzsignal im Bereich solcher fokaler Hyperpigmentationen erhöht, was darauf hinweist, dass sie Lipofuszin enthalten (Spaide 2003). Darüber hinaus ist die Gegenwart fokaler Hyperpigmentationen häufig assoziiert mit retinalen vaskulären Anastomosen am Partnerauge (Spaide 2003).

Eine weitere Erscheinungsform der Pigmentveränderungen ist die Atrophie. Sie tritt entweder stark ausgeprägt in scharf begrenzten Arealen als „geographische Atrophie" oder schwächer ausgeprägt in weniger scharf begrenzten, granulären Regionen („nichtgeographische Atrophie") auf. Die äußeren Begrenzungen einer geographischer Atrophie sind häufig hyperpigmentiert, wobei in dieser junktionalen Zone häufig vermehrt autofluoreszentes Material aufgrund exzessiver Lipofuszinakkummulationen vorliegen kann (Holz et al. 1999).

Visuelle Funktionsverluste, hervorgerufen durch eine geographische Atrophie, treten in 2 prinzipiellen Formen auf: Entweder als parazentraler Gesichtsfeldverlust durch multiple atrophische Areale um die zentrale Fovea, oder als primärer zentraler Gesichtsfeldverlust bei primärer fovealer Beteiligung.

Im Fluoreszeinangiogramm stellt sich die geographische Atrophie scharf begrenzt mit später Hyperfluoreszenz ohne Zeichen der Leckage dar. Die Hyperfluoreszenz beruht hierbei auf einem sichtbaren Staining tieferer Schichten einschließlich der Aderhaut und der Sklera in Abwesenheit der Blockade durch das darüber liegende melaninhaltige Pigmentepithel. Das angiographische Erscheinungsbild in der Frühphase hängt vom Ausmaß der noch vorhandenen Choriokapillaris ab. Meist zeigt sich eine vermehrte Fluoreszenz in der

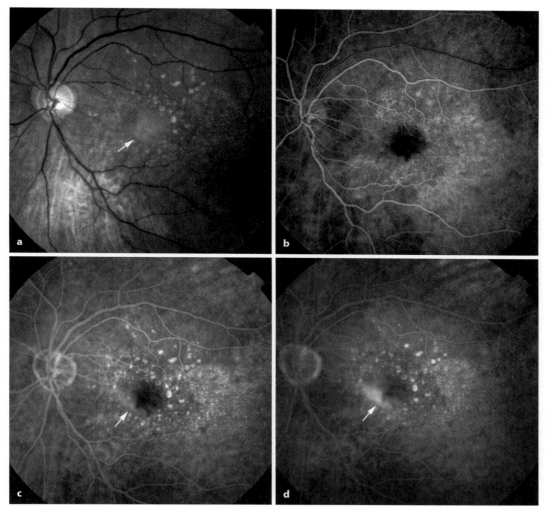

■ **Abb. 6.2a–d.** Basale, laminare Drusen mit einer zentralen vitelliformen Läsion. a Im makulären Bereich Akkumulation von gelblichem Material (*Pfeil*), b in der Frühphase der Fluoreszeinangiographie erkennt man eine Vielzahl kleiner Drusen, welche mit einem Fensterdefekt einhergehen, während das gelbliche Material die Hintergrundfluoreszenz blockiert. c In der mittleren Phase zeigt sich ein geringfügiges Staining des gelblichen Materials mit weiterer Zunahme, sodass in der Spätphase (d) ein ausgeprägtes Staining erkennbar ist

frühen und mittleren Phase. Fortgeschrittenere Formen der Atrophie lassen eine vermehrte Fluoreszenz tiefer, großer choroidaler Gefäße in Abwesenheit der Choriokapillaris erkennen.

Im ICG-Angiogramm zeigt sich hingegen eine korrespondierende Hypofluoreszenz aufgrund der Abwesenheit der Choriokapillaris und des darüberliegenden Pigmentepithels. Letzteres ruft physiologischerweise ein Stainingphänomen in der Spätphase des ICG-Angiogramms hervor.

6.12 Neovaskuläre altersabhängige Makuladegeneration

Das Einwachsen von Gefäßen verursacht komplexe Veränderungen in der Makula, und ein Teil dieser Veränderungen kann mittels Fluoreszenzangiographie erfasst und beurteilt werden. Zunächst wachsen die neugebildeten Gefäße meist im Bereich des inneren Anteils der Bruch-Membran, können dann aber auch durch das retinale Pigmen-

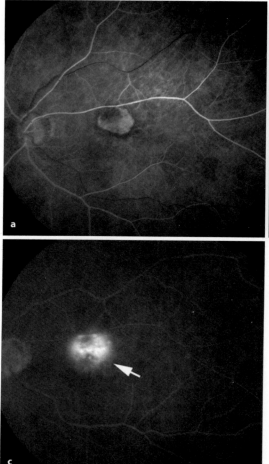

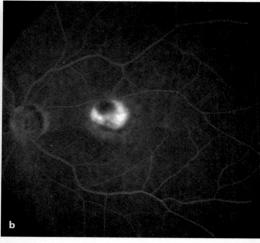

◘ Abb. 6.3a–c. Klassische choroidale Neovaskularisation. **a** Unmittelbar nach Injektion erkennt man eine Hyperfluoreszenz der sich füllenden neovaskulären Gefäße, **b** Leckage von Fluoreszeinfarbstoff der arteriovenösen Phase, **c** die Leckage nimmt im Verlauf des Angiogramms weiter zu, und in der Spätphase ist schließlich soviel Fluoreszein vorhanden, dass die zugrunde liegenden Gefäße nicht mehr abgegrenzt werden können

tepithel in den subretinalen Raum vorwachsen. Das angiographische Erscheinungsbild choroidaler Neovaskularisationen hängt ab von ihrer Lokalisation, ihrer Dichte, dem Reifegrad der neuen Gefäße und der Menge und Art des dazwischen liegenden Gewebes. Das akute Einwachsen von Gefäßen in den inneren Anteil der Bruch-Membran oder in den subretinalen Raum mit nur minimalem begleitendem Gewebe ruft ein Gefäßnetz mit ausgeprägter Hyperfluoreszenz in der Frühphase des Angiogramms hervor. Häufig erkennt man sogar die einzelnen Gefäße dieses Netzes, die dann z. B. die Form eines Wagenrads aufweisen können. Diese Gefäße zeigen eine ausgeprägte Leckage im Verlauf des Angiogramms, welche in den späteren Phasen

die einzelnen Gefäßstrukturen überdeckt. Dieses topographische und zeitliche Muster (frühe Hyperfluoreszenz mit Leckage in der Spätphase) definiert die sog.„klassische choroidale Neovaskularisation" (◘ Abb. 6.3).

Das fluoreszeinangiographische Erscheinungsbild der Membran kann stark beeinflusst werden durch fibrotisches Gewebe und RPE-Anteile. In diesen Fällen sind einzelne Gefäße nicht direkt visualisierbar. Da auf ihre Gegenwart nur durch indirekte Hinweise geschlossen werden kann, wird dieser Typ der choroidalen Neovaskularisation auch als „okkult" bezeichnet (◘ Abb. 6.4). Dabei werden 2 fluoreszeinangiographische Typen der okkulten choroidalen Neovaskularisation unter-

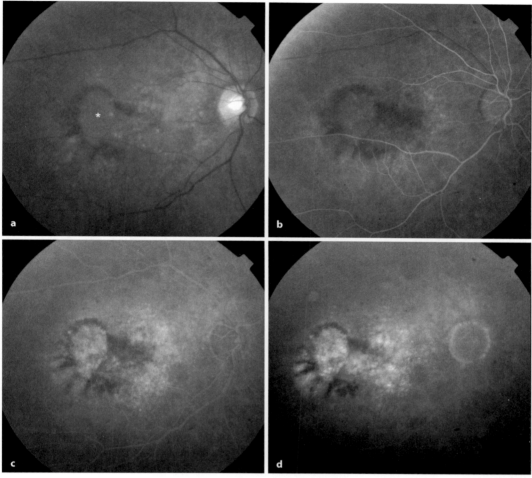

◨ Abb. 6.4a–d. Okkulte choroidale Neovaskularisationen. a Bei diesem Patient liegt eine subretinale Blutung am Rand einer fibrovaskulären Pigmentepithelabhebung vor, b in der Frühphase des Fluoreszeinangiogramms finden sich keine eindeutigen Hyperfluoreszenzen, c in der mittleren Phase dann irreguläre Areale mit Hyperfluoreszenz. d Obwohl die dreidimensionale Erhöhung in dieser Aufnahme nicht gesehen werden kann, war die fibrovaskuläre RPE-Abhebung erhaben, während das davon nasal gelegene Areal flach war. Eine Leckage wird erkennbar im Bereich der gesamten Läsion

schieden (Macular Photocoagulation Study Group 1991), und die Differenzierung hängt von der relativen Abhebung der Läsion ab.

Fibrovaskuläres Wachstum, das zu einer Abhebung des retinalen Pigmentepithels führt, wird als „fibrovaskuläre RPE-Abhebung" bezeichnet. Nach Injektion von Fluoreszein nimmt die Fluoreszenz innerhalb einer solchen Läsion langsam zu und zeigt oftmals ein irreguläres Muster. Die Retention von Farbstoff innerhalb der fibrovaskulären RPE-Abhebung führt zu Stainingeffekten in der Spätphase des Angiogramms. Die Leckage kann zur Hyperfluoreszenz im Bereich der Abhebung, im subretinalen Raum oder sogar innerhalb der Netzhaut führen, und dabei die äußere Begrenzung der Läsion verschleiern.

Die 2. Form der okkulten Neovaskularisation wird als „späte Leckage unklarer Herkunft" bezeichnet. Bei dieser Form der okkulten choroidalen Neovaskularisation findet sich keine oder nur eine geringfügige Hyperfluoreszenz in der Frühphase, und eine Leckage, ausgehend von den nur unscharf abgegrenzten Arealen in der Spätphase des Angiogramms. Die Läsion der „späten Leckage unklarer

Herkunft" ist nicht erhaben wie die der fibrovaskulären Pigmentepithelabhebung.

Die Indozyaningrün-Angiographie erlaubt weitere Möglichkeiten der näheren Charakterisierung choroidaler Neovaskularisationen. Allgemein sind solche Formen, die in der Fluoreszeinangiographie als „klassisch" bezeichnet werden, zunächst in der Indozyaningrün-Angiograpie nicht so eindrucksvoll erkennbar. Die klassische CNV zeigt keine deutliche Leckage in der ICG-Angiographie, was wahrscheinlich mit der höheren Proteinbindung des ICG zusammenhängt. Okkulte

CNV – sowohl fibrovaskuläre RPE-Abhebung als auch späte Leckage unklarer Herkunft – zeigen variable Muster in der ICG-Angiographie. Überraschenderweise könnten solche CNV-Areale, die in der Fluoreszeinangiographie nur sehr schlecht abgrenzbar sind, oftmals in der ICG-Angiographie klar ausgemacht werden. Die meisten Areale okkulter CNV erscheinen als große sog. „plaques" in der ICG-Angiographie. Manchmal finden sich auch kleine umschriebene Areale mit besonders starker Hyperfluoreszenz. Letztere beruhen möglicherweise auf assoziierten polypoidalen choroida-

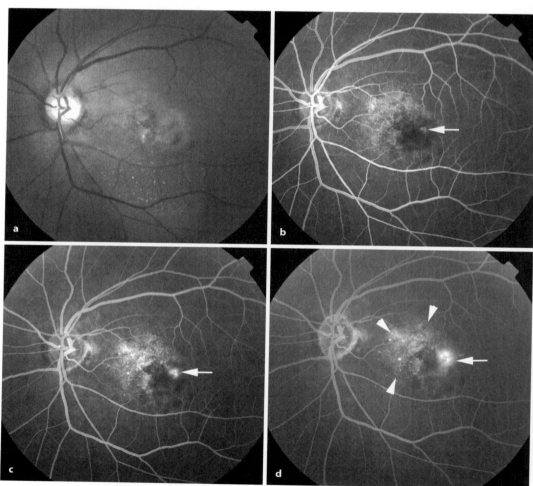

◻ Abb. 6.5a–d. Minimal-klassische CNV. a Rotfreie Aufnahmen des linken Auges zeigen eine serosanguinöse Erhebung der Makula. b–d Der *Pfeil* zeigt ein Areal klassischer choroidaler Neovaskularisationen. Man erkennt hier ein frühe Hyperfluoreszenz mit Leckage im Verlauf des Angiogramms. In der Spätphase (d) findet sich eine irreguläre, punktförmige Hyperfluoreszenz ausgehend von der okkulten CNV am Rande der klassischen CNV. Da die Gesamtläsion vorwiegend aus einer okkulten CNV mit einem klassischen Anteil <50 % besteht, wird hier von einer „minimal klassischen CNV" gesprochen

len Vaskulopathien (Spaide et al. 1995) oder tiefen retinalen vaskulären anomalen Komplexen (Hartnett et al. 1996), welche später in diesem Kapitel beschrieben werden.

Häufig besitzt eine neovaskuläre Läsion sowohl klassische als auch okkulte Anteile (◻ Abb. 6.5). In diesem Fall wird die relative Größenausdehnung der Anteile zur näheren Charakterisierung benutzt. Falls eine Läsion 75 % klassisch und 25 % okkult ist, wird beispielsweise von einer überwiegend klassischen Membran gesprochen. Ist die Läsion 25 % klassisch und 75 % okkult, wird von überwiegend okkulter CNV gesprochen. Daraus ergäbe sich allerdings u. a. ein Problem, wenn eine Läsion beispielsweise 25 % klassisch ist und die restlichen 75 % aus maskierendem Blut im Angiogramm bestehen. Da eine Blutung nicht als okkulte CNV zu interpretieren ist, könnte eine solche Läsion nicht als vorwiegend okkult klassifiziert werden. Deswegen werden Läsionen mit klassischen Anteilen <50 % des gesamten Bereichs als „minimal klassische CNV" bezeichnet.

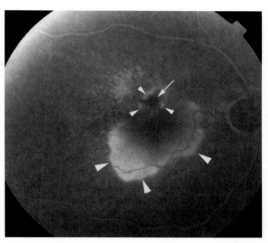

◻ Abb. 6.6. Abhebung des retinalen Pigmentepithels. Bei diesem Patienten wurde in der Vergangenheit eine Laserphotokoagulation einer CNV durchgeführt, was zu einer atrophischen Narbe führte. Es zeigen sich ein Rezidiv einer klassischen CNV (*Pfeilspitzen*) und eine große Abhebung des retinalen Pigmentepithels (*große Pfeilspitzen*)

6.13 Weitere Befunde im Rahmen einer neovaskulären altersabhängigen Makuladegeneration

6.13.1 Abhebungen des retinalen Pigmentepithels

Obwohl RPE-Abhebungen auch im Zusammenhang mit nichtneovaskulärer AMD auftreten können, sind doch die meisten mit einer choroidalen Neovaskularisation assoziiert. Dabei kann die Assoziation prinzipiell in zweierlei Weise bestehen (◻ Abb. 6.6):

- RPE-Abhebungen mit einer Einkerbung besitzen in der Regel eine okkulte CNV genau an dieser Stelle.
- Weitere Hinweise für das Vorliegen einer okkulten CNV sind das Vorhandensein von Blut oder anderem exsudativen Material in der RPE-Abhebung, eine irreguläre Vorwölbung der Abhebung, subretinales Blut, harte Exsudate am Rand der Abhebung, fluoreszeinangiographische Hinweise auf eine benachbarte fibrovaskuläre RPE-Abhebung, späte Leckage unklarer Herkunft oder eine irreguläre heterogene Füllung der RPE-Abhebung.

Choroidale Neovaskularisationen sind im Allgemeinen schwer durch eine RPE-Abhebung zu visualisieren, was sowohl mit dem Melaningehalt des RPE als auch mit der raschen Akkumulation von Fluoreszein zusammenhängt. Deswegen wurden in Studien zur Behandlung choroidaler Neovaskularisationen oftmals Patienten mit großen RPE-Abhebungen ausgeschlossen. Eine Möglichkeit, das Ausmaß einer zugrundeliegenden CNV in Gegenwart einer RPE-Abhebung näher zu bestimmen, ist die ICG-Angiographie, welche weder durch das RPE-Melanin noch durch die Leckage in den subpigmentepithelialen Raum beeinträchtigt ist. Die ICG-Angiographie von Abhebungen mit umschriebenen Einkerbungen am Rand stellt in der Regel die involvierte CNV gut dar. Die ICG-Angiographie großer Pigmentepithelabhebungen ohne Einkerbungen geht oftmals mit einer Plaquehyperfluoreszenz durch die zugrundeliegende CNV einher.

6.13.2 Einriss des retinalen Pigmentepithels

Die Abhebung des retinalen Pigmentepithels unterliegt zahlreichen mechanischen Kräften, wobei die größte Belastung am Übergang von Pigmentepithelabhebungen zu normalem Pigmentepithel besteht. Der Radius der Kurvatur ist hier am geringsten, weshalb – basierend auf dem La-Place-Gesetz – die angreifenden Kräfte hier am größten sind. Hydrostatischer Druck innerhalb der Abhebung und die Kontraktion der Neovaskularisation tragen zusätzlich zu einer Belastung des RPE bei. Als Folge kann es zu einem Riss des retinalen Pigmentepithels kommen (◘ Abb. 6.7). Obwohl solche Risse spontan auftreten können, werden sie auch

nicht selten nach Intervention mit thermischer Laserkoagulation oder photodynamischer Therapie beobachtet. Die abgehobene Schicht des Pigmentepithels rollt sich typischerweise zur Neovaskularisation hin ein, woraus ein Areal blanker Bruch-Membran resultiert. Es wird angenommen, dass dieses Areal von proliferierenden Pigmentepithelzellen wieder überwachsen wird, welche jedoch meist keine Melaningranula im Zytoplasma aufweisen. Infolgedessen zeigt sich hier in der Fluores-

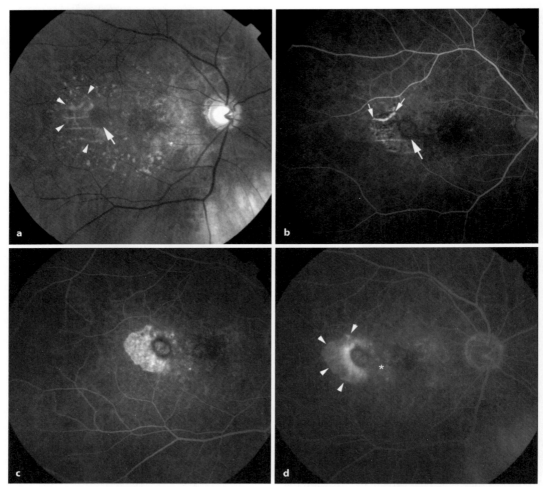

◘ **Abb. 6.7a–d.** Riss des retinalen Pigmentepithels. **a** Rotfreie Aufnahmen zeigen RPE-Risse nicht besonders gut, die Pfeilspitzen markieren ein Areal mit geringerer Pigmentierung, in dem die darunter liegenden choroidalen Gefäße sichtbar sind. Der *Pfeil* weist auf ein Areal mit vermehrter Pigmentierung. **b** Kurz nach der Injektion von Fluoreszeinfarbstoff sind die großen choroidalen Gefäße im Rissareal klar abzugrenzen. Daran an-

grenzend zeigt sich ein hypofluoreszenter Bereich, in dem die darunter liegende CNV maskiert wird. **c** In der mittleren Phase des Angiogramms ist das Rissareal hyperfluoreszent ohne Hinweise auf Leckage. **d** Diese Hyperfluoreszenz persistiert in der Spätphase des Angiogramms (*Pfeilspitzen*). Man erkennt eine Leckage als Hinweis auf eine okkulte CNV (*Stern*)

zeinangiographie eine scharf begrenzte Hyperfluoreszenz ohne Leckage. Im Bereich des eingerollten Pigmentepithels besteht eine ausgeprägte Blockade der Aderhautfluoreszenz.

6.13.3 Retinale vaskuläre Beteiligung am exsudativen Prozess

Obwohl historische Bildatlanten retinaler Erkrankungen retinale vaskuläre Anastomosen assoziiert mit choroidalen Neovaskularisationen zeigen, hat sich ein weitergehendes Interesse hierfür erst in der letzten Zeit entwickelt. Es gibt verschiedene Möglichkeiten, wie die retinalen Gefäße an dem exsudativen AMD-Prozess partizipieren (■ Abb. 6.8). Bei einem kleinen Teil der Patienten scheinen Netzhautgefäße in die tieferen Schichten der neurosensorischen Netzhaut einzutauchen und eine vaskuläre Proliferation unabhängig von den Aderhautgefäßen zu initiieren. In gewisser Weise ahmen solche Gefäße jene nach, die im Rahmen idiopathischer juxtafovealer Teleangiektasien vorkommen. Solche proliferierenden retinalen Gefäße treten häufig in

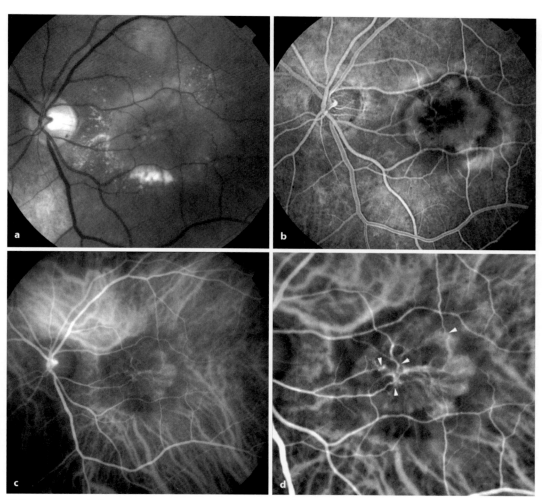

■ Abb. 6.8a–c. Retinale Anastomose zur exsudativen Läsion. a Bei diesem Patient lag eine intraretinale Blutung mit offenkundiger vaskulärer Anastomose zur subretinalen vaskulären Proliferation vor. b Diese Anastomose ist in der Fluoreszein-angiographie weniger gut zu sehen als bei der biomikroskopischen Untersuchung. c Im ICG-Angiogramm ist die anastomotische Veränderung gut erkennbar (*Pfeilspitzen* in d)

Augen mit fokalen Hyperpigmentationen auf. Andere Zeichen für eine retinale vaskuläre Proliferation sind retinale vaskuläre Teleangiektasien, Punktblutungen innerhalb der Netzhaut, rechtwinklige Venen und Arterien, Pigmentepithelabhebungen und Mikroaneurysmen. Solche Läsionen wurden erstmals von Hartnett et al. (1996) als „tiefe retinale vaskuläre anomale Komplexe" (RVAC, deep retinal vascular anomalous complexes) beschrieben. Später wurde von anderen Autoren der Begriff „retinale angiomatöse Proliferationen" verwendet (Yannuzzi et al. 2001). Aufgrund fast fehlender Leckage und besserer bildgebender Systeme können RVAC und retinale choroidale Anastomosen oftmals besser mit der ICG-Angiographie als mit der Fluoreszeinangiographie dargestellt werden. Patienten mit RVAC entwickeln oftmals gleichzeitig eine typische CNV, welche schließlich mit dem RVAC-Komplex anastomosieren kann (Slakter et al. 2000). Obwohl noch nicht häufig publiziert, gibt es zahlreiche Hinweise, dass Patienten mit retinaler vaskulärer Beteiligung eine besonders ungünstige Prognose nach thermischer Laserkoagulation und photodynamischer Therapie aufweisen.

6.13.4 Blockierte Fluoreszenz

Blut und Exsudationen können eine Verdickung hervorrufen, welche am besten mittels stereoskopischer Untersuchung des Angiogramms beurteilt werden kann. Die Akkumulation von exsudativem Material, welche die Darstellung darunter liegender potenziell hyperfluoreszenter Strukturen verhindert, wird auch als „blockierte Fluoreszenz" bezeichnet. Dies bedeutet allerdings nicht, dass eine blockierte Fluoreszenz als okkulte CNV betrachtet werden soll. Eine CNV-Läsion kann aus mehreren Komponenten zusammengesetzt sein, von denen nicht alle neovaskulär sind. Bei Vermessung der Läsionsgröße werden Blut und sonstige „blockierte Fluoreszenz" häufig mit eingeschlossen.

6.14 Disziforme Narbe

Die natürliche Evolution choroidaler Neovaskularisationen führt mit der Zeit zu einem immer größer werdenden fibrotischen Anteil mit Rückgang der Gefäße. Das Endstadium wird dann als „disziforme" Narbe bezeichnet, obwohl verschiedene Studien abweichende Definitionen, basierend auf der Fluoreszeinangiographie, eingeführt haben.

6.15 Auswertung im Hinblick auf eine Therapie

Im 1. Schritt hinsichtlich der Beurteilung einer Behandlungsmöglichkeit des Patienten ist zu entscheiden, ob eine choroidale Neovaskularisation vorliegt. Dies ist in aller Regel nicht schwierig. Eine wichtige Differenzialdiagnose in diesem Zusammenhang stellt die Chorioretinopathia centralis serosa dar (Spaide et al. 1996), welche bei älteren Patienten eine okkulte CNV simulieren kann. Die ICG-Angiographie ist hierbei hilfreich (◘ Abb. 6.9). Die Chorioretinopathia centralis serosa zeigt charakteristische multifokale Areale mit vermehrter Permeabilität choroidaler Gefäße in der mittleren Phase des ICG-Angiogramms, die in der Spätphase verlaufen. Demgegenüber weist eine okkulte CNV ein unifokales Stainingareal auf, welches in der Spätphase des Angiogramms deutlicher wird. Ist die Entscheidung hinsichtlich des Vorliegens einer Neovaskularisation getroffen, bestehen die nächsten Schritte in der Bestimmung von Lokalisation und Typ der Neovaskularisation.

6.15.1 Lokalisation der CNV

Es ist oftmals hilfreich, zur Erfassung der genauen Ausdehnung der Läsion (inkl. Blut oder blockierter Fluoreszenz) sich mittlere- und Spätphasen im Angiogramm anzusehen. Nach Beurteilung der gesamten Ausdehnung wird die Läsion hinsichtlich ihrer Lokalisation betrachtet. Dabei geht es in der Regel im Wesentlichen darum, ob die Ausdehnung die Fovea mit einbezieht oder nicht. Gleichwohl nicht alle Patienten exakt im Zentrum der Fovea fixieren, wird aus Konvention das geometrische Zentrum der fovealen avaskulären Zone als wichtiger Markstein betrachtet. Eine Ausdehnung der CNV unter das geometrische Zentrum bedeutet, dass eine „subfoveale" CNV vorliegt.

6.15.2 Neovaskularisationstyp

In der Fluoreszeinangiographie wird die vaskuläre Läsion nach ihrem Typ klassifiziert. Die wesent-

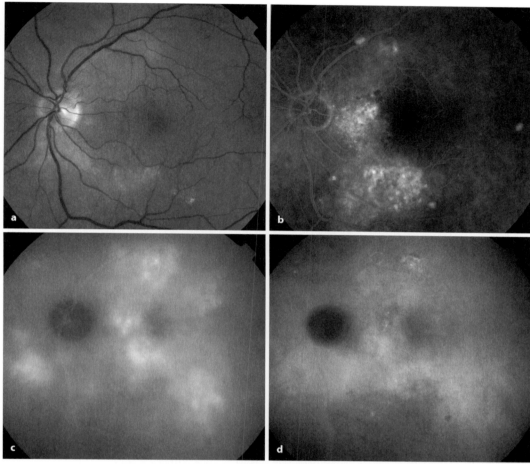

■ Abb. 6.9a–c. Chorioretinopathia centralis serosa (CCS). Diese Netzhauterkrankung kann eine okkulte CNV bei älteren Patienten simulieren. a Bei diesem Patienten liegt eine exsudative Abhebung der makulären neurosensorischen Netzhaut mit Pigmentepithelveränderungen und harten Exsudaten vor. b Man erkennt eine granuläre Hyperfluoreszenz mit irregulärer Leckage, was differenzialdiagnostisch an eine okkulte CNV denken lässt. c Ein häufiges und wesentliches Merkmal der CCS sind multifokale Areale mit vermehrter choroidaler vaskulärer Hyperpermeabilität, die wie Wolken in der mittleren Phase des ICG-Angiogramms aussehen. In der Spätphase (d) ist im Gegensatz zur okkulten CNV kaum ein Staining erkennbar

lichen Typen sind klassisch, überwiegend klassisch, minimal klassisch und okkult. Patienten mit okkulten oder minimal klassischen Läsionen können dann mittels ICG-Angiographie weiter evaluiert werden. Dabei kann ggf. eine polypoidale choroidale Vaskulopathie diagnostiziert werden, welche besser auf eine photodynamischen Therapie anspricht (■ Abb. 6.10 und ■ Abb. 6.11) (Spaide et al. 2002). Ebenfalls sollte nach einer Beteiligung retinaler Gefäße an der neovaskulären Läsion gesucht werden. Wie oben ausgeführt bestehen zahl-

reiche Hinweise, dass die Gegenwart einer retinalen vaskulären Beteiligung am exsudativen Prozess mit einer ungünstigen Prognose einhergeht.

6.15.3 Angiographie behandelter Läsionen

Nachdem Typ und Lokalisation der CNV bestimmt wurden, wird die Entscheidung über die Behandlung getroffen. Das Angiogramm wird während

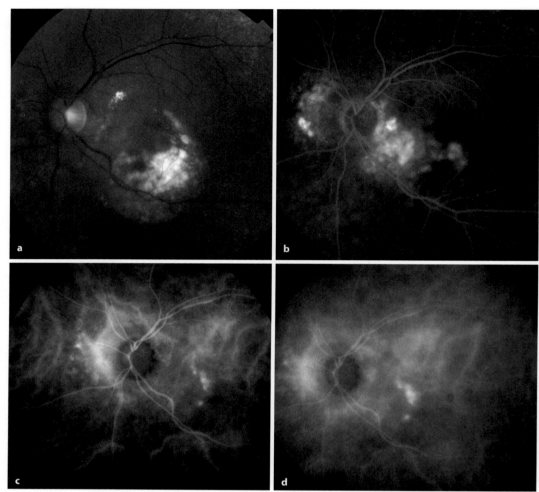

◘ Abb. 6.10a–c. Polypoidale choroidale Vaskulopathie (PCV).
a Bei diesem Patienten liegt eine große exsudative Läsion mit
Einbeziehung der Makula vor. b Die Fluoreszeinangiographie
zeigt eine noduläre Veränderung. c, d Die größeren vaskulären
Kanäle wie auch die aneurysmatischen Dilatationen sind im
ICG-Angiogramm sehr gut erkennbar

der Laserbehandlung – thermisch oder photodyna-
misch – auf einem Monitor oder einem Ausdruck
demonstriert. Nach der Lasertherapie können
postoperative Aufnahmen gewonnen werden, um
Vergleiche mit dem angiographischen Befund und
dem gelaserten Areal durchzuführen. Dies ist heute einfach mit der Überlagerung digitaler Aufnahmen möglich. Damit kann die Gefahr verringert
werden, dass Anteile der neovaskulären Membran
versehentlich nicht gelasert wurden.

6.16   Nachbeobachtung

6.16.1 Thermische Laserkoagulation

Im Allgemeinen ist es sinnvoll, Augen, bei denen
eine thermische Laserkogulation einer CNV
durchgeführt worden ist, 2 Wochen nach Behandlung biomikroskopisch und fluoreszeinangiographisch zu untersuchen. Bei erfolgreicher Behandlung ist die subretinale Flüssigkeit nach 2 Wochen
meist vollständig absorbiert. Noch vorhandene
hyperfluoreszente Areale würden auf eine Persis-

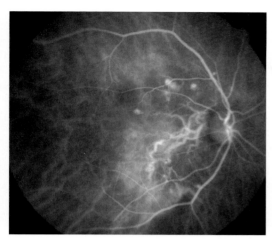

◘ Abb. 6.11. Polypoidale choroidale Vaskulopathie. Hier ist ein sehr ausgeprägter Befund wiedergegeben mit multiplen großen vaskulären Kanälen und aneurysmatischen Dilatationen am äußeren Rand der vaskulären Läsion

tenz der Neovaskularisation hinweisen, sodass ggf. eine Ergänzung der Laserkoagulation notwendig wäre. Die Patienten sollten 4 Wochen nach der Behandlung erneut biomikroskopisch und angiographisch untersucht werden. Jegliche dann noch vorhandene subretinale Flüssigkeit würde ebenfalls auf persistierende neovaskuläre Anteile hindeuten. Zumeist stellen sich solche persistierenden CNV-Anteile als Hyperfluoreszenz am Rand der behandelten Läsion dar. Idealerweise zeigt die Angiographie eine laserinduzierte Atrophie mit Hypofluoreszenzen in der Früh- und mittleren Phase des Angiogramms. Spätes Staining v. a. im Zentrum ohne Beteiligung der Randbereiche bedeutet nicht notwendigerweise, dass eine erneute Laserbehandlung erforderlich wäre.

Rezidive einer Neovaskularisation werden als neu gewachsene Gefäße mit einem Abstand von 6 oder mehr Wochen zur ursprünglichen Laserbehandlung definiert. Dabei können verschiedene Muster beobachtet werden. So kann ein fokales Areal mit Hyperfluoreszenz am Rand des zuvor behandelten Bereichs auftreten. Es kann aber auch ein weniger klar erkennbares Areal mit okkulter CNV ebenfalls von der ursprünglich behandelten Laserstelle ausgehen. Letzteres würde sich als fleckige Hyperfluoreszenz mit oder ohne Verdickung des RPE darstellen. Schließlich können ophthalmoskopische Hinweise auf Exsudationen wie z. B. Blut oder harte Exsudate bestehen.

Typischerweise wachsen Rezidive am fovealen Rand der Lasernarbe. Solche Rezidive können gelegentlich erneut mit thermischer Laserbehandlung behandelt werden. Sollte sich das Areal allerdings bereits unter die Fovea ausgedehnt haben, könnten andere Behandlungsformen erforderlich werden.

6.16.2 Photodynamische Therapie

Eine Woche nach PDT erscheint der Bereich der ursprünglichen Neovaskularisation im Angiogramm typischerweise dunkel (Schmidt-Erfurth et al. 2002). Dies resultiert wahrscheinlich aus einer Kombination von Nicht- bzw. Minderperfusion der Gefäße und Blockadeeffekten. Interessanterweise zeigen Augen mit einer retinalen vaskulären Beteiligung an der choroidalen Neovaskularisation nach einer Woche oftmals kein Nichtperfusionsbild.

Im weiteren Verlauf nach PDT zeigt eine Läsion typischerweise zunächst wieder eine Perfusion größerer Gefäße und später – nach weiteren Tagen oder Wochen – auch kleinerer Gefäße (Schmidt-Erfurth et al. 2002). Dies begünstigt die Behandlungsmethode der „Feeder-vessel-Koagulation", d. h. die thermische Laserkoagulation zuführender Gefäße zur Verhinderung der weiteren Reperfusion.

Die meisten Patienten zeigten eine Reperfusion nach 6 Wochen nach PDT. Nach 3 Monaten Beobachtungszeit zeigten 90 % der Patienten in der TAP-Studie eine Leckage des ursprünglich neovaskulären Komplexes und wurden wieder behandelt. Dabei ist das Wiedererscheinen der neovaskulären Gefäße nicht unerwartet, da mit der PDT die Gefäße niemals tatsächlich zerstört wurden. Aus diesem Grund spricht man auch beim Auftreten einer Leckage 3 Monate nach PDT nicht von einem Rezidiv.

Im Allgemeinen werden die Läsionen mit jeder erneuten Behandlung kleiner und zeigen eine geringere Leckage. Das Ziel der Behandlung ist eine Modulation des neovaskulären Komplexes, der weiter perfundiert wird, jedoch nicht mehr leckt. Tritt keine Leckage mehr auf, ist eine weitere PDT zunächst nicht notwendig. Als Intervalle zur erneuten Untersuchung wurden in der TAP- und VIP-Studie 3 Monate vorgeschlagen (TAP-Study 1999; Photodynamic Therapy Study Group 2001). In der klinischen Routine können die Patienten natürlich auch in kürzeren Intervallen wieder gesehen werden. Falls beispielsweise eine fragliche Leckage vorliegt, kann erwogen werden, die Patienten bereits nach 6 Wochen wieder einzubestellen, um zu sehen, ob tatsächlich eine Leckage vorliegt. In letzterem Falle würde dann eine erneute PDT durchgeführt. Gegenwärtig wird untersucht, ob eine frühere Wiederbehandlung mittels PDT mit einer günstigeren funktionellen Prognose einhergeht.

Literatur

Arnold JJ, Quaranta M, Soubrane G et al. (1997) Indocyanine green angiography of drusen. Am J Ophthalmol 124:344–356

Fineman MS, Maguire JI, Fineman SW, Benson WE (2001) Safety of indocyanine green angiography during pregnancy: a survey of the retina, macula, and vitreous societies. Arch Ophthalmol 119:353–355

Fox IJ, Wood EH (1957) Application of dilution curves recorded from the right side of the heart or venous circulation with the aid of a new indicator dye. Proc Mayo Clin 32:541

Hartnett ME, Weiter JJ, Staurenghi G, Elsner AE (1996) Deep retinal vascular anomalous complexes in advanced age-related macular degeneration. Ophthalmology 103:2042–2053

Holz FG, Bellmann C, Rohrschneider K et al. (1998) Simultaneous confocal scanning laser fluorescein and indocyanine green angiography. Am J Ophthalmol 125:227–236

Holz FG, Bellmann C, Margaritidis M et al. (1999) Patterns of increased in vivo fundus autofluorescence in the junctional zone of geographic atrophy of the retinal pigment epithelium associated with age-related macular degeneration. Graefes Arch Clin Exp Ophthalmol 237:145–152

Hope-Ross M, Yannuzzi LA, Gragoudas ES et. al. (1994) Adverse reactions due to indocyanine green. Ophthalmology 101:529–533

Kwiterovich KA, Maguire MG, Murphy RP et al. (1991) Frequency of adverse systemic reactions after fluorescein angiography. Results of a prospective study. Ophthalmology 98:1139–1142

Macular Photocoagulation Study Group (1991) Subfoveal neovascular lesions in age-related macular degeneration. Guidelines for evaluation and treatment in the macular photocoagulation study. Arch Ophthalmol 109:1217–1218

Obana A, Miki T, Hayashi K et al. (1994) Survey of complications of indocyanine green angiography in Japan. Am J Ophthalmol 118:749–753

Pauleikhoff D, Zuels S, Sheraidah GS et. al. (1992) Correlation between biochemical composition and fluorescein binding of deposits in Bruch's membrane. Ophthalmology 99:1548–1553

Photodynamic Therapy Study Group (2001) Verteporfin therapy of subfoveal choroidal neovascularization in age-related macular degeneration: two-year results of a randomized clinical trial including lesions with occult with no classic choroidal neovascularization – verteporfin in photodynamic therapy report 2. Verteporfin In Photodynamic Therapy Study Group. Am J Ophthalmol 131:541–60

Schmidt-Erfurth U, Michels S, Barbazetto I, Laqua H (2002) Photodynamic effects on choroidal neovascularization and physiological choroid. Invest Ophthalmol Vis Sci 43:830–841

Slakter JS, Yannuzzi LA, Schneider U et al. (2000) Retinal choroidal anastomoses and occult choroidal neovascularization in age-related macular degeneration. Ophthalmology 107:742–753

Spaide RF (1999) Fluorescein angiography. In: Spaide RF (ed) Diseases of the retina and vitreous. Saunders, Philadelphia, pp 29–38

Spaide RF (2003) Fundus autofluorescence and age-related macular degeneration. Ophthalmology 110:392–399

Spaide RF, Yannuzzi LA, Sperber D, Sugin S, Slakter J, Orlach DA (1995) Indocyanine green videoangiography in idiopathic polypoidal choroidal vasculopathy. Retina 15:100–110

Spaide RF, Hall L, Haas A et al. (1996) Indocyanine green videoangiography of older adults with central serous chorioretinopathy. Retina 16:203–213

Spaide, RF, Donsoff I, Lam DL et al. (2002) Treatment of polypoidal choroidal vasculopathy with photodynamic therapy. Retina 22:529–535

Tittl MK, Slakter JS, Spaide RF, Sorenson J, Guyer D (1999) Indocyanine green videoangiography. In: Spaide RF (ed) Diseases of the retina and vitreous. Saunders, Philadelphia, pp 39–46

Treatment of age-related macular degeneration with photodynamic therapy (TAP) study group (1999) Photodynamic therapy of subfoveal choroidal neovascularization in age-related macular degeneration with verteporfin. One-year results of 2 randomized clinical trial-TAP report 1. Arch Ophthalmol 117:1329–1345

Yannuzzi LA, Rohrer KT, Tindel LJ et al. (1986) Fluorescein angiography complication survey. Ophthalmology 93:611–617

Yannuzzi LA, Negrao S, Iida T et al. (2001) Retinal angiomatous proliferation in age-related macular degeneration. Retina 21:416–434

Funktionsprüfungen der Makula

E. Zrenner, M.W. Seeliger, J. Reinhard

7.1 Relation von Morphologie und Funktion der Makula

Die menschliche Makula und ihr Zentrum, die Foveola, ist das leistungsfähigste sensorische Organ des Menschen für die räumlich differenzierende Wahrnehmung und Objekterkennung. Dies gründet sich auf die hohe Dichte der Photorezeptoren von durchschnittlich mehr als 200.000 Zapfen/ mm². Wie in ◘ Abb. 7.1 dargestellt, ist die Sehschärfe für Einzeloptotypen bei bester optischer Abbildung eng mit der Zapfendichte korreliert (Curcio et al. 1990). Um flüssig lesen zu können, ist ein Gesichtsfeld von mindestens 4° horizontal und 2° vertikal erforderlich. Wie ebenfalls in ◘ Abb. 7.1 dargestellt, ist für Zeitungsdruck (ohne vergrößernde Hilfsmittel) eine Sehschärfe von 0,4 und eine Zapfendichte von ca. 20.000/mm² erforderlich. Kommt es also zu einem genetisch bedingten oder erworbenen Untergang von Zapfen, sind – entsprechend der Aufgaben der Zapfen im Netzhautzentrum und ihrer Verteilung – folgende Funktionen betroffen:

- Sehschärfe wegen herabgesetzter Zapfendichte,
- Lesefähigkeit, wenn Skotome im oben genannten minimalen Lesefeld auftreten,
- Gesichtsfeld wegen lokaler Ausfälle kleiner Zapfenpopulationen,
- zentrale Lichtunterschiedsempfindlichkeit (LUE) wegen der reduzierten räumlichen Integrationsfähigkeit von hellen Flächen,
- Farbunterschiedsempfindlichkeit wegen der Ausdünnung des Mosaiks von rot-, grün- und blauempfindlichen Zapfen,
- Kontrastsehen wegen der Auflockerung der rezeptiven Felder.

An diesen Störungen müssen sich auch die subjektiven und objektiven Funktionsprüfungen orientieren.

7.2 Subjektive Funktionsprüfungen

7.2.1 Sehschärfe und Lesevisus

Für eine Beschreibung der Funktion der Makula ist die Bestimmung der Sehschärfe mit Landolt-Ringen etc. für die Ferne bei vollem Refraktionsausgleich nicht ausreichend, da hierbei nur Einzeloptotypen auf einer kleinen Fläche im Bereich der Foveola geprüft werden. Um die Makulafunktion wirklich zu beschreiben, muss auch der Lesevisus mit einer standardisierten Tafel (Birkhäuser-Tafel oder bei stark herabgesetzter Sehschärfe auch die Low-vision-Sehtafel von Zeiss) geprüft werden. Da für flüssiges Lesen ein einigermaßen intaktes Zapfenmosaik mit einer Ausdehnung von 4° vertikal und 2° horizontal erforderlich ist, mag ein Patient mit starker konzentrischer Gesichtsfeldeinengung durchaus eine normale Optotypensehschärfe haben, kann aber durch mangelnde Lesefähigkeit trotzdem sehr behindert sein (s. Übersicht bei Trauzettel-Klosinski et al. 1994 und Kap. 8 dieses Buches).

Ist die Größe des Sehfeldes für das Lesen ausreichend, jedoch das Zapfenmosaik verdünnt, reicht oft die Sehschärfe nicht aus, um Objekte erkennen zu können. In manchen Fällen kann ein exzentrisch gelegenes Sehfeld genutzt werden. Da die Netzhaut exzentrisch eine geringere Zapfendichte aufweist (s. ◘ Abb. 7.1), sollte man dem Patienten

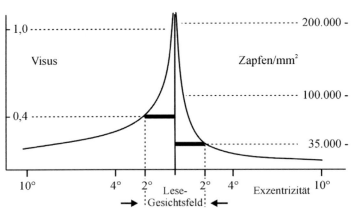

◘ Abb. 7.1. Korrelation der Sehschärfe (linke Abszisse) mit der Zapfendichte (rechte Abszisse) über den vertikalen Meridian des Gesichtsfelds bzw. der Netzhaut hinweg. Angegeben ist auch die für eine Lesefähigkeit minimal notwendige Ausdehnung des zentralen Gesichtsfelds und die am Rande dieses Felds beim Gesunden gefundene Sehschärfe bzw. Zapfendichte. (Nach Wertheim 1894; Curcio et al. 1990)

unbedingt vergrößernde Sehhilfen verordnen. Der Vergrößerungsbedarf, an dem sich die Art der Sehhilfe (von der Verstärkung des Nahzusatzes als einfache Maßnahme bis hin zum Bildschirmlesegerät als komplizierterem System) richtet, ist an der Zeiss-Lesetafel direkt ablesbar. Es empfiehlt sich also sehr, bei Patienten mit hochgradigen Makulafunktionsstörungen diese Tafel einzusetzen.

7.2.2 Gesichtsfeld, zentrale Licht unterschiedsempfindlichkeit

Um die Entwicklung einer Makulafunktionsstörung verfolgen zu können, ist eine hochauflösende Rasterperimetrie im Makulabereich empfehlenswert. Dabei sollte auch die Prüfung der zentralen Lichtunterschiedsempfindlichkeit (LUE) nicht vergessen werden, da diese eng mit der Zahl funktionsfähiger Zapfen verknüpft ist (s. ◘ Abb. 7.1), und ein sehr niedriger Visus bei hoher LUE im Gesichtsfeldzentrum einen Hinweis auf Aggravation und Simulation liefern kann, wenn nachweislich keine Amblyopie besteht. Es sollte auch beachtet werden, dass eine Gesichtsfeldprüfung mit einem Automatikperimeter sehr schwierig ist, wenn der Visus stark herabgesetzt ist. Es sollte dann die kinetische Perimetrie mit geeigneten Reizmarken eingesetzt werden.

Bei sehr diskreten Makulafunktionsstörungen wie auch für die Beobachtung der Entwicklung einer Funktionsstörung ist das Amsler-Netz sehr hilfreich; bei stark herabgesetzter Sehschärfe oder stark exzentrischer Fixation kann es jedoch nicht eingesetzt werden.

Bei ausgedehnten Makulazerstörungen fixiert der Patient exzentrisch. Das Zentralskotom ist dann verschoben, in der Regel nach oben, da die

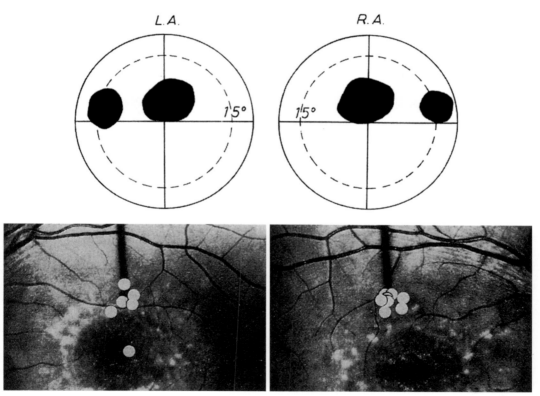

◘ Abb. 7.2. Beim Ausfall der Makulafunktion nutzt der Patient gerne eine oberhalb der Fovea centralis gelegene Fixationsstelle. Dadurch verschiebt sich das Skotom nach oben. Durch den Vergleich mit der Lage des blinden Flecks kann abgeschätzt werden, ob es sich um ein wirkliches Zentralskotom bei exzentrischer Fixation oder um ein exzentrisches Skotom handelt. (Aus Aulhorn u. Durst 1987)

7

meisten Patienten gerne eine oberhalb des Ausfalls gelegene, noch intakte Netzhautstelle zur Fixation benutzen, wobei das anatomische Zentrum nach unten wandert. Um ein wirkliches Zentralskotom, das nach oben verschoben ist, von einem exzentrischen Skotom zu unterscheiden, ist die Beurteilung der Lage des Skotoms im Verhältnis zum blinden Fleck entscheidend. Ein Zentralskotom liegt immer auf einer annähernd vertikalen Linie, die durch den blinden Fleck hindurchgeht; ein exzentrisch gelegenes Skotom liegt nicht auf dieser Linie (■ Abb. 7.2). Hilfreich ist als erste Orientierung stets der „Sternchentest", also die Beobachtung der Suchbewegungen und des retinalen Fixationsorts mit dem direkten Ophthalmoskop, nachdem ein Fixationsobjekt („Sternchen") auf dem Augenhintergrund fokussiert dargeboten wird.

Bei stark exzentrischer Fixation ist oft die Bestimmung der Lesefähigkeit schwierig. Bewährt hat sich dafür die Untersuchung des Lesevorgangs mit Hilfe eines Scanning-Laser-Ophthalmoskops (SLO). Durch die Überlagerung von direkt auf den Augenhintergrund projiziertem Lesetext und Infrarotbild der Netzhaut können mittels SLO die Blicksprünge des Patienten, die Sakkaden und Suchbewegungen beobachtet werden, etwa bei einem Patienten mit Makuladegeneration, wie von Trauzettel-Klosinski in Kap. 8 dargestellt, der stark exzentrisch oberhalb des Makulawalls fixiert.

Mit Hilfe der Scanning-Laser-Ophthalmoskopie kann auch die sog. Mikroperimetrie durchgeführt werden. Mit einer die Abbildung auf dem Fundus kontrollierenden Technik werden kleine Testmarken im Bereich der Makularegion in einem engen Raster angeboten und können deshalb in einem speziellen Bezug zu den anatomischen Strukturen und den Fixationsort bestimmt werden (Sunness et al. 1995, 1996; Rohrschneider et al. 1995). Weiterentwicklungen von konventionellen perimetrischen Strategien helfen bei der verbesserten Entdeckung und beim Monitoring von (para)zentralen Skotomen. Dies erfolgt durch Anpassung der perimentrischen Rasteraufteilung mit individualisierter Verdichtung an ophthalmologisch verdächtigen Fundusabschnitten. Dadurch kann die räumliche Auflösung beträchtlich erhöht werden (Schiefer 1996, 1999).

7.2.3 Farbsinnprüfung

Die Ishihara-Tafeln und andere pseudoisochromatische Tafeln sind wenig hilfreich, da sie für kongenitale Farbsinnstörungen vom Protan- und Deutan-Typ konstruiert sind. Besser sind ein Panel-D-15-Test oder ein FM-100-Hue-Test, die Auskunft über Art und Umfang der Farbsinnstörung geben und als Verlaufskontrolle geeignet sind (s. Übersicht bei Zrenner 1983).

Die Prüfung der Einstellung metamerer Farbabgleiche mit dem Anomaloskop kann hilfreich sein, um das Ausmaß der makulären Zapfenfunktionsstörungen zu bestimmen: sind die Zapfen in der Fovea centralis weitgehend ausgefallen, übernehmen die Stäbchen den Helligkeitsvergleich der beiden Halbfelder und der Patient stellt zunehmend Helligkeitsabgleiche ein, die auf der sog. „Achromatenachse" liegen, typisch etwa bei der Stargardt-Makuladegeneration (s. Übersicht bei Zrenner 1985).

Bei geringer oder fraglicher Pathologie kann auch eine Farbperimetrie sinnvoll sein, etwa bei Konduktorinnen X-rezessiver Netzhauterkrankungen, bei denen ein Sensitivitätsverlust mit blauen Reizen auf gelbem Hintergrund feststellbar ist (Zrenner et al. 1986), während bei weißem Hintergrund nur wenige Relativskotome auffallen.

7.2.4 Kontrastsehen und Blendung

Als einfacher Test für die bei Makulaleiden in der Regel durch veränderte neuronale Verarbeitung bedingte erhöhte Blendungsempfindlichkeit, die meist mit herabgesetzter Kontrastempfindlichkeit einhergeht, haben sich das Nyktometer (Rodenstock) und das Mesoptometer (Oculus) bewährt. Diese spielt bei der Beurteilung der Fähigkeit des Patienten, bestimmte Aufgaben leisten zu können, eine wichtige Rolle, etwa im Straßenverkehr bei Nachtfahrten. Bereits sehr geringgradige Makulafunktionsstörungen können eine hohe Blendungsempfindlichkeit verursachen; deshalb sollte diese bei milden beginnenden Makulaerkrankungen unbedingt bestimmt werden.

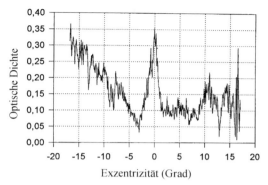

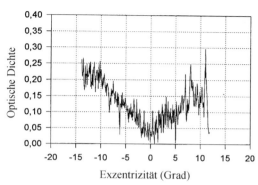

Abb. 7.3. Mit Hilfe eines modifizierten Scanning-Laser-Ophthalmoskops ist auch die Messung der Dichteverteilung der Photopigmente am Augenhintergrund möglich. Links ist die Dichteverteilung bei einem Augengesunden; rechts die Dichteverteilung bei einem Patienten mit Zapfendystrophie gezeigt. Während beim Normalen ein Gipfel im foveolären Bereich erscheint, fehlt dieser bei Zapfendystrophien. Die optische Dichte wurde berechnet nach Subtraktion der Zahl reflektierter Photonen im dunkeladaptierten Zustand von der Zahl der reflektierten Photonen im helladaptierten Zustand an jedem Retinaort im Messfeld. (Nach Tornow et al. 1999)

7.3 Objektive Funktionsprüfungen

7.3.1 Photopigmentdensitometrie

Mit Hilfe klassischer optischer Verfahren oder eines zum Densitometer umgebauten Scanning-Laser-Ophthalmoskops, mit dem das aus dem Auge reflektierte Licht topographisch aufgelöst gemessen wird, kann die Verteilung der Photopigmentdichte am hinteren Pol gemessen werden (Tornow et al. 1997). In ◘ Abb. 7.3 ist ein Bespiel einer solchen Messung an einem Patienten mit Makuladegeneration dargestellt. Während bei einer Normalperson (◘ Abb. 7.3 links) im horizontalen Meridian das Maximum einer Pigmentabsorption in der Makularegion nachweisbar ist, fehlt dieses, wenn makuläre Zapfen zugrundegegangen sind (◘ Abb. 7.3 rechts) weil dadurch die Dichte des Pigments in diesem Gebiet wesentlich geringer ist (Tornow et al. 1999).

7.3.2 Ganzfeldelektroretinographie

Vor ca. 12 Jahren wurde für die Ganzfeldelektroretinographie ein internationaler Standard von der International Society for Clinical Electrophysiology of Vision (ISCEV) eingeführt (Aktuelle Version: Marmor u. Zrenner 1999). Ein Beispiel für die 5 nach diesen Empfehlungen abgeleiteten Standardantworten bei einem Normalprobanden und einem Patienten mit Zapfendystrophie findet sich in ◘ Abb. 7.4. Die ersten 3 nach 30-minütiger Dunkeladaptation abgeleiteten Standardantworten erlauben es, die Funktion der **Stäbchen** alleine (oberste Ableitung) zu erhalten, gemischt als Zapfen- und Stäbchenantworten eine **Maximalantwort** abzuleiten, sowie die **oszillatorischen Potenziale**, die in den weiter innen gelegenen Netzhautschichten entstehen, zu isolieren. Nach 10-minütiger Helladaptation zur Unterdrückung der Stäbchen werden die restlichen 2 Standardantworten, die **Zapfeneinzelantwort** (unterste Ableitung in ◘ Abb. 7.4) und die **30-Hz-Flimmerantwort** abgeleitet. Bei dem in ◘ Abb. 7.4 (rechts) dargestellten ERG eines Zapfendystrophiepatienten sind die Stäbchenantworten erhalten, die Zapfenantworten jedoch in der Amplitude hochgradig reduziert. Allerdings erhält man mit dem Ganzfeld-ERG nur Aussagen über das Zapfensystem als Ganzes; kleine umschriebene Ausfälle hingegen lassen sich im Ganzfeld-ERG nicht darstellen, wenn sie prozentual nur eine geringe Zahl der auf der gesamten Netzhaut verteilten Zapfen betreffen (Übersicht bei Zrenner 1983).

7.3.3 Musterelektroretinographie

Im Gegensatz zur Ganzfeldelektroretinographie kann die durch Muster ausgelöste Elektroretinographie als wertvoller Index für die Makulafunktion genutzt werden, wenn ein relativ kleines Dar-

7

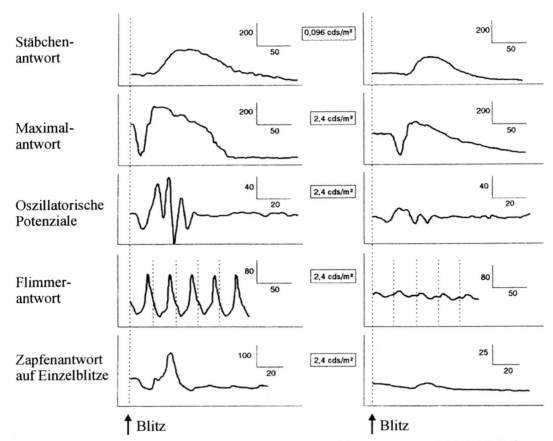

Stäbchen-
antwort

Maximal-
antwort

Oszillatorische
Potenziale

Flimmer-
antwort

Zapfenantwort
auf Einzelblitze

↑ Blitz   ↑ Blitz

■ **Abb. 7.4.** Ganzfeldelektroretinographie, Ableitung nach dem internationalen ISCEV-Standard (nach Marmor u. Zrenner 1999). Die 5 Standardantworten des Normalen (links) sind mit den Antworten bei Zapfendystrophie (rechts) verglichen. Während die Stäbchenantworten normal sind, sind die Zapfenantworten (die beiden untersten Ableitungen) bei Patienten mit Zapfendystrophien hochgradig verringert. (Nach Zrenner 1998a, b).

bietungsfeld mit schnell wechselnden Hell- und Dunkelmustern (z. B. Schachbrett) verwendet wird (Übersicht bei Zrenner 1990). Für die Ableitungstechnik liegt eine Empfehlung der ISCEV (Marmor et al.1996) vor. Holder (2001) hat die Musterelektroretinographie insbesondere bei unklaren Visusminderungen, deren Ursprung an verschiedenen Stellen der Sehbahn sein kann, mit Erfolg eingesetzt, um die funktionellen Eigenschaften der Makula, auch im Vergleich mit den parallel dazu evozierten Antworten, im Kortex darzustellen.

7.3.4 Multifokale Elektroretinographie

Sutter u. Tran (1992) stellten mit der multifokalen Elektroretinographie (mfERG) eine Technik vor, die in relativ kurzer Zeit eine vollständige topo-graphische „Karte" der Netzhautfunktion innerhalb eines Gesichtsfeldbereichs von ca. 30° Radius liefert, und die erstmals eine objektive Diagnostik auch begrenzter makulärer Funktionsausfälle ermöglichte (Übersicht in Seeliger et al. 2001). Darüber hinaus ist es inzwischen auch möglich, die mfERG-Reizmuster mit Hilfe der SLO-Technik funduskontrolliert darzubieten und damit festzustellen, an welchem Fundusort die hexagonalen Reizmarken abgebildet werden

Abb. 7.5a,b. Ableitung des mfERG unter direkter Fixationskontrolle mit dem SLO. a Schematischer Aufbau, b Projektionsfläche bei Einsatz des Rodenstock-SLO

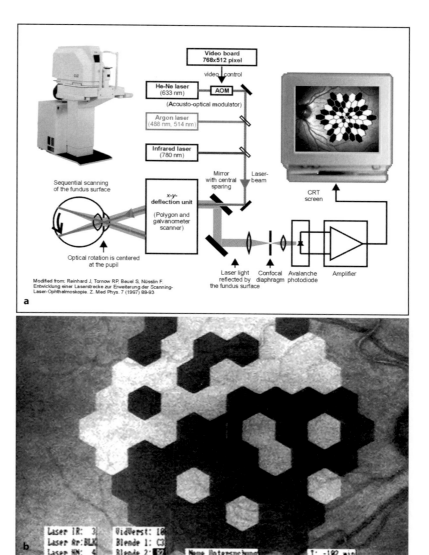

(**Abb. 7.5**). Zur Zeit ist dieser SLO-Ansatz noch im Experimentalstadium, man kann aber davon ausgehen, dass damit v. a. bei exzentrischer Fixation bessere diagnostische Aussagen möglich werden.

Während der Ableitung fixiert der Patient das Zentrum eines auf dem Bildschirm dargebotenen Reizmusters, das aus aneinandergrenzenden Sechsecken (meist mit von innen nach außen wachsender Fläche – in etwa analog der Zapfendichte der Retina) besteht (**Abb. 7.6a**, links). Es werden sehr viele solcher Muster in kurzer Zeit dargeboten (z. B. 16.384 Muster in 4 min). Jedes Muster enthält jeweils zur Hälfte schwarze und weiße Felder, um einer Adaptation vorzubeugen. Dabei wechselt jedes Feld unabhängig von den anderen Elementen gemäß einer pseudozufälligen Reihenfolge, der sog. m-Sequenz, zwischen schwarz und weiß. Die Summenantwort, die durch die Gesamtheit dieser Felder eines Musters erzeugt wird, wird dann für jedes der z. B. 16.384 Muster mit normalen Elektroden wie beim Ganzfeld-ERG aufgezeichnet. Mit einem Korrelationsverfahren kann dann der Anteil jedes Feldes an den Gesam-

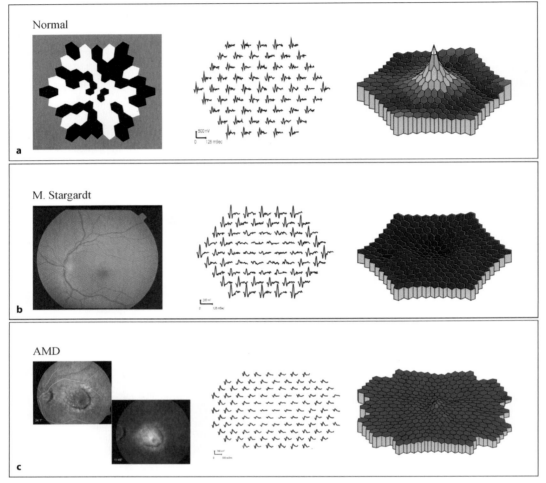

◻ **Abb. 7.6a–c.** Topographische Auflösung der elektrischen Antworten der Netzhaut am hinteren Pol des Auges bei Makulopathien mit Hilfe der multifokalen Elektroretinographie (mfERG). (Nach Seeliger et al. 2001). a *Links:* Beispiel eines Stimulationsmusters aus einer Sequenz von mehreren 1000, wie sie üblicherweise beim mfERG verwendet werden. Für jedes der in schneller Folge gezeigten Stimulationsmuster aus vielen Sechsecken wird eine retinale Summenantwort mit üblichen ERG-Elektroden aufgezeichnet. Aus der großen Zahl von Summenantworten kann dann der Beitrag jedes einzelnen Feldes später berechnet werden. *Mitte:* Typisches Kurvenfeld (trace array, erste Ordnung) bei einer Normalperson. Durch die Skalierung der Reizmuster (zentral kleine Felder, peripher große, vgl. links) sind alle lokalen Antworten etwa gleich groß, sodass Defekte gut sichtbar werden. In der mittleren Reihe rechts (2. Kurve von außen) ist der blinde Fleck erkennbar, ein Zeichen für eine zufriedenstellende Fixation. *Rechts:* Typische dreidimensionale Darstellung der Antwortdichte einer Normalperson (Skalarprodukt mit Ringmittelwerten, auf die Sechseckfläche bezogen). b Typischer Befund eines Patienten mit Morbus Stargardt. *Links:* Fundus des Patienten. Gut sichtbar sind die gelblichen Flecken, da-

neben findet sich ein kleiner zentraler RPE-Defekt. *Mitte:* Kurvenfeld (trace array) mit zentralem Defekt bei peripher erhaltenen Antworten. In der mittleren Reihe links (2. Kurve von außen) ist der blinde Fleck erkennbar. Die Latenz der b-Welle bträgt ca. 30 ms. In frühen und mittleren Stadien des Morbus Stargardt ist die Latenz typischerweise nicht oder nur gering verlängert. *Rechts:* 3D-Darstellung der Antwortdichte (Skalarprodukt mit Gesamtmittelwert, auf die Sechseckfläche bezogen). c Typischer Befund eines Patienten mit feuchter AMD (B. Jurklies, Essen). *Links:* Fluoreszeinangiographischer Befund eines Patienten mit klassischer subfoveolärer idaler Neovaskularisationsmembran (CNV). Dargestellt ist der hintere Pol des linken Auges eines Patienten, der seit einigen Tagen zu bereits bestehendem Verzerrtsehen eine nochmalige deutliche Sehverschlechterung beklagte. Die Früh- und Spätphase der Fluoreszeinangiographie zeigen eine klassische subfoveale idale Neovaskularisationsmembran (CNV, dunkleres Areal), die zur erneuten deutlichen Sehverschlechterung beigetragen haben dürfte. *Mitte:* Die Befunde des multifokalen ERG zeigen im betroffenen Areal reduzierte Amplituden in den trace arrays. *Rechts:* Der zentrale Defekt ist auch in den 3D-Plots sehr gut sichtbar

tantworten bestimmt und als lokale ERG-Kurve dargestellt werden (■ Abb. 7.6a, Mitte).

Diagnostisch ist diese Methode besonders für die Darstellung der Funktion bei Patienten mit Funktionsstörungen der zentralen Netzhaut hilfreich (Kretschmann et al. 1998). Abbildung 7.6 zeigt das Ergebnis einer solchen Ableitung bei einer Normalperson (■ Abb. 7.6a), bei einem Patienten mit Stargardt-Makuladegeneration (■ Abb. 7.6b) und bei einem Patienten mit AMD (■ Abb. 7.6c). In der dreidimensionalen Darstellung (rechte Spalte in ■ Abb. 7.6) spiegelt jede kleine 6-eckige Säule die elektrische Antwortdichte an diesem Ort auf der Netzhaut wieder. Die höchsten Antwortdichten werden im Zentrum im foveolären Bereich erreicht, wie dies an der Spitze des zentralen Gipfels abzulesen ist. Auch der blinde Fleck wird durch eine Vertiefung in der Basis dieses Abbilds der elektrischen Erregbarkeit der Netzhaut deutlich; bei den Patienten in ■ Abb. 7.6b und 7.6c fehlt der Gipfel in der Mitte als Ausdruck der zugrundegegangenen Zapfen. Die Ableitung zeigt auch an, dass der Schaden ganz auf das Zentrum begrenzt ist, da die Antworten im perimakulären Bereich weitgehend normal sind, wie an der Höhe der Hexagonsäulen am Rande des großen Ableitungsfeldes bei 30° Exzentrizität abzulesen ist. Da diese Ableitung sehr schnell erfolgt und eine zuverlässige und topographische Auflösung erlaubt, ist diesem Verfahren in Zukunft eine hohe Bedeutung beizumessen.

Die ISCEV hat inzwischen für die Multifokalelektroretinographie (mfERG) Richtlinien herausgegeben, um eine aussagekräftige klinisch-diagnostische Anwendung bei Patienten sicherzustellen.

Fazit

Die Morphologie der Makula, wie sie sich ophthalmoskopisch und fluoreszenzangiographisch darstellt, hat häufig keinerlei Beziehung zum Ausmaß der Funktionsstörung. Von ophthalmoskopisch und fluoreszenzangiographisch völlig unauffälligen Makulae, die nur einen Visus von 0,05 aufweisen, bis hin zu stark destruierten Makulae, die in einer kleinen zentralen Insel noch fast vollen Visus vermitteln, ist ein breites Spektrum nichtkorrelierter funktioneller und morphologischer Variationen möglich. Aus diesem Grunde sollten die ophthalmologische Basisuntersuchung und die Ophthalmoskopie grundsätzlich durch Funktionsprüfungen ergänzt werden, die die Makulafunktion testen, sei es durch einfache oder auch spezielle Funktionsprüfungen.

Danksagung. Wir danken Frau Prof. Dr. S. Trauzettel-Klosinski und Herrn Prof. Dr. U. Schiefer für wichtige Kommentare und Frau D. Ruppert, MA, für die wertvolle Unterstützung bei der Verwirklichung des Manuskripts.

Literatur

Aulhorn E, Durst W (1987) Die Bedeutung des blinden Flecks für die klinische Diagnostik. Fortschr Ophthalmol 84:631–634

Curcio CA, Sloan KN, Kalina RE, Hendrickson AE (1990) Human photoreceptor topography. J Compl Neurol 292:497–523

Holder GE (2001) Pattern electroretinography (PERG) and an integrated approach to visual pathway diagnosis. Prog Ret Eye Res 20(4):531–561

Kretschmann U, Seeliger M, Ruether K, Usui T, Zrenner E (1998) Spatial cone activity distribution in diseases of the posterior pole determined by multi-focal ERG. Vision Res 38:3817–3828

Marmor MF, Holder GE, Porciatti V, Trick GL, Zrenner E (1996) Guideline for basic pattern electroretinography. Recommendations by the International Society for Clinical Electrophysiology of Vision. Doc Ophthalmol 91:291–298

Marmor MF, Zrenner E (1999) Standard for clinical electroretinography (1999 update). Docum Ophthalmol 97:143–156

Marmor MF, Hood D, Keating D, Kondo M, Seeliger M, Miyake Y (2001) Guidelines for basic multifocal electroretinography (mfERG). Informational Society for Clinical Electroretinography of Vision, in press (see www.ISCEV.org)

Rohrschneider K, Fendrich T, Becker M, Krastel H, Kruse FE, Voelcker HE (1995) Static fundus perimetry using the scanning laser ophthalmoscope with an automated threshold strategy. Graefes Arch Clin Exp Ophthalmol 233:743–749

Schiefer U, Stercken-Sorrenti G, Dietrich TJ, Friedrich M, Benda N (1996) Fundus-orientierte Perimetrie – Evaluation eines neuen Gesichtsfeld-Untersuchungsverfahrens bezüglich der Detektion von Angioskotomen. Klin Monatsbl Augenheilkd 209:62–71

Schiefer U, Benda N, Dietrich TJ, Selig B, Hofmann C, Schiller J (1999) Angioscotoma detection with fundus-oriented perimetry. A study with dark and bright stimuli of different sizes. Vision Res 39:1897–1909

Seeliger MW, Narfström K, Reinhard J, Zrenner E, Sutter E (2000) Continuous monitoring of the stimulated area in multifocal ERG. Doc Ophthalmol 100:167–184

Seeliger MW, Jurklies B, Kellner U, Palmowski A, Bach M, Kretschmann U (2001) Multifokale Elektroretinographie (mfERG). Ophthalmologe 98:1112–1127

Sunness JS, Schuchard RA, Shen N, Rubin, GS, Dagnelie, G, Haselwood DM (1995) Landmark-driven fundus perimetry using the scanning laser ophthalmoscope. Invest Ophthalmol Vis Sci 36:1863–1874

Sunness JS, Applegate CA, Haselwood D, Rubin GS (1996) Fixation patterns and reading rates in eyes with central scotomas from advanced atrophic age-related macular degeneration and Stargardt disease. Ophthalmology 103:1458–1466

Sutter EE, Tran D (1992) The field topography of ERG components in man: I. the photopic luminance response. Vis Res 32:433–446

Tornow RP, Beuel S, Zrenner E (1997) Modifying a Rodenstock scanning laser ophthalmoscope for imaging densitometry. Applied Optics 36(22):5621–5629

Tornow RP, Stilling R, Zrenner E (1999) Scanning laser densitometry and color perimetry demonstrate reduced photopigment density and sensitivity in two patients with retinal degeneration. Vis Res 39:3630–3641

Trauzettel-Klosinski S, Teschner C, Tornow R-P, Zrenner E (1994) Reading strategies in normal subjects and in patients with macular scotoma – assessed by two new methods. Neuroophthalmology 14:15–30

Wertheim T (1894) Über die indirekte Sehschärfe. Z Psychol 7:172–187

Zrenner E (1983) Grundlagen elektrophysiologischer Untersuchungsmethoden in der Augenheilkunde. In: Lund OE, Waubke T (Hrsg) Bücherei des Augenarztes, Bd. 97: Degenerative Erkrankungen des Auges. Enke, Stuttgart, S 129–140

Zrenner E (1985) Farbsinnprüfungen: Grundlagen, Meßverfahren und Anwendungen bei angeborenen und erworbenen Farbsinnstörungen. In: Lund OE, Waubke T (Hrsg) Bücherei des Augenarztes, Bd 106: Die Augenerkrankungen im Kindesalter. Enke, Stuttgart, S 263–286

Zrenner E (1990) The physiological basis of the pattern electroretinogram. Prog Ret Res 9:427–464

Zrenner E (1998a) Dysfunktion der Zapfen und Stäbchen. In: Huber A, Kömpf D (Hrsg) Klinische Neuroophthalmologie. Thieme, Stuttgart, S 239–244

Zrenner E (1998b) Differentialdiagnostische Strategien bei unklaren Sehstörungen. In: Huber A, Kömpf D (Hrsg) Klinische Neuroophthalmologie. Thieme, Stuttgart, S 229–233

Zrenner E, Kohen L, Krastel H (1986) Einschränkungen der Netzhautfunktion bei Konduktorinnen der Choroideremie. Fortschr Ophthalmol 83:602–608

Lesefähigkeit bei AMD

S. Trauzettel-Klosinski

8

Der Verlust der Lesefähigkeit wird von Patienten mit AMD als wesentlichste Beeinträchtigung erlebt. Die Lesefähigkeit ist in unserer vorwiegend visuell orientierten Welt von großer Bedeutung für Ausbildung, Beruf und die allgemeine Lebensqualität. Zahlreiche Lesematerialien begegnen uns ständig im Alltag: Nicht nur Zeitungen und Bücher, sondern auch Fahrpläne, Telefonbücher, Bankauszüge und private Post. Der Verlust des Lesevermögens kann Berufsunfähigkeit, Arbeitslosigkeit und Unselbständigkeit, bei älteren Patienten oft Heimeinweisung bedeuten. Der Erhalt und die Wiedererlangung der Lesefähigkeit ist deshalb ein Schwerpunkt der Rehabilitation der Patienten mit AMD. Wegen der Zunahme der AMD wird der Bedarf an Rehabilitationsmaßnahmen in den nächsten Jahren weiter steigen.

Lesen ist weder ein Buchstabieren noch das ganzheitliche Erfassen eines Textes. Beim Lesen handelt es sich um einen komplexen sensomotorisch-kognitiven Vorgang, der durch verschiedene Faktoren gestört werden kann, v. a. durch zentrale Gesichtsausfälle. Umgekehrt kann er auch durch gezielte Maßnahmen verbessert werden.

8.1 Physiologische Grundlagen

Das zum Lesen benutzte Netzhautareal umfasst nur wenige mm², es ist jedoch in überproportionaler Weise in der Sehrinde repräsentiert. Die zentralen 10° des Gesichtsfelds, die ca. 2 % des gesamten Gesichtsfelds ausmachen, nehmen mehr als 50 % der primären Sehrinde in Anspruch (Horton u. Hoyt 1991; vergl. Trauzettel-Klosinski et al. 1994a).

Die Sehschärfe nimmt mit zunehmender Exzentrizität rasch ab (◻ Abb. 8.1). Für das Erkennen von Zeitungsdruck in 25 cm ist ein Auflösungsvermögen von ca. 0,4 erforderlich. Dieser Visuswert findet sich etwa am Rande der Fovea. Da während einer Fixation stets ein ganzer Buchstabenkomplex erfasst wird, ist ein Lesegesichtsfeld von einer bestimmten Mindestausdehnung erforderlich, je 2° nach links und rechts des Fixationspunkts und je 1° nach oben und unten (Aulhorn 1953). Dieses Mindestlesegesichtsfeld entspricht etwa dem von Legge beschriebenen „visual span" (Legge et al. 1997) und dem Buchstabenerkennungsbereich von Rayner (1986). Seine Größe stimmt ziemlich genau mit der Ausdehnung der Fovea überein. Das gesamte Perzeptionsareal während einer Fixation kann diesen Mindestbereich jedoch wesentlich überschreiten und bis 5° in Leserichtung betragen (McConkie u. Rayner 1975). Deshalb ist die Sehschärfe allein kein Maß für die Lesefähigkeit, da bei deren Prüfung jeweils nur eine Optotype erkannt werden muss. Der Bereich der Lesefähigkeit wird also einerseits limitiert durch das Auflösungsvermögen des benützten Netzhautareals, andererseits durch seine Mindestausdehnung, dem minimalen Lesegesichtsfeld.

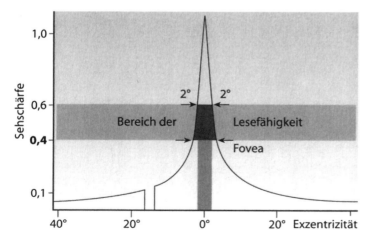

◻ Abb. 8.1. Sehschärfe in Abhängigkeit vom Netzhautort. Mit zunehmender Exzentrizität nimmt der Visus rasch ab. Der Bereich der Lesefähigkeit ist einerseits limitiert durch die Mindestausdehnung des Lesegesichtsfeldes (4°), andererseits durch das Auflösungsvermögen (für Zeitungsdruck in 25 cm ca. 0,4; dieser Visuswert findet sich etwa am Rand der Fovea. (Mod. nach Wertheim 1894; Trauzettel-Klosinski 1994a)

◘ Abb. 8.2. Beziehung zwischen morphologischen und funktionellen Daten (in ein SLO-Fundusbild eingezeichnet): Größenverhältnisse von Foveola und Fovea, Mindestgröße des Lesegesichtsfelds (*Rechteck*), Visus (*dicke durchgezo-gene Linie*) und Zapfendichte (*gestrichelte Linie*) in Abhängigkeit von der Exzentrizität. (Mod. nach Trauzettel-Klosinski 1994b)

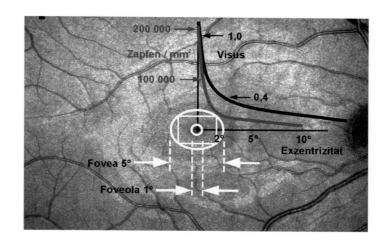

◘ Abb. 8.3. Augenbewegungen beim Lesen (schematisch): Regelmäßige Folge von Sakkaden und Fixationen, Zeilen-rücksprung. Während einer Fixation wird stets ein ganzer Buchstabenkomplex wahrgenommen

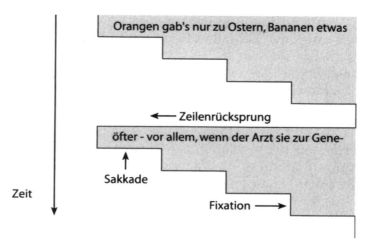

◘ Abbildung 8.2 zeigt ein Fundusbild, das mit einem Scanning-Laser-Ophthalmoskop (SLO) erstellt wurde und in das verschiedene morphologische und funktionelle Daten eingezeichnet sind: die Größenverhältnisse von Foveola und Fovea, die Sehschärfe und die Zapfendichte in Abhängigkeit von der Exzentrizität. Sie nimmt mit ihrem steilem Abfall einen ähnlichen Verlauf wie die Visuskurve. Das Rechteck bezeichnet die Mindestgröße des Lesegesichtsfelds.

Um von einem Buchstabenkomplex zum nächsten zu gelangen, muss eine gezielte Augenbewegung durchgeführt werden. Die Augenbewegungen beim Lesen zeichnen sich durch eine regelmäßige Abfolge von Sakkaden und Fixationen aus, die

bei der Registrierung ein typisches Treppenstufenmuster ergeben (◘ Abb. 8.3).

8.2 Lesevorgang beim Zentralskotom

8.2.1 Lesegesichtsfeld in Bezug zu anderen Parametern

Das Lesegesichtsfeld in Bezug zum 30°-Gesichtsfeld (◘ Abb. 8.4a): Links ist die erforderliche Mindestgröße (bezogen auf Zeitungsdruck) eingetragen. Daraus wird verständlich, dass der Lesevorgang durch Gesichtsfeldausfälle im Zentrum erheblich gestört wird.

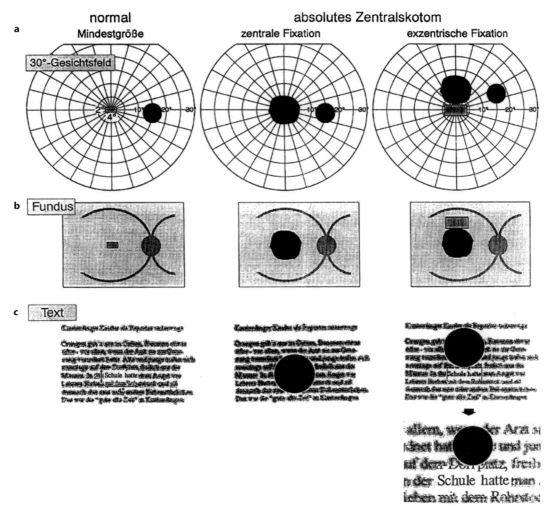

◘ Abb. 8.4a–c. Das Lesegesichtsfeld in Bezug zu anderen Parametern. a In Bezug zum 30°-Gesichtsfeld. *Links* Mindestgröße unter normalen Bedingungen. *Mitte* Bei absolutem Zentralskotom und zentraler Fixation ist das Lesegesichtsfeld vom Skotom verdeckt und funktionslos. *Rechts* Bei absolutem Zentralskotom und exzentrischer Fixation werden Zentralskotom und blinder Fleck verschoben. Das neue Lesegesichtsfeld liegt auf gesunder Netzhaut mit geringerem Auflösungsvermögen. b In Bezug zum Fundus. *Links* die Normalsituation, *Mitte* Makuladegeneration und zentrale Fixation, *rechts* exzentrische Fixation am oberen Rand der Läsion entspricht Fixation am unteren Rand des Skotoms. c In Bezug zum Text. *Links* Normalsituation: nur im markierten Bereich wird der Text scharf gesehen. *Mitte* bei absolutem Zentralskotom und zentraler Fixation besteht keine Lesefähigkeit. *Rechts* Absolutes Zentralskotom und exzentrische Fixation: das neue Lesegesichtsfeld am Rande des Skotoms hat nicht das ausreichende Auflösungsvermögen. Bei Textvergrößerung wird Lesen wieder möglich. (Mod. nach Trauzettel-Klosinski u. Tornow 1996)

In der Mitte ist ein Patient mit einem absoluten Zentralskotom dargestellt. Bei zentraler Fixation wird das Lesegesichtsfeld völlig vom Skotom verdeckt und somit funktionslos. Bei diesen Patienten kommt es aber meist zu einem sinnvollen Anpassungsvorgang (◘ Abb. 8.4 rechts): Der Patient benutzt jetzt einen neuen Netzhautbezirk am Rande seines Skotoms. Dieses neue Lesegesichtsfeld wird nun zum Zentrum des Gesichtsfelds. Dadurch wird das Skotom verlagert. Entsprechend wird der blinde Fleck verschoben. Er dient als Referenzskotom und zeigt das Ausmaß der Verschiebung. Das exzentrische Fixationsareal besitzt ein geringeres Auflösungsvermögen als eine gesunde Fovea.

Das Lesegesichtsfeld in Bezug zum Fundus (◘ Abb. 8.4b): Links die Normalsituation, in der Mitte und rechts ist die Makuladegeneration eingezeichnet. Die exzentrische Fixation stellt sich am Fundus umgekehrt dar: Fixation am unteren Rand des Skotoms bedeutet Fixation am oberen Rand der Läsion (der Begriff exzentrische Fixation wird hier für jede nichtfoveolare Fixation verwendet, unabhängig davon, wie der Patient die Blickrichtung empfindet).

Das Lesegesichtsfeld in Bezug zum Text (◘ Abb. 8.4c): Links die Normalperson – nur in dem markierten Bereich wird der Text scharf gesehen. Mitte: Beim absoluten Zentralskotom und zentraler Fixation besteht keine Lesefähigkeit. Rechts: Durch exzentrische Fixation wird nun das Skotom verschoben. Das neue Lesegesichtsfeld am Rande des Skotoms hat allerdings nicht das ausreichende Auflösungsvermögen. Wird der Text vergrößert dargeboten, ist Lesen wieder möglich. Die Mindestausdehnung des Lesegesichtsfelds vergrößert sich dabei entsprechend. Diese Situation ist die Grundlage für die Anpassung von vergrößernden Sehhilfen.

8.2.2 Bedeutung des Fixationsverhaltens

Patienten mit exzentrischer Fixation weisen bei der Verschiebung des Skotoms bevorzugte Richtungen auf: In einer eigenen Studie mittels SLO und Tübinger Handperimetrie verschoben 93 % der Patienten das Skotom in den oberen oder rechten Gesichtsfeldanteil, davon 62 % nach oben, 17 % nach rechts oben und 14 % nach rechts. Der entsprechende retinale Fixationsort oberhalb, links oberhalb oder links der Läsion wurde am SLO in 96 % der Augen gefunden (◘ Abb. 8.5; Einzelheiten bei Trauzettel-Klosinski et al. 1994a; Trauzettel-Klosinski u. Tornow 1996). Ähnliche Werte für die bevorzugte Richtung der Fixationsverlagerung wurden auch von Aulhorn (1975) anhand perimetrischer Untersuchungen (88 %) und von Guez et al. (1993) anhand einer SLO-Studie (100 %) angegeben (Fletcher u. Schuchard 1997).

Dies sollte bei der Lokalisation einer Lasertherapie berücksichtigt werden. Die Verschiebung des Skotoms in die obere Gesichtsfeldhälfte ist die beste Bedingung für die alltäglichen Aufgaben, weil dann die Zeile beim Lesen frei und das untere Gesichtsfeld nicht bei der Orientierung beeinträchtigt ist. Interessanterweise verschieben Patienten, die primär von rechts nach links lesen gelernt haben, ihr Skotom bevorzugt nach links/oben (Guez et al. 1995). Ruhige exzentrische Fixation mit nur einem bevorzugten retinalen Fixationsort ist die beste Voraussetzung für die Wiedererlangung der Lesefähigkeit. Bei Patienten mit mehreren exzentrischen Fixationsorten oder sehr unruhiger Fixation ist die Situation wesentlich ungünstiger.

◘ Abbildung 8.6 zeigt das Fundusbild einer Patientin mit AMD, das mit einem Scanning-Laser-Ophthalmoskop erstellt wurde (s. u.): Der Text wird mit einer exzentrischen Netzhautstelle oberhalb der Läsion gelesen. Sie fixiert gerade das „i". Der Text wird umgekehrt auf die Netzhaut gerastert, damit der Proband ein aufrechtes Bild sieht.

◘ **Abb. 8.5.** Fixationsverlagerung bei exzentrischer Fixation. Am Perimeter verschoben 93 % der Augen das Skotom nach oben, rechts oben oder rechts. Am SLO lagen die exzentrischen retinalen Fixationsorte entsprechend oberhalb, links oberhalb oder links der Läsion (96 %) (die Abbildungsverhältnisse am SLO verursachen eine Spiegelung an der horizontalen Mittellinie). Die Verlagerung nach oben war mit ca. 60 % bei beiden Methoden am häufigsten festzustellen. (Mod. nach Trauzettel-Klosinski u. Tornow 1996)

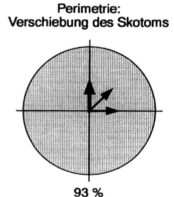

Perimetrie:
Verschiebung des Skotoms

93 %

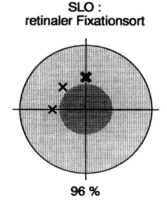

SLO :
retinaler Fixationsort

96 %

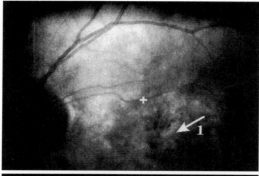

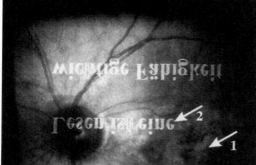

☐ **Abb. 8.6.** SLO-Fundusbild einer Patientin mit AMD. Der Text wird mit einer exzentrischen Netzhautstelle oberhalb der Läsion gelesen. Sie fixiert gerade das „i". Der Text wird umgekehrt auf die Netzhaut gerastert, damit ein aufrechtes Bild wahrgenommen wird. Bei der Videoaufzeichnung kann die Bewegung der Fovea über den Text registriert werden

Bei inkomplettem absolutem Zentralskotom persistiert die zentrale Fixation, aber die zentrale Insel ist zu klein zum Lesen. Dies erklärt eine Diskrepanz zwischen Visus und Lesefähigkeit. Oft wird später wieder Lesefähigkeit erreicht, wenn auch die zentrale Insel funktionslos geworden ist und dann exzentrische Fixation möglich wird.

Manche Patienten sind in der Lage, je nach Aufgabe den Fixationsort zu wechseln: Bei kleinen Stimuli, wie z. B. Einzeloptotypen, fixieren sie zentral, beim Lesen exzentrisch. Sie sind dann mit entsprechender Vergrößerung wieder lesefähig. Bei diesen Patienten besteht also eine Diskrepanz zwischen Visus und Vergrößerungsbedarf (Trauzettel-Klosinski u. Tornow 1996).

Untersuchung des Fixationsverhaltens

Das Fixationsverhalten ist am besten direkt am Augenhintergrund zu beurteilen (s. nachstehende Übersicht):

Beurteilung des Fixationsverhaltens

- Klinisch: Wie fixiert der Patient die Augen des Untersuchers?
- Perimetrie: Lage des blinden Flecks: verschoben, auffindbar, doppelt?
- Ophthalmoskopie: Fixationsstern am Fundus
- Fixationsphotographie: Fixationsmarke am Fundus
- Scanning-Laser-Ophthalmoskop: Fixationsobjekt am Fundus

Mit Hilfe des Fixationssterns im Ophthalmoskop ist bei eindeutigen Bedingungen eine schnelle Beurteilung – sozusagen als Momentaufnahme – möglich. Mittels Fixationsphotographie, bei der ein Fixationsobjekt in den Strahlengang der Funduskamera gebracht wird, können die jeweiligen Fixationsorte sukzessiv während mehrerer Aufnahmen festgehalten werden (s. Trauzettel-Klosinski et al. 1994b). Am SLO kann durch Einscannen eines Fixationsobjekts auf den Fundus die Fixation sehr genau bestimmt werden. Die Methode hat den Vorteil, dass nicht nur der Ort der Fixation, sondern auch die Stabilität und ggf. wechselnde Fixationsorte simultan erfasst und mit einer Videoaufzeichnung im zeitlichen Verlauf dokumentiert werden können. Eine exzentrische Fixation kann man aber oft schon mit klinischem Blick diagnostizieren: Bei Aufforderung des Patienten, dem Untersucher direkt in die Augen zu sehen, richtet er seinen Blick z. B. an dessen Haaransatz. Die exzentrische Fixation lässt sich auch in einem sorgfältig untersuchten Gesichtsfeld erkennen. Zentralskotom und blinder Fleck sind dann verschoben. Bei der Handperimetrie lässt sich der verschobene blinde Fleck meist gut darstellen, bei automatischer Perimetrie fällt unter Umständen der „fehlende" (weil verschobene) blinde Fleck auf. Eine Verschiebung ist nur bei entsprechend dichtem Prüfpunktraster nachzuweisen. Bei wechselnden Fixationsorten kann man dem blinden Fleck u. U. an 2 verschiedenen Orten perimetrieren.

Motorik

Bei der Registrierung der Augenbewegungen (s. u.) finden sich pathologische Lesemuster bei Patienten mit AMD. Bei Patienten mit beginnender

Makuladegeneration ist das Lesemuster im Prinzip noch erhalten, die Lesegeschwindigkeit deutlich herabgesetzt, die Sakkadenzahl/Zeile ist erhöht.

Bei Patienten mit hochgradiger Makulopathie ist das Lesemuster nicht mehr regelmäßig. Die Lesegeschwindigkeit ist hochgradig herabgesetzt. Die Sakkadenzahl/Zeile ist um ca. das Doppelte erhöht, die Fixationsdauer ist irregulär, es finden sich Rücksprünge innerhalb einer Zeile und vertikale Bewegungen innerhalb einer Zeile (Einzelheiten s. Trauzettel-Klosinski et al. 1994b).

8.3 Methoden zur Untersuchung der Lesefähigkeit

8.3.1 Bestimmung des Vergrößerungsbedarfs

Eine einfache Untersuchung zur Prüfung der potenziellen Lesefähigkeit bei Zentralskotom ist die Bestimmung des Vergrößerungsbedarfs. Dazu eignen sich spezielle Lesetafeln für Sehbehinderte (z. B. Zeiss), mit denen direkt der Vergrößerungsbedarf (Vergrößerung im Vergleich zu normalem Zeitungsdruck) abgelesen werden kann. Die Bestimmung des Vergrößerungsbedarfs ist Voraussetzung für die Wahl der vergrößernden Sehhilfe und die folgende Anpassung. Die Verwendung standardisierter Tafeln hat den Vorteil, dass man rasch beurteilen kann, ob durch Vergrößerung die Lesefähigkeit wieder hergestellt werden kann und wie viel Vergrößerung dazu notwendig ist.

8.3.2 Lesegeschwindigkeit

Eine einfache Methode ist die Messung der Lesegeschwindigkeit, z. B. in Wörtern/min für einen standardisierten Text, ggf. mit Feststellung der Fehlerquote.

Zur Registrierung der Augenbewegungen stehen verschiedene Verfahren zur Verfügung, die auf unterschiedlichen Prinzipien beruhen, wie z. B. Infrarotreflexionsmethoden, Purkinje-Eye-Tracker und Videosysteme.

Zusätzliche Möglichkeiten bietet die Analyse des Lesevorgangs mittels eines modifizierten Scanning-Laser-Ophthalmoskops (Trauzettel-Klosinski et al. 1994b): Diese Methode erlaubt eine Darstellung des Netzhautbildes, in das der Text simultan eingescannt ist. Dabei kann der retinale Fixationsort genau ermittelt werden, der Aufschluss über die Sensorik gibt. Zusätzlich können aber auch die Augenbewegungen während des Lesens auf Videoband aufgezeichnet werden. Diese Methode erlaubt also eine simultane Darstellung von Morphologie, Sensorik und Motorik. Im Videofilm kann dieser Vorgang genau verfolgt und sehr anschaulich dargestellt werden (Trauzettel-Klosinski et al. 1993).

Fazit

Die Analyse des Lesevorgangs und der Rehabilitation bei AMD dient dem Erhalt, der Wiedererlangung und der Optimierung der Lesefähigkeit. Normalen Buch- und Zeitungsdruck lesen zu können, bedeutet für den Patienten Selbständigkeit und geistige Mobilität – gerade auch bei älteren Menschen.

Die beste Voraussetzung für die Effektivität einer vergrößernden Sehhilfe ist ein bevorzugter exzentrischer Fixationsort von ausreichendem Auflösungsvermögen und ausreichender Größe des Lesegesichtsfelds. Der Versuch einer Rehabilitation lohnt sich immer, denn die Erfolgsquote ist hoch: In einem Kollektiv von 212 AMD-Patienten, die vor der Konsultation in unserer Sehbehindertenambulanz nicht lesen konnten, erlangten 94 % wieder Lesefähigkeit (Laubengeier et al. 1997).

Die Funktion des zentralen Gesichtsfelds, die Lokalisation der neuen bevorzugten retinalen Fixationsstelle, die sensorischen Anpassungsmechanismen sind von Bedeutung für Therapie und Rehabilitation:

1. Für die Wahl des Netzhautareals bei einer geplanten Lasertherapie. Dabei sollte der bevorzugte exzentrische Fixationsort möglichst geschont werden und eine ausreichende Größe des neuen Lesegesichtsfeldes erhalten bleiben.

▼

2. Für ein Low-Vision-Training. Sinnvolle Anpassungsmechanismen (wie ruhige exzentrische Fixation) sollten unterstützt, unökonomische Strategien (wie z. B. wechselnde Fixationsorte, unruhige Fixation) abgebaut werden.

3. Für die Indikation und Auswahl vergrößernder Sehhilfen (s. Kap. 8.2).

Literatur

Aulhorn E (1953) Über Fixationsbreite und Fixationsfrequenz beim Lesen gerichteter Konturen. Pflügers Arch Physiol 257:318–328

Aulhorn E (1975) Die Gesichtsfeldprüfung bei makularen Erkrankungen. In: Ber. 73. Zusammenk. der DOG Heidelberg 1973. Bergmann, München, S 77–86

Fletcher D, Schuchard R (1997) Preferred retinal loci: relationship to macular scotomas in a low vision population. Ophthalmology 104:632–638

Guez J-E, Le Gargasson J-F, Rigaudiere F, O'Regan JK (1993) Is there a systematic location for the pseudo-fovea in patients with central scotoma? Vision Res 33:1271–1279

Guez J-E, Le Gargasson J-F, Grall Y (1995) Relation between reading and preferred retinal locus in patients with central scotoma. Eur J Ophthalmol [suppl 5]:29

Horton HC, Hoyt WF (1991) The representation of the visual field in human striate cortex: a revision of the classic Holmes map. Arch Ophthalmol 109:816–824

Laubengaier C, Trauzettel-Klosinski S, Sadowski B (1997) Spectrum and effectivity of low vision care in the Low Vision Clinic Tübingen. Invest Ophthalmol Vis Sci 38: 841

Legge GE, Ahn SJ, Klitz TS, Luebker A (1997) Psychphysics of reading XVI. The visual span in normal and low vision. Vision Res 37:1999–2010

McConkie GW, Rayner K (1975) The span of the effective stimulus during a fixation in reading. Percept Psychophys 17:578–586

Rayner K (1986) Eye movements and the perceptual span in beginning and skilled readers. J Exp Child Psychol 41:211–236

Trauzettel-Klosinski S, Tornow RP (1996) Fixation behaviour and reading in macular scotoma – assessed by Tübingen Manual Perimetry and SLO. Neuroophthalmology 14:15–19

Trauzettel-Klosinski S, Teschner C, Tornow RP, Durst W, Zrenner E (1993) Der Lesevorgang. Sensorik und Motorik neu betrachtet. Videofilm, Erstaufführung bei der 91. Tagung der DOG 1993

Trauzettel-Klosinski S, Teschner C, Tornow RP, Zrenner E (1994a) Die Bedeutung des zentralen Gesichtsfeldes für die Lesefähigkeit und Rehabilitation Sehbehinderter. Spektrum Augenheilk 8/3:128–134

Trauzettel-Klosinski S, Teschner C, Tornow RP, Zrenner E (1994b) Reading strategies in normal subjects and in patients with macular scotoma – assessed by two new methods of registration. Neuroophthalmology 14:15–30

Trauzettel-Klosinski S, Laubengaier CH, Sadowski B, Pietsch-Breitfeld B (2000) Lesefähigkeit von Sehbehinderten, Bedeutung von Visus und Vergrößerungsbedarf. Z Prakt Augenheilk 21:529–533

Wertheim T (1894) Über die indirekte Sehschärfe. Z Psychol 7:172–187

Laserkoagulation bei altersabhängiger Makuladegeneration

D. Pauleikhoff, G. Spital, A. Wessing

9.1 Grundlagen und Technik der Laserkoagulation

Bei der Photokoagulation mittels Laserapplikation im makulären Bereich können Laser verschiedener Wellenlänge Verwendung finden. Der Laser bietet zur Photokoagulation den Vorteil einer idealen Fokussierung zur Erreichung kleiner Spotgrößen und liefert als monochromatisches Licht den Vorteil recht definierter Wirkungstiefe, da die verwendete Wellenlänge den Ort der jeweilig maximalen Absorption im Gewebe bestimmt. Absorption ist die Grundlage der thermischen koagulatorischen Wirkung im Zielgewebe. Die Verwendung von kurzwelligem blauem Laserlicht ist aufgrund der Absorption im Xantophyll und möglicher retinaler Schädigungen zu meiden.

Die Einführung der retinalen Photokoagulation durch Meyer-Schwickerath begann mit der Bündelung und Nutzung zunächst der natürlichen Sonnenstrahlung. Aufgrund der Abhängigkeit von Wetterbedingungen, Sonnenstand sowie Intensitätsschwankungen und wegen der Begrenzung bei der Erzielung möglichst schmaler hoch intensiver Lichtbündel erfolgte ein rascher Übergang zur Nutzung artifizieller Lichtquellen. Sogenannte Bogenlampen ermöglichten die jederzeitige Nutzung sehr hellen und gut zu bündelnden Lichtes. Das zur Koagulation erwünschte Emissionsspektrum konnte hierbei durch Wahl der Gaszusammensetzung, des Druckes und der Temperatur des Gases bereits recht gut erreicht werden. Besonders der sog. Xenon-Lichtkoagulator fand weite Verbreitung und war geeignet für panretinale Behandlungen, Laserabriegelungen und retinale Gefäßverödungen.

Die Einführung der Lasertechnologie revolutionierte nochmals die Möglichkeiten der Photokoagulation, indem die räumlichen Kohärenz der emittierten Strahlung eine ideale Bündelung erlaubt und gleichzeitig monochromatisches Licht ein exakt auf die gewünschten Absorptionsbedingungen des Zielgewebes abgestimmtes fokales Arbeiten ermöglicht.

Die Lasertechnologie schuf damit die Voraussetzungen für Photokoagulationen im makulären Bereich, wie sie zur Behandlung z. B. choroidaler Neovaskularisationen bei der AMD erforderlich ist.

Laserstrahlung kann grundsätzlich auf 2 Arten mit Gewebe interagieren. Einerseits kann die Strahlung absorbiert werden und in Form von Fluoreszenzlicht abgestrahlt oder in Wärme umge-

wandelt werden. Die Umwandlung in thermische Energie ist die Grundlage jeder therapeutischen Photokoagulation. Andererseits kann das elektromagnetische Feld eines hochenergetischen Laserstrahls mit Elektronen getroffener Moleküle interagieren und zur Freisetzung von Elektronen und Ionisierungsprozessen im Zielgewebe führen. Die ionisierende Wirkung wird z. B. zur Photodisruption bei Kapsulotomien oder Iridektomien verwendet. Ein Beispiel ist der Nd:YAG-Laser, der bei einer Wellenlänge von 1064 µm arbeitet. Auch bei der Therapie der AMD wird die ionisierende Laserwirkung genutzt. Gerade diese Wirkung wird bei der photodynamischen Therapie (s. Kap. 10) durch sog. Photosensitizer verstärkt. Durch entsprechende Konzentrierung der Sensitizer im Zielgewebe kann hierbei z. B. eine Gefäßthrombosierung unter Schonung umgebender Gewebe und ohne wesentliche thermische Destruktionen erreicht werden.

Für die Photokoagulation ist eine entsprechende Absorption im Zielgewebe Voraussetzung. Die verschiedenen okulären Gewebeschichten absorbieren bei unterschiedlichen Wellenlängen, sodass die Wahl der Wellenlänge einen wichtigen Einfluss auf die Präzision der thermischen Wirkung im Zielgewebe und das Ausmaß der Nebenwirkungen im Nachbargewebe hat.

Die Eindringtiefe des Photokoagulationslaserlichtes durch die optischen Medien und in die Schichten der Retina, des Pigmentepithels und der Choriokapillaris bzw. Choroidea steigt vereinfacht ausgedrückt mit der Wellenlänge. Während kurzwelliges blaues Licht (z. B. Argon-blau) leicht durch getrübte optische Medien gestreut wird sowie z. T. bereits im makulären Xantophyll der Retina absorbiert wird und deutliche retinale Schädigungen hervorrufen kann, dringt rote Laserstrahlung (z. B. Krypton-rot-Laser) nur wenig gestreut auch durch leicht getrübte optische Medien. Es dringt auch durch dünne Blutschichten und tief in die Choroidea, da es vom Hämoglobin kaum absorbiert wird. Um mit dieser Wellenlänge zu photokoagulieren, ist man daher auf eine gute Pigmentierung, d. h. einen ausreichenden Melaningehalt im Zielgewebe, z. B. einer CNV, angewiesen.

Für die meisten retinalen Laserkoagulationen reicht Licht im Grünbereich (z. B. des weit verbreiteten Argonlasers) aus, welches im Wesentlichen die Retina durchdringt und im Pigmentepithel sowie oberer Choroidea absorbiert wird. Laserlicht einer Wellenlänge im gelben Bereich (z. B. Krypton gelb oder organischer Farbstofflaser) weist eine besonders hohe Absorption durch Hämoglobin bei relativ geringer Streuung durch optische Medien auf, was bei der direkten Obliteration von Gefäßen, wie CNV-Gefäßen, genutzt werden kann.

Bei der makulären Laserkoagulation wird noch immer überwiegend der Argon-grün-Laser (514 nm) angewendet, aber auch der Krypton-gelb (568 nm), bzw. Krypton-rot-Laser (647 nm), ein frequenzgedoppelter Nd:YAG-Laser (532 nm), der Dioden- oder Farbstofflaser (in der Regel zwischen 570–630 nm wählbar) finden zunehmend Verwendung (Bird u. Grey 1979; Gass 1973; Hoskin et al. 1982).

Die von diesen Lasern emittierten Wellenlängen werden, wie erwähnt, primär eher im retinalen Pigmentepithel bzw. der Choriokapillaris absorbiert. Die Umwandlung und Freisetzung der Energie erfolgen somit auf der Ebene der zu behandelnden Pathologie und schont die in den inneren Netzhautschichten verlaufenden Nervenfasern.

Auch die Wahl der Belichtungszeit, der Spotgröße sowie der Beleuchtungsstärke haben entscheidenden Einfluss auf Tiefe und Ausmaß der erreichten thermischen Koagulation. Mit der Spotgröße steigen auch die Tiefe und retinale Ausdehnung der thermischen Gewebeschädigung. Deshalb, sowie wegen der besseren Zielgenauigkeit, werden im makulären Bereich in der Regel Spotgrößen unter 100–200 μm benutzt. Längere Belichtungszeiten erhöhen durch Konvektion ebenfalls Tiefe und Ausdehnung der Koagulation. Längere Belichtungszeiten sind auch wegen Störanfälligkeit gegenüber möglichen Augenbewegungen bei makulärem Lasern unerwünscht. Auf der anderen Seite bewirken zu kurzzeitige, kleinflächige hochintense Laserstrahlen höhere Temperaturgradienten im Gewebe, was zu Zerreißungen oder Blutungen führen kann und daher ebenfalls zu vermeiden ist.

9.2 Choroidale Neovaskularisationen: Übersicht der Laserphoto-koagulationsverfahren

Verschiedene Wellenlängen und unterschiedliche Arten der Laserbehandlung können zur Therapie einer CNV eingesetzt werden. Bei klassischer extrafoveolärer CNV stellt die Photokoagulation durch thermische Destruktion der gesamten Gefäßmembran das Ziel der Behandlung dar. Es erfolgt eine zirkuläre Markierung der Außengrenzen

der CNV mit kleinen Herden, gefolgt von flächiger Koagulation bis zur ophthalmoskopisch sichtbaren Weißfärbung. Eine subfoveoläre klassische CNV wird wegen der sofortigen Visusminderung selbst bei kleiner CNV nicht mehr photokoaguliert, sondern einer PDT zugeführt.

Okkulte CNVs wachsen oft weniger aggressiv. Gelegentlich können sie durch die ICG-Angiographie besser abgegrenzt und evtl. photokoaguliert werden. Gelegentlich kann die sog. Feeder-vessel-Technik eine Therapiealternative subfoveolärer CNV darstellen. Nur in wenigen Fällen okkulter CNV kann alternativ eine PDT erwogen werden.

Prinzipiell können verschiedene Lasertechniken bei der Behandlung einer CNV bei AMD Verwendung finden.

Bei der üblichen Photokoagulation einer CNV ist die thermische Destruktion der gesamten choroidalen Neovakularisation Ziel der Behandlung. Dies setzt entsprechend eine möglichst gute angiographische Abgrenzbarkeit der CNV voraus. Hierbei erfolgt zunächst die zirkuläre Markierung der Außengrenzen der choroidalen Neovaskularisation mit kleinen Herden. Anschließend wird eine flächige Koagulation der Gefäßmembran mit größeren Herden bis zur kompletten ophthalmoskopischen Weißfärbung vorgenommen.

Zur Behandlung ausgedehnter choroidaler subfoveolär gelegener Neovaskularisationen mit bereits deutlicher Visusminderung kann abweichend von dem genannten Vorgehen auch ein sog. „foveaaussparendes Lasern" angewendet werden (Coscas u. Soubrane 1991; The Choroidal Neovascularisation Prevention Trial Research Group 1998a), wobei die CNV unter Aussparung des subfoveal gelegenen Anteiles flächig koaguliert wird. Hierdurch soll es in einigen Fällen zu einer leichten Anhebung oder Stabilisierung des zentralen Visus kommen.

Im Gegensatz zur kompletten thermischen Destruktion der Membran wird bei der sog. Feedervessel-Technik versucht, indirekt über einen thermisch induzierten Verschluss zuführender Gefäße die Vernarbung der CNV zu erreichen (Desatnik et al. 2000; Flower 2000; Piermarocchi et al. 2002; Shiraga et al. 1998; Staurenghi et al. 1998). Diese Technik kann evtl. die Behandlung einer subfoveolär gelegenen CNV unter Schonung der Fovea ermöglichen, wenn ein extrafoveolär gelegenes feeder vessel angiographisch nachweisbar ist. Dieser Nachweis erfordert in der Regel die Durchführung zeitlich hochauflösender ICG-Angiographien. Mit zunehmendem Durchmesser des sog. feeder vessels steigen die nötige Laserenergie und Expositionsdauer und sinkt die Verschlussrate bei steigenden Nebenwirkungen im umgebenden Gewebe (Flower 2000; Staurenghi et al. 1998). Direkt nach der Behandlung wird eine ICG-Kontrollangiographie zur Verschlusskontrolle und evtl. Reintervention durchgeführt. Aufgrund der spezifischen angiographischen Voraussetzungen zur sicheren Identifizierung der zuführenden Gefäße und der Schwierigkeiten einer genauen Indikationsstellung für diese Art der Behandlung wird dieses Therapieverfahren nur in wenigen Zentren angewendet.

Eine Behandlung einer CNV durch Photokoagulation zuführender Gefäße ist auch in Form der Photokoagulation sog. chororetinaler Anastomosen beschrieben (Cialdini et al. 1989). Diese Anastomosierungen setzen eine ausgeprägte Schädigung der die CNV überlagernden Gewebeschichten voraus und bilden sich daher gelegentlich in vernarbenden ausgedehnten choroidalen Neovaskularisationen. Da sie mit ausgeprägter Zunahme der subretinalen Exsudation verbunden sind, kann evtl. durch ihre Photokoagulation eine gewisse Minderung der Exsudation versucht werden. Diese „palliative" Laseranwendung kann jedoch ebenfalls nicht als Routineverfahren bezeichnet werden.

9.3 Photokoagulationsverfahren der verschiedenen choroidalen Neovaskularisationsformen

Schon frühzeitig wurde die Licht- oder Laserkoagulationstherapie choroidaler Neovaskularisationen bei älteren Patienten als erfolgversprechender therapeutischer Ansatz angesehen (Bird 1974; Bird u. Grey 1979; Cleasby et al. 1971; Folk 1985; Gass 1971; Grey et al. 1979; Wessing 1977; Zweng et al. 1986). Doch stellte die klinische Vielfalt des Erscheinungsbildes choroidaler Neovaskularisationen stets ein zentrales Problem bei der Indikationsstellung zur Koagulationstherapie dar.

9.3.1 Klassische choroidale Neovaskularisation

Bei extra- und evtl. auch juxtafoveolärer Lage einer fluoreszenzangiographisch gut abgrenzbaren, klassischen choroidalen Neovaskularisation ist eine flächige Laserkoagulation indiziert. Eine kurzfristige angiographische Kontrolle sollte erfolgen, um eine Persistenz oder ein Rezidiv der Gefäßmembran frühzeitig zu erkennen und evtl. erneut zu koagulieren.

Bei primär subfoveolärer Lage einer klassischen choroidalen Neovakularisation ist seit Einführung der PDT jedoch selbst bei kleinen Gefäßmembranen (<1 PD) eine CNV-Koagulation nicht mehr Therapie der Wahl, wie auch die submakuläre Chirurgie bei klassischen choroidalen Neovaskularisationen gegenüber der PDT lediglich bei größeren Begleitblutungen eine Alternative darstellt. Die sog. Feeder-vessel-Technik ist nur in Einzelfällen einer subfoveolären CNV möglich und weist bei aufwändiger Technik und schwieriger Durchführung teilweise hohe Wiedereröffnungsraten auf (Desatnik et al. 2000).

Wie in Kap. 6 beschrieben, können fluoreszenzangiographisch klassische choroidale Neovaskularisationen von okkulten Gefäßmembranen unterschieden werden. Bei klassischen choroidalen Neovaskularisationen sind die frühe Hyperfluoreszenz und die späte Leckage gut sichtbar und so die neovaskuläre Membran angiographisch abgrenz- und gut lokalisierbar (◘ Abb. 9.1a–c). Histopathologisch entspricht dem klassischen Charakteristikum einer CNV ein Vorwachsen der neovaskulären Membran durch die Bruch-Membran und das RPE in den subretinalen Raum (Hermans et al. 2002; Lafaut et al. 2000).

Zur Charakterisierung des therapeutischen Nutzens der makulären Laserkoagulation bei der AMD wurden von der Macular Photocoagulation Study Group mehrere prospektive, randomisierte klinische Studien initiiert (Folk 1985; Macular Photocoagulation Study Group 1982, 1986a,b, 1991a). Im Rahmen dieser Studien wurden die koagulativen Behandlungen derart vorgenommen, dass anhand des Fluoreszenzangiogramms zunächst mit kleinen Herden (50 μm) die Grenzen der choroidalen Gefäßmembran gekennzeichnet werden. Dieser Randbereich wird in der Folge mit konfluierenden 100-μm-Herden erneut koaguliert, wobei ein Energieniveau gewählt werden sollte, das eine deutliche Weißfärbung der Laserkoagulationsherde ergibt. Das Innere des sich so ergebenden Koagulationsrings wird danach mit konfluierenden 200-μm-Herden und deutlicher Weißfärbung koaguliert. Ziel der Behandlung ist es, die fluoreszenzangiographisch charakterisierte Gefäß-

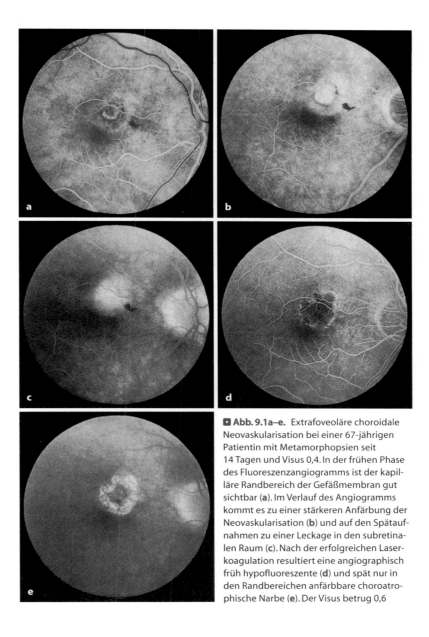

■ **Abb. 9.1a–e.** Extrafoveoläre choroidale
Neovaskularisation bei einer 67-jährigen
Patientin mit Metamorphopsien seit
14 Tagen und Visus 0,4. In der frühen Phase
des Fluoreszenzangiogramms ist der kapilläre Randbereich der Gefäßmembran gut
sichtbar (**a**). Im Verlauf des Angiogramms
kommt es zu einer stärkeren Anfärbung der
Neovaskularisation (**b**) und auf den Spätaufnahmen zu einer Leckage in den subretinalen Raum (**c**). Nach der erfolgreichen Laserkoagulation resultiert eine angiographisch
früh hypofluoreszente (**d**) und spät nur in
den Randbereichen anfärbbare choroatrophische Narbe (**e**). Der Visus betrug 0,6

membran vollständig mit konfluierenden Laserko-
agulationsherden zu bedecken in der Hoffnung, sie
damit koagulativ zerstört zu haben. Nach der erfolgreichen Laserkoagulation resultiert eine angiographisch nur in den Randbereichen anfärbbare
choroatrophische Narbe.

Generell sollte eine Laserkoagulation nach
dem oben genannten Behandlungsmuster konfluierend erfolgen, wobei die Koagulation und die

Zerstörung der gesamten neovaskulären Membran
die oberste Behandlungsmaxime sein müssen.
Etwa 2 Wochen nach der Koagulation sollte ein
Kontrollfluoreszenzangiogramm vorgenommen
werden. Zeigen sich klinisch Anzeichen für ein
Persistieren der choroidalen Neovaskularisation in
einer Zunahme der subretinalen Flüssigkeit oder
ähnlichem, und sind besonders fluoreszenzangiographisch Reste der choroidalen Neovaskularisa-

tion in Form einer frühen Hyperfluoreszenz mit später Leckage im Zentrum der Koagulationsnarbe oder im Randbereich zu sehen, sollte bei weiterhin extrafoveolärer Lage eine weitere Koagulation dieser Areale erfolgen. Zeigt sich demgegenüber klinisch wie fluoreszenzangiographisch lediglich eine choroatrophische Narbe, können die Kontrollzeiträume verlängert werden, und eine fluoreszenzangiographische Kontrolle ist immer dann sinnvoll, wenn sich die subjektive Symptomatik des Patienten mit dem Auftreten neuer Metamorphopsien oder der klinische Befund ändert.

Bei extrafoveolärer Lage einer klassischen choroidalen Neovaskularisation, d. h. bei einer minimalen Entfernung des zentralen Gefäßmembranrandes von der Foveola von 200 µm (s. Abb. 9.1a–c), konnte im Rahmen von 3 prospektiven, randomisierten Studien die positive Beeinflussung des Verlaufs für eine Nachbeobachtungszeit von 2 bzw. 5 Jahren aufgezeigt werden (Chisholm 1983, 1985; Coscas u. Soubrane 1982; Macular Photocoagulation Study Group 1982, 1986a, b, 1991a; Soubrane et al. 1985) (◻ Tabelle 9.1). Hierbei konnte durch die Koagulationstherapie bei einem bis 2/3 der behandelten Patienten der Ausgangsvisus erhalten oder gebessert werden, während dies beim unbehandelten Verlauf nur bei 20–25 % der Fall war. Nach der erfolgreichen Laserkoagulation resultiert eine angiographisch nur in den Randbereichen anfärbbare choroatrophische Narbe (◻ Abb. 9.1d, e). In einer retrospektiven Auswertung von 2503 Fluoreszenzangiographien zeigte es sich, dass lediglich

bei 5,5 % der Patienten extrafoveolär gelegene manifeste, gut abgrenzbare choroidale Neovaskularisationen anzutreffen waren (◻ Tabelle 9.2) (Slakter et al. 1994). Bei dieser Patientengruppe ist nach den genannten klinischen Studien eine Koagulationstherapie sinnvoll.

Bei dieser Therapie ist die vollständige Erfassung und Zerstörung der neovaskulären Membran sicherlich die wichtigste Behandlungsmaxime und sowohl der Einsatz des Argon-grün-Lasers als auch des Krypton-rot-Lasers zeigten sich in gleicher Weise wirksam. Ist das Ziel der vollständigen Destruktion der neovaskulären Membran allerdings nicht erreicht, reagiert die neovaskuläre Restmembran mit aggressivem Wachstum, foudroyantem Verlauf und schlechter Prognose (Bressler et al. 1987; Chisholm 1983; Coscas u. Soubrane 1982; Macular Photocoagulation Study Group 1982). Unter Berücksichtigung dieses Gesichtspunktes hat die Entfernung des zentralen Randes der neovaskulären Membran von der Foveola keinen Einfluss auf den therapeutischen Erfolg (Bressler et al. 1987; Chisholm 1983; Coscas u. Soubrane 1982; Macular Photocoagulation Study Group 1986a,b). Allerdings sind auch bei erfolgreichem Behandlungsverlauf und vollständiger Zerstörung der neovaskulären Membran Rezidive relativ häufig zu beobachten und stellen die Hauptkomplikation nach einer erfolgreichen Koagulationstherapie dar (Macular Photocoagulation Study Group 1986a,b). Einige von ihnen entwickeln sich isoliert, mehr oder weniger weit vom behandelten Areal entfernt,

◻ Tabelle 9.1. Behandlungsergebnisse der Laserkoagulation extrafoveolärer choroidaler Neovaskularisationen bei altersabhängigen Makuladegenerationen. (Nach Coscas u. Soubrane 1982; Macular Photocoagulation Study Group 1982, 1986a,b; Moorfields Macular Study Group 1982a)

Beobachtete Zeit		Behandelt Besser/gleich [%]	Schlechter [%]	p	Unbehandelt Besser/gleich [%]	Schlechter [%]
MPS	12 Mo.	61,0	39,0	<0,001	30,6	69,4
	36 Mo.	42,0	58,0	<0,006	26,3	73,7
	60 Mo.	36,0	64,0	<0,01	19,0	81,0
Moorfield	24 Mo.	27,5	72,5	<0,02	14,0	86,0
Coscas	24 Mo.	72,4	27,6	<0,01	24,1	75,9

◻ **Tabelle 9.2.** Die Häufigkeit unterschiedlicher Manifestationen der altersabhängigen Makuladegeneration bei 2503 Fluoreszenzangiogrammen älterer Patienten

Überwiegend klassische CNV	36,4 %	Extrafoveolär 5,8 %
		Klein (<1 PD), subfov. 10,2 %
		Groß (> 1PD), subfov. NV, subfov. subret. Blutungen 20,4 %
Überwiegend okkulte CNV ohne seröse Pigmentepithelabhebung	41,8 %	Großflächige (>1 PD) 21,9 % Kleinflächige (<1 PD) 19,9 %
Seröse Pigmentepithelabhebung mit/ ohne okkulte CNV	14,6 %	Vaskularisiert 9,9 %
		Nichtvaskularisiert 3,7 %
		Einriss des RPE 1,0 %
Disziforme Narbe	7,2 %	–

die meisten jedoch entstehen am Rand der Koagulationsnarbe. Hierbei ist eine gewisse Prädilektion der zentralen, der Fovea zugewandten Narbenseite festzustellen, und die meisten dieser Rezidive entwickeln sich im ersten Jahr nach der Behandlung (Bressler et al. 1987; Chisholm 1983; Macular Photocoagulation Study Group 1986a,b; Soubrane et al. 1985). Fast die Hälfte aller behandelten Augen ist hiervon betroffen, während in der Zeit danach eine gewisse Stabilisierung einzutreten scheint und neue neovaskuläre Membranen seltener aufzutreten scheinen. Da solche neovaskulären Rezidive allerdings nur in Einzelfällen erneut koaguliert werden können, resultiert aus ihnen häufig eine erhebliche zentrale Visusminderung. Diese Komplikation erklärt auch die Angleichung des Visusverlaufs bei behandeltem und unbehandeltem Verlauf mit zunehmender Nachbeobachtungszeit. War für einen Zeitraum bis zu 3 Jahren ein signifikanter Unterschied zwischen den behandelten und unbehandelten Augen festzustellen (Coscas u. Soubrane 1982; Macular Photocoagulation Study Group 1982; Moorfields Macular Study Group 1982a), nahm dieser Unterschied bei längerer Nachbeobachtungszeit weiter ab (Chisholm 1985; Macular Photocoagulation Study Group 1991c, 1994a).

Ferner wurde in verschiedenen Studien versucht, bei juxtafoveolären klassischen choroidalen Neovaskularisationen, d. h. Gefäßmembranen, die in ihrem zentralen Randbereich bis an die Foveola reichen, mittels Krypton-rot-Laser zu koagulieren (Macular Photocoagulation Study Group 1994a,b; Soubrane et al. 1985). Der Visusverlauf der behandelten Augen zeigte allerdings keinen günstigeren Verlauf im Vergleich zu den unbehandelten Kontrollaugen.

Bei subfoveolären, klassischen choroidalen Neovaskularisationen soll ebenfalls durch eine Koagulation entweder nur des progredienten kapillären Randsaums unter Aussparung der Foveola (Coscas u. Soubrane 1991) oder durch eine konfluierende Koagulation der Neovaskularisation (Macular Photocoagulation Study Group 1991a,b) die Größe der entstehenden disziformen Narbe im Sinne einer Verkleinerung positiv beeinflusst werden. Derartige Membranen fanden sich in der Auswertung von 2503 Fluoreszenzangiogrammen bei 10,2 % der AMD-Patienten (s. ◻ Tabelle 9.2) (Pauleikhoff et al. 1996). Bei der subfoveolären, zentralen Laserkoagulation wird der stabilisierende „Langzeiterfolg" aber erkauft mit einer meist direkt nach der Koagulation eintretenden teilweise erheblichen Visusminderung durch die Lasernarbe. Deshalb war in der Koagulationsgruppe nach 3 Monaten auch der Visus zunächst signifikant schlechter als in der unbehandelten Kontrollgruppe (Cialdini et al. 1989; Macular Photocoagulation Study Group 1991b,c, 1994a,b).

Durch die langsam zunehmende Verschlechterung bei unbehandeltem Verlauf glich sich die Visusprognose mit zunehmender Nachbeobachtungszeit nach 12 Monaten wieder an. Erst nach 24 Monaten wurde dann der stabilisierende Effekt der Laserkoagulation signifikant nachweisbar durch die weiter zunehmende Verschlechterung des unbehandelten Verlaufs. Besonders aufgrund der abrupten Visusminderung nach der foveolären Laserkoagulation haben sich diese Behandlungsempfehlungen in der Folgezeit wenig durchgesetzt. Deshalb wurden sie durch Untergruppenbildung weiter modifiziert (Macular Photocoagulation Study Group 1994a,b). Da bei bereits eingetretener Visusminderung auf Visuswerte kleiner 0,2 und bei einer nur kleinen manifesten, subfoveolären Neovaskularisation (kleiner als 1 PD Durchmesser) eine zentrale Laserkoagulation zu keiner weiteren abrupten Visusminderung führt, aber doch eine gewisse Stabilisierung für die Folgezeit erreicht werden kann, wurde für diese Untergruppe zunächst eine zentrale Laserkoagulation mit geringen visuellen Auswirkungen empfohlen. Hier ist allerdings auch der langfristige Stabilisierungseffekt mit einer gewissen Restlesefähigkeit eher gering. Da zudem diese Situation nur in Einzelfällen anzutreffen ist, konnte auch vor Einführung der photodynamischen Therapie eine Indikationsstellung zur Laserkoagulation bei subfoveolären manifesten Membranen als sehr eingeschränkt angesehen werden.

Bei 20,4 % der untersuchten 2503 AMD-Fuoreszenzangiogramme zeigte sich darüber hinaus bereits initial eine so ausgedehnte manifeste, subfoveolär gelegene choroidale Neovaskularisation, die teilweise mit sehr großen, subretinalen Blutungen assoziiert war, dass bei ihnen auch nach den Kriterien der genannten prospektiven Studien keine Koagulationstherapie in Erwägung zu ziehen wäre (s. ◻ Tabelle 9.2) (Pauleikhoff et al. 1996).

Generell ist bei subfoveolären klassischen Neovaskularisationen heute eine Laserbehandlung in beschriebener Weise nicht indiziert. Vielmehr stellt die photodynamische Therapie hier die Therapie der Wahl dar (s. Kap. 10).

Auf die Möglichkeit einer sog. Feeder-vessel-Photokoagulation, die in wenigen Zentren gelegentlich durchgeführt wird, falls extrafoveoläre versorgende Gefäße subfoveolär gelegener Membranen erkennbar sind, wurde bereits hingewiesen. Wie erwähnt findet diese Therapieform ihre Beschränkung einerseits darin, dass entsprechende extrafoveoläre feeder vessel nur in einem Prozentsatz zwischen 20–30 der hierauf untersuchten CNV-Membranen gefunden werden und diese mit zunehmendem Gefäßlumen schwerer erfolgreich verschlossen werde können. Unabhängig von der benutzten Laserwellenlänge (Argon-grün, Krypton-rot, Krypton-gelb) werden Verschlussraten der feeder vessel nach teilweise mehrfacher Behandlung zwischen 40 und 75 % angegeben. Doch die schwierige Indikationsstellung und hohe Wiedereröffnungsraten (bis zu 70 % (Desatnik et al. 2000; Lee u. Kim 2000) lassen diese Behandlungsstrategie nur für Einzelfälle als sinnvoll erscheinen.

Über die Möglichkeiten und Ergebnisse einer alternativen chirurgischen Intervention in diesen Fällen wird in Kap. 12 berichtet. Vor allem größere subretinale Begleitblutungen können eine chirurgische Intervention erforderlich machen.

9.3.2 Okkulte choroidale Neovaskularisation ohne seröse Pigmentepithelabhebung

Bei okkulten choroidalen Neovaskularisationen ohne seröse Pigmentepithelabhebung sind aufgrund des sehr unterschiedlichen Spontanverlaufs und der schwierigen angiographischen Abgrenzbarkeit die Möglichkeiten einer Laserkoagulation sehr gering. Lediglich bei einer angiographischen Abgrenzbarkeit eines manifesten, klassischen Anteils in der Fluoreszein- oder insbesondere in der Indozyaningrün-Angiographie kann eine flächige Laserkoagulation dieses Anteils erwogen werden. Wenn der abgrenzbare klassische Anteil der subfoveolären CNV über 50 % beträgt oder es sich um eine <2 PD Durchmesser messende okkulte CNV mit Ausgangsvisus <20/50 handelt, ist eine PDT vorzuziehen (Verteprofin Roundtable 2002). Bei isolierten Proliferationen des RPE ist keine Laserkoagulation sinnvoll.

Von den klassischen choroidalen Neovaskularisationen lassen sich angiographisch, wie in Kap. 6 beschrieben, neovaskuläre Veränderungen abgrenzen, die sich klinisch und fluoreszenzangiographisch nicht eindeutig abgrenzen lassen. Klinisch sind sie durch das Auftreten von subretinaler Flüssigkeit oder subretinalem Blut charakterisiert. Auch Lipidexsudate sind zu beobachten, und die Präsenz von subretinalen Blutgefäßen muss deshalb postuliert werden. Fluoreszenzangiographisch imponieren diese Veränderungen durch eine schlecht abgrenzbare, oft aus mehreren Punkten bestehende Hyperfluoreszenz, die auf den Spätaufnahmen nicht durch Leckage, sondern durch die Anfärbung umgebender Areale an Größe zunimmt. Histopathologisch korrelieren diese Gefäßmembranen mit Gefäßeinsprossungen aus der Choriokapillaris durch die Bruch-Membran unter das RPE, ohne dieses zu durchbrechen (Hermans et al. 2002). Die wachstumslimitierende Wirkung des über der CNV liegenden RPE und seine Barriereeigenschaften sind deshalb für die unterschiedlichen visusmindernden Auswirkungen und den individuell spezifischen Spontanverlauf verantwortlich.

Derartige großflächige okkulte Neovaskularisationen (>1 PD) waren bei 21,9 % der genannten 2503 AMD-Patienten abgrenzbar (s. ◘ Tabelle 9.2) (Macular Photocoagulation Study Group 1986b). Diese okkulten choroidalen Neovaskularisationen wurden in einer prospektiven, randomisierten Studie bei extrafoveolärer Lage konfluierend im angiographisch veränderten Bereich koaguliert. Bei einer Nachbeobachtungszeit von 3 Jahren konnte hierdurch allerdings keine positive Beeinflussung des natürlichen Verlaufs durch eine Koagulationstherapie erreicht werden (Soubrane et al. 1987, 1990). Sowohl die behandelten als auch die unbehandelten Patienten zeigten in ca. 60 % der Augen einen unveränderten Visus. Zwei Aspekte scheinen hierfür verantwortlich zu sein. Zum einen zeigen diese Gefäßmembranen in der klinischen Erfahrung einen weniger progredienten und destruierenden Verlauf im Vergleich mit den manifesten und gut definierten choroidalen Neovaskularisationen. Zum anderen zeigte sich nach der Koagulation dieser Membranen, dass sie aufgrund der schlechten Abgrenzbarkeit schwierig vollständig zu koagulieren sind und deshalb noch häufiger zentrale Rezidive oder koagulationsfern neue Gefäßsprossen auftraten, als dies nach der Koagulation extrafoveolärer manifester Neovaskularisationen der Fall war. Aufgrund dieser Erfahrungen erscheint eine Koagulationstherapie großflächiger okkulter choroidaler Neovaskularisationen nicht sinnvoll.

Durch die Indozyaningrün-Angiographie kann evtl. in einigen Fällen ein manifester Membrananteil von einem okkulten Anteil der Neovaskularisation abgegrenzt werden (s. Kap. 6). In einigen Studien wird nach einer Koagulation dieses manifesten Anteils ein Stillstand oder gar Regression des gesamten Membranwachstums beschrieben (Guyer et al. 1994; Holz et al. 1994; Regillo et al. 1994; Slakter et al. 1994; Wolf et al. 1995). Die Auswirkungen einer solchen Koagulationsindikation im Vergleich zum unbehandelten Verlauf in vergleichenden Studien steht aber noch aus. Deshalb sollte aufgrund der bisherigen Erfahrungen bei der unvollständigen Koagulation choroidaler Neovaskularisationen, bei denen die Restmembran teilweise ein sehr aggressives Wachstum zeigte, eine derartige Koagulationsindikation nur in Ausnahmefällen angenommen werden.

Prinzipiell bietet sich durch den Einsatz der ICG-Angiographie mit hoher zeitlicher Auflösung auch bei okkulten choroidalen Neovaskularisationen die Möglichkeit, evtl. feeder vessels aufzufinden und durch deren Photokoagulation die Membranen zu therapieren. Jedoch wurde diese Therapieform in den größeren Studien bei klassischen choroidalen Neovaskularisationen angewendet, und es gibt kaum Berichte zum Erfolg dieser Technik bei okkulten choroidalen Neovaskularisationen (Flower 2000).

Die Inhomogenität der CNV, die unter der Bezeichnung „okkulte CNV" zusammengefasst sind, erklärt auch, dass die PDT für diese Gefäßmembranen nur in Einzelfällen eine Therapiemöglichkeit mit Besserung der Visusprognose darstellt (s. Kap. 10) (Verteprofin Roundtable 2002).

Es finden sich bei einigen älteren Patienten mit Metamorphopsien ophthalmoskopisch lediglich Hyperpigmentationen im Makulabereich als Resultat einer reaktiven Proliferation des retinalen Pigmentepithels (Miller et al. 1986). Klinische Analysen konnten darstellen, dass bei Patienten mit solchen reaktiven Proliferationen des retinalen Pigmentepithels häufiger die Entwicklung choroidaler Neovaskularisationen zu beobachten ist (Bressler et al. 1988a; Gass 1973; Gregor et al. 1977; Pauleikhoff et al. 1994; Smiddy u. Fine 1984; Strahlmann et al. 1983; Teeters u. Bird 1976). Angiographisch imponieren diese Areale häufig als hyperfluoreszente Punkte, die sich frühzeitig im Fluoreszenzangiogramm anfärben, aber im weiteren Verlauf des Angiogramms keine Leckage aufweisen. Da in tierexperimentellen Studien kleine kapilläre Gefäßeinsprossungen mit umgebender Pigmentepithelhülle als morphologisches Korrelat dargestellt wurden (Miller et al. 1986), können diese Pigmentepithelproliferationen als kleinflächige okkulte choroidale Neovaskularisationen aufgefasst werden. Derartige okkulte, choroidale Neovaskularisationen in einem sehr umschriebenen, kleinflächigen Ausmaß (<1 PD) zeigten sich bei 19,9 % der 2503 genannten Fluoreszenzangiogramme von AMD-Patienten (s. ◘ Tabelle 9.2) (Pauleikhoff et al. 1996). Bei diesen Patienten sind die visuellen Symptome häufig sehr subtil. Der Visus ist nur gering beeinträchtigt. Allerdings besteht bei diesen Patienten in ca. 60 % der Fälle im Langzeitverlauf das Risiko einer weiteren Visusminderung (Pauleikhoff et al. 1994). Da diese Veränderungen aber generell eine deutlich bessere Prognose besitzen als großflächige okkulte choroidale Neovaskularisationen, ist bei ihnen eine Koagulationstherapie nicht sinnvoll (Pauleikhoff et al. 1994).

9.4 Seröse Abhebungen des retinalen Pigmentepithels mit oder ohne okkulte choroidale Neovaskularisation oder assoziiert mit PCV

❗ Eine Laserkoagulation ist lediglich bei vaskularisierten serösen Pigmentepithelabhebungen zu erwägen, bei denen in der Fluoreszein- oder insbesondere in der Indozyaningrün-Angiographie die assoziierte okkulte choroidale Neovaskularisation extrafoveolär gut abgegrenzt werden kann. Die koagulative Zerstörung dieser vaskulären Anteile kann zu einer Abflachung der Pigmentepithelabhebung und evtl. zu einer Stabilisierung der Visusprognose führen. Ferner kann bei PCV-assoziierter seröser Pigmentepithelabhebung durch eine Koagulation der polypenhaft erweiterten Gefäßareale in Einzelfällen eine Besserung des Verlaufs erreicht werden. Eine direkte Laserkoagulation ist bei einer nichtvaskularisierten serösen Pigmentepithelabhebungen nicht indiziert.

Neben der Einsprossung von choroidalen Kapillaren können ältere Patienten auch eine Visusminderung durch die Entwicklung einer Pigmentepithelabhebung erfahren, die bei 14,6 % der genannten 2503 AMD-Patienten sichtbar waren (s. ◘ Tabelle 9.2) (Pauleikhoff et al. 1996). Bei dieser Aufspaltung der Bruch-Membran zwischen der Basalmembran der retinalen Pigmentepithelzellen und der inneren kollagenen Schicht der Bruch-Membran können angiographisch verschiedene Typen unterschieden werden (Bird u. Marshall 1986; Cass-

well et al. 1985) (s. Kap. 6). Zum einen stellt sich die Mehrheit der Pigmentepithelabhebungen (9,9 % der 2503 AMD-Patienten, s. ◘ Tabelle 9.2 [Pauleikhoff et al. 1996]) schon primär als vaskularisierte Pigmentepithelabhebung dar mit einer Kombination aus Pigmentepithelabhebung und okkulter choroidaler Neovaskularisation. Die Gefäßmembranen äußern sich klinisch meist in subretinalen Blutungen oder der Ablagerung von Lipiden im Randbereich der Pigmentepithelabhebung. Angiographisch zeigen sie häufig randständige Einbuchtungen, die sich im Fluoreszenzangiogramm frühzeitig hyperfluoreszent darstellen und eine Intensitätszunahme im Verlauf des Angiogramms durch Leckage zeigen mit späterem Aufgehen in der flächigen Hyperfluoreszenz der Pigmentepithelabhebung (Bird u. Marshall 1986). Diese Membrananteile können manchmal in der Indocyaningrün-Angiographie wesentlich besser abgegrenzt werden (Coscas u. Soubrane 1991; Wolf et al. 1994; Yuzawa et al. 1995). Als spezifische Untergruppe der vaskularisierten Pigmentepithelabhebung konnten in der ICG-Angiographie Patienten identifiziert werden, die polypenhafte Aussackungen im assoziierten Gefäßanteil der Pigmentepithelabhebung aufwiesen, wie sie von Yannuzzi et al. (1999) als „idiopathic polypoidal choroidal vasculopathy, IPCV" beschrieben worden waren. Diese PCV-assoziierten Pigmentepithelabhebungen gehören ebenfalls in das Spektrum der AMD (Müller et al. 2002), sollen aber auf eine Laserkoagulation der erweiterten Gefäßareale mit teilweise dramatischen Regressionen ansprechen (Gomez-Ulla et al. 1998; Yannuzzi et al. 1990, 1999). Da bei den vaskularisierten und PCV-assoziierten Pigmentepithelabhebungen die hyperfluoreszenten Areale eingesprossten choroidalen Kapillaren entsprechen, ergibt sich aus diesen Abhebungen des retinalen Pigmentepithels häufig im weiteren Verlauf eine disziforme Narbe mit einer deutlichen Visusreduktion.

Zum anderen kann es aber bei Pigmentepithelabhebungen auch bei einer flächigen hypofluoreszenten Anfärbung auf den Frühaufnahmen zu einer relativ homogenen, scheibenförmigen Anfärbung auf den Spätaufnahmen kommen (Casswell et al. 1985) (3,7 % der genannten 2503 AMD-Patienten, s. ◘ Tabelle 9.2) (Pauleikhoff et al. 1996). In diesen Fällen sind auch in der Indozyaningrün-Angiographie im hypofluoreszenten Areal keine Membrananteile nachweisbar. Bei diesen Pigmentepithelabhebungen scheint das retinale Pigmentepithel sich

9.4 · Seröse Abhebungen des retinalen Pigmentepithels mit oder ohne
okkulte choroidale Neovaskulari-sation oder assoziiert mit PCV

139   9

selbst „hochzupumpen" und dieser Typ wird deshalb auch als nichtvaskularisierte Pigmentepithelabhebung bezeichnet (Bird u. Marshall 1986). Der natürliche Verlauf dieser Veränderungen und die Visusprognose können recht unterschiedlich sein. Bei einigen Patienten ist eine spontane Abflachung der Pigmentepithelabhebung zu beobachten mit der Entwicklung einer geographischen Atrophie des retinalen Pigmentepithels (Casswell et al. 1985). Am häufigsten resultiert bei Patienten mit einer nichtvaskularisierten Pigmentepithelabhebung aber eine zentrale Visusminderung durch die sekundäre Kombination mit choroidalen Kapillaren.

Bei ca. 10 % der Patienten mit nichtvaskularisierten, vaskularisierten oder PCV-assoziierten Pigmentepithelabhebungen (1 % der Patienten der Gesamtgruppe der ausgewerteten 2503 AMD-Fluoreszenzangiogramme, s. �‍ Tabelle 9.2) (Pauleikhoff et al. 1996) ist zudem die Entstehung eines Einrisses des retinalen Pigmentepithels festzustellen (Bird u. Marshall 1986; Chuang u. Bird 1988a,b). Dies war besonders bei Patienten mit großen Pigmentepithelabhebungen zu beobachten, bei denen scheinbar der tangentiale Stress am Rand der Pigmentepithelabhebung so groß wurde, dass ein Einriss des RPE erfolgte. Diese Patienten erfahren häufig in der Folge einen recht dramatischen zentralen Visusabfall durch assoziierte subretinale Blutungen. Im Langzeitverlauf ergeben sich meist disziforme Narben, und die Visusprognose bei dieser Komplikation ist relativ schlecht.

Zur Untersuchung der koagulativen Beeinflussung des Verlaufs von Pigmentepithelabhebungen wurde von der Moorfields Macular Photocoagulation Study Group (1982a,b) eine prospektive, randomisierte Studie vorgenommen, bei der im temporal der Fovea gelegenen Anteil der Pigmentepithelabhebung mit 200-μm-Herden eine hufeisenförmige gridartige Koagulation durchgeführt wurde (◻ Abb. 9.2a, b). Im Verlaufe der Nachbeobachtung zeigten die behandelten Augen aber keinen günstigeren Visusverlauf im Vergleich zu den unbehandelten Kontrollaugen. Vielmehr kam es zwar anatomisch postkoagulativ häufig zu einer Abflachung der Pigmentepithelabhebung, dies ging aber aufgrund des Untergangs von Pigmentepithelzellen meist auch mit einem Visusverlust einher. Sind klinisch wie angiographisch Zeichen für das zusätzliche Vorliegen choroidaler Neovaskularisationen anzutreffen, kann ebenfalls über eine Koagulationsindikation nachgedacht werden (◻ Abb. 9.3a, b)

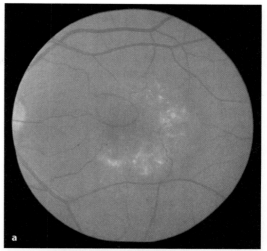
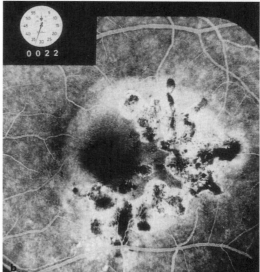

◻ **Abb. 9.2a,b.** Pigmentepithelabhebung bei einem 69-jährigen Patienten nach hufeisenförmiger gridartiger Laserkoagulation. a Farbphoto, b Fluoreszenzangiogramm

(Singerman 1988; The Choroidal Neovascularisation Prevention Trial Research Group 1998a). Insbesondere bei Neovaskularisationen, die in der Indozyaningrün-Angiographie abgegrenzt wurden, scheint eine koagulative Zerstörung eine Regression der Pigmentepithelabhebung und eine Besserung der Visusprognose zu bewirken (Dimitriou u. Scheider 1995; Yuzawa et al. 1995). Dies ist aber sicher nur bei extrafoveolärer Lage der choroidalen Neovaskularisation zu erwägen (s. Abb. 9.3a, b)

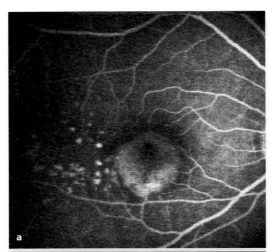
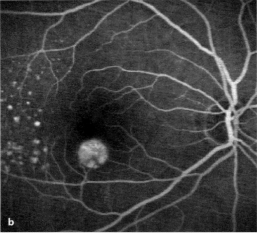

□ **Abb. 9.3.** Vaskularisierte Pigmentepithelabhebung vor (a) und 3 Jahre nach Laserkoagulation im Bereich der Vaskularisation (b). Der Visus stabilisierte sich von 0,3 vor der Laserbehandlung auf 0,6

zunehmende Aggressivität des Membranwachstum sind zu befürchten. Deshalb sollte lediglich bei angiographisch gut sichtbaren und abgrenzbaren choroidalen Neovaskularisationen, die mit Pigmentepithelabhebungen assoziiert sind, eine Koagulationstherapie erwogen werden.

Ferner ist auch festzustellen, dass in Fällen einer okkulten choroidalen Neovaskularisation mit seröser Pigmentepithelabhebung auch die photodynamische Therapie keine Behandlungsalternative zur Photokoagulation darstellt, sie ist aufgrund der Komplikationsrate sogar kontraindiziert (Schmidt-Erfurth 1999a,b). Alternativ kann daher neben einer evtl. zu überlegenden Photokoagulation der Vaskularisation derzeit lediglich eine chirurgische Therapie wie z. B. eine Makularotation v. a. bei funktioneller Unikussituation mit kurzfristigem dramatischem Visusverlust erwogen werden.

9.5 Drusen und prophylaktische Laserbehandlung

🛈 Durch eine gridförmige Laserkoagulation mit einzelnen Herden kann eine Regression makulärer Drusen erzielt werden. Da eine positive Auswirkung auf die Visusprognose bei Patienten mit einer frühen AMD aber nicht nachgewiesen ist und das Risiko der Induktion choroidaler Neovaskularisation besteht, ist eine derartige Koagulation z. Z. nur unter strengen kontrollierten Studienbedingungen zu unterstützen.

Aus der Entwicklung der geographischen Atrophie des retinalen Pigmentepithels bei AMD ist bekannt, dass sich nach dem Untergang der Pigmentepithelzellen auch die subpigmentepithelialen Ablagerungen in der Bruch-Membran als kalzifizierte Drusen zunächst verkleinern und dann vollständig verschwinden können (Sarks et al. 1988). Eine ähnliche Regression von zentralen Drusen wurde auch in den prospektiven Studien nach der extrafoveolären Laserkoagulation choroidaler Neovaskularisationen beobachtet. Hieraus ergab sich das Konzept, durch eine perifoveoläre Laserkoagulation mit z. B. 12 200-μm-Herden evtl. eine Regression makulärer Drusen zu erreichen und hierdurch das Risiko der Entwicklung visusmindernder Komplikationen der späten AMD zu mindern (□ Abb. 9.4a–d) (Chisholm 1985; Owens et al. 1999).

und geht immer mit dem Risiko einer dramatischen Progredienz der Erkrankung bis hin zu großen Glaskörperblutungen einher. Eine Bestätigung dieser Erfahrungen durch randomisierte Studien steht zudem noch aus.

Da diese Membranen häufig in ihrer Ausdehnung nicht genau abgrenzbar sind, ist eine generelle Koagulationsindikation bei vaskularisierten Pigmentepithelabhebungen sicher nicht anzunehmen; denn ihre koagulative Zerstörung ist dann nur in Grenzen möglich und Rezidive sowie eine

■ Abb. 9.4a–d. a und b
zeigen die auf beiden
Augen zunächst ca. symme-
trisch erkennbaren kon-
fluenten weichen Drusen.
Während das rechte Auge
unbehandelt blieb, wurde
links eine perifoveoläre
Laserbehandlung mit 12
zirkulär angeordneten
Einzelherden durchgeführt.
Es zeigte sich 6 Monate nach
der Behandlung rechts ein
gleichbleibender Befund (c),
während links ein deutlicher
Rückgang der weichen
Drusen erkennbar war (d)

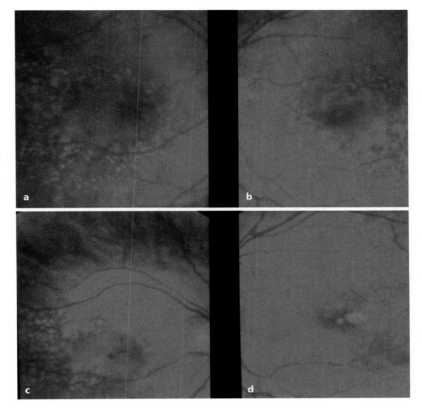

Eine derartige Regression von Drusen konnte in klinischen Fallbeispielen nach einer zentralen Laserkoagulation auch dargestellt werden (Sigelmann 1991). Sie kann evtl. auf eine Verschiebung von Zellen des retinalen Pigmentepithels zurückgeführt werden. Aus experimentellen Studien ist bekannt, dass Defekte im retinalen Pigmentepithel, die z. B. durch eine Koagulation entstehen, im Randbereich durch eine Verschiebung und Größenzunahme der nicht teilungsfähigen Pigmentepithelzellen geschlossen werden (Marshall 1981). Hierdurch kann evtl. das gesamte pigmentepitheliale Zellmuster in Bewegung geraten. Durch die Lösung und neue Verankerung basaler Adhäsionen zur Bruch-Membran kann hierdurch vielleicht eine Verbesserung der metabolischen Situation der Zellen und eine Zunahme des Abtransports der Debrisablagerungen durch die Bruch-Membran erfolgen mit klinisch sichtbarer Regression der Drusen. Auch die Induktion eines erhöhten Abtransports der abgelagerten Materialien durch die Bruch-Membran und die Choriokapillaris wird

diskutiert. Da in histologischen Studien sog. „intrusions" der Endothelzellen der Choriokapillaris in die äußeren Schichten der Bruch-Membran gefunden wurden (Guymer et al. 1997), wird angenommen, dass dieser Prozess evtl. eine normale Reaktionsweise dieser Zellen ist, um abgelagertes Material in der Bruch-Membran zu entfernen. Nach einer experimentellen Laserkoagulation waren solche „Einstülpungen" der Endothelzellen in der Bruch-Membran vermehrt zu finden (Guymer et al. 1997). Eine ähnliche Beobachtung wurde bei laserinduzierter Drusenresorption in Primatenversuchen (Duval u. Tso 1985) gemacht, wo nach Laserbehandlung phagozytische Zellausstülpungen am ehesten von Abkömmlingen der chorokapillären Perizyten durch die Bruch-Membran hindurch nachzuweisen waren, die möglicherweise mit der Drusenresorption in Zusammenhang stehen.

Wenn auch die Mechanismen noch nicht genau definiert werden konnten, zeigen zahlreiche klinische Studien, dass eine perifoveoläre Laserkoagulation das Erscheinungsbild der makulären Drusen verändern kann und sich im Zeitraum mehrerer Monate eine Regression der sub-RPE-Ablagerungen findet (s. Abb. 9.4) (Owens et al. 1999; The Choroidal Neovascularisation Prevention Trial Research Group 1998b). Gleichzeitig ergab die Choroidal Neovascularisation Prevention Trial neben einer generellen Drusenreduktion nach Laserbehandlung, dass Drusen in den Augen, bei denen über 50 % der Drusen innerhalb eines Jahres verschwunden waren, im Mittel eine selteneres Auftreten weiterer Visusminderungen und eine Zunahme an Visusbesserungen nach Behandlung gegenüber nichtbehandelten Augen aufwiesen. Ob dies aber zu einer Besserung der Prognose im Sinne einer prophylaktischen Therapie mit Verhinderung der Entwicklung visusmindernder Komplikationen führt, muss erst in laufenden prospektiven klinischen Studien noch nachgewiesen werden, denn es ist nicht das Behandlungsziel, bei Personen mit früher AMD und in der Regel noch recht gutem Visus, diesen vorübergehend möglicherweise geringgradig zu verbessern, sondern es ist das Ziel, schwere Langzeitkomplikationen der AMD zu verhindern.

In den bisher beschriebenen Ergebnissen prospektiver klinischer Studien war ein derartiger Effekt über einen Zeitraum von 3 Jahren nicht gefunden worden. Vielmehr war umgekehrt das Risiko der Entwicklung einer CNV im Bereich der Laserherde in der Koagulationsgruppe deutlich größer als in der Kontrollgruppe (s. ◘ Tabelle 9.2) (The Choroidal Neovascularisation Prevention Trial Research Group 1998a). Dies war v. a. darauf zurückzuführen, dass in der Behandlungsgruppe in den ersten Jahren nach der Koagulation im Bereich der Laserherde das Einsprossen von choroidalen Neovaskularisationen scheinbar induziert wurde (Owens et al. 1999). Dies führte zwar häufig nicht zu einer andauernden Visusminderung, doch konnte nach 3-jähriger Nachbeobachtung lediglich ein Gleichstand in Bezug auf die Neuentwicklung neovaskulärer Membranen zwischen der Behandlungs- und der Kontrollgruppe erreicht werden und es war kein eindeutiger prophylaktischer, positiver Effekt der Laserkoagulation beim Vorhandensein konfluierender Drusen nachzuweisen.

In einer retrospektiven Analyse der Daten der CNVPT Fellow Eye Study (Kaise et al. 2001) fand sich ein positiver Zusammenhang zwischen der Intensität der Lasereffekte und der Häufigkeit des Auftretens choroidaler Neovaskularisationen. Dies spiegelt die Tatsache, dass Lasereffekte die Bruch-Membran beschädigen können, was sogar für Modelle zur experimentellen CNV-Induktion eingesetzt wurde (Miller et al. 1985). Die Bruch-Membran scheint gerade bei AMD-Patienten bekanntermaßen besonders fragil zu sein und weist gehäuft histologisch erkennbare Brüche auf (Spraul et al. 1997). Eine weitere bekannte Tatsache ist die Neigung von Lasereffekten, sich über die Zeit auszudehnen, atrophischer zu werden, und somit könnte evtl. eine möglicherweise späte AMD in Form einer geographischen Atrophie schneller eintreten.

Es hat sich noch kein einheitliches Schema zur prophylaktischen Photokoagulation bei früher AMD durchgesetzt, was auch die Vergleichbarkeit der Ergebnisse der verschiedenen bisherigen Studien erschwert. Es werden je nach Therapieprotokoll einerseits verschiedene Laser unterschiedlicher Wellenlängen eingesetzt, aber auch unterschiedliche Anordnungen und Anzahl der zu applizierenden Laserherde vorgesehen. In einer Studie von Olk et al. (1999) wird ein Grid von 48 Herden konzentrisch im Abstand von 750–2250 µm um die Fovea verwendet, während in der Studie vom Moorfields Eye Hospital, London, 12 Herde eines Argon grün oder eines gelben Farbstofflasers appliziert wurden (Gross-Jendroska et al. 1998; Guymer et al. 1997; Owens et al. 1999), wobei ein direktes Lasern von Drusen vermieden wurde. In anderen Untersuchungen wurde z. B. temporal der Fovea genau auf vorhandene Drusen mittels eines Krypton-rot- oder eines Argon-grün-Lasers gezielt (Brancato et al. 1997; Figueroa et al. 1994). Innerhalb der CNVPT-Studie kamen 3 verschiedene Protokolle von zunächst 20 3-reihig angeordneten Herden temporal der Fovea, später von 24 2-reihig angeordneten Herden und daneben auch von 6 einreihig zirkulär in größerem Abstand zur Fovea platzierten Effekten zur Anwendung.

Da, wie erwähnt, die Studienergebnisse der verschiedenen bisherigen Studien zu diesem Thema noch keine Abschätzung oder gar abschließende Beurteilung von Langzeitergebnissen erlauben und das Risiko der Induktion einer Einsprossung von Aderhautkapillaren und der Bildung einer manifesten choroidalen Neovaskularisation durch diese Laserkoagulation nicht unerheblich ist, muss diese Koagulationsindikation zum jetzigen Zeitpunkt auf jeden Fall nicht als gesichert therapeutisch effektiv gelten und sollte daher bislang lediglich in klinischen, kontrollierten Studien eingesetzt werden.

Fazit

Wie in den letzten Kapiteln dargestellt, umfasst die späte AMD ein breites Spektrum verschiedener degenerativer Veränderungen mit einer unterschiedlichen Visusprognose. Eine konfluierende, die gesamte choroidale Gefäßmembran umfassende Koagulationstherapie mit Argon-grün- oder Krypton-rot-Laser ist bei extrafoveolär gelegenen klassischen choroidalen Neovaskularisationen indiziert und kann die Visusminderung von 80 % der Patienten auf behandelt 50–60 % reduzieren. Eine solche Koagulationsindikation lag aber lediglich bei 6 % der ausgewerteten 2503 Fluoreszenzangiogramme symptomatischer AMD-Patienten vor (s. ◻ Tabelle 9.2) (Pauleikhoff et al. 1996).

Ferner kann in Einzelfällen bei Patienten mit kleinen klassischen subfoveolären Neovaskularisationen über eine Stabilisierung auf niedrigem Niveau mittels zentraler Laserkoagulation diskutiert werden. Hier ist jedoch derzeit eine photodynamische Therapie die Therapie der Wahl. Eine Stabilisierung auf niedrigem Niveau durch Laserphotokoaguation kann auch vereinzelt bei Patienten mit extrafoveolär gelegenen okkulten choroidalen Neovaskularisation mit serösen Pigmentepithelabhebungen (vaskularisierte Pigmentepithelabhebungen) oder großflächigen okkulten choroidalen Neovaskularisationen erreicht werden, bei denen mittels Indozyaningrün-Angiographie ein Membrananteil charakterisiert und evtl. koaguliert werden kann. Die sog. Feeder-vessel-Technik kann gelegentlich eine Alternative bei subfoveolärer choroidaler Neovaskularisation darstellen, wird jedoch angesichts der technischen Schwierigkeiten, der Erfahrungsabhängigkeit des Verfahrens und häufiger Reperfusion der Gefäße nur in wenigen Zentren angewendet.

Generell konnten leider die in die Koagulationstherapie gesteckten Erwartungen bei der Behandlung der AMD nicht erfüllt werden. Wie erwähnt, ist der Anteil der Patienten, der für eine Koagulationstherapie aufgrund der Art, der Lage und der Größe der neovaskulären Membran in Frage kommt, leider nur sehr gering. Zudem kann auch bei diesen Patienten nur bei einem geringen Prozentsatz der visusmindernde Verlauf der Erkrankung durch die Koagulationstherapie gebessert werden. Und auch bei positivem Therapieverlauf muss leider häufig eine spätere Visusminderung durch Rezidive beobachtet werden, sodass die Behandlungsergebnisse sich bei längerer Beobachtungszeit dem unbehandelten Verlauf angleichen.

Insgesamt ist die Koagulationstherapie bei den genannten Indikationen klinisch sicher als sinnvoll anzusehen. Eine grundlegende Beeinflussung dieser visusmindernden Veränderungen ist dem Ophthalmologen mit der Koagulationstherapie aber leider nicht an die Hand gegeben, da der großen Mehrzahl der Patienten mit einer symptomatischen späten AMD nach den etablierten Therapierichtlinien keine gezielte Koagulationsbehandlung angeboten werden kann. Bei der Häufigkeit und gesellschaftlichen Relevanz dieser Erkrankung sind deshalb intensive wissenschaftliche Anstrengungen zur Entwicklung neuer therapeutischer Optionen für die Ophthalmologie von zentraler Bedeutung. Ein Schritt in dieser Richtung ist mit der Einführung der photodynamischen Therapie erfolgt, die ja ebenfalls eine Lasertherapie, jedoch unter Ausnutzung v. a. ionisierender Laserwirkung darstellt. Möglicherweise stellen kombinierte PDT und Laserverfahren sowie die Entwicklung verfeinerter Lasertechnologie, wie z. B. eine gleichzeitige angiographische Scanninglaserdiagnostik mit integriertem therapeutischem Laser, weitere Schritte für eine bessere Therapie der AMD dar. Doch selbst die sog. „prophylaktische" Lasertherapie stellt letztlich nur eine Symptombehandlung dar und lässt selbst bei möglicherweise erreichbaren Erfolgen weiter auf die Möglichkeiten kurativer Therapie z. B. durch Gentherapie oder medikamentöse Prophylaxe hoffen.

Literatur

Bird AC (1974) Treatment of senile disciform macular degeneration by photocoagulation. Br J Ophthalmol 58:367–376

Bird AC, Grey RHB (1979) Photocoagulation of disciform macular lesions with krypton laser. Br J Ophthalmol 63:669–673

Bird AC, Marshall J (1986) Retinal pigment epithelium detachments in the elderly. Trans Ophthalmol Soc UK 105:674–682

Brancato R et al. (1997) Hyperfluorescent plaque lesions in the late phases of indocyanine green angiography: a possible contraindication to the laser treatment of drusen. AM J Ophthalmol 124(4):554–557

Bressler NM, Bressler SB, Murphy RP, Fine SL (1987) Recurrent chor neovascularisation following successful photocoagulation in age related macular degeneration. In: BenEzra D, Ryan SJ, Glaser BM, Murphy RP (eds) Ocular circulation and neovascularisation. Doc Ophtalmol Proc Series 50:261–267

Bressler NM, Bressler SB, Fine SL (1988a) Age-related macular degeneration. Surv Ophthalmol 32:375–413

Bressler NM, Bressler SB, Seddon JM, Gragoudas ES, Jacobson LP (1988b) Drusen characteristics in patients with exudative versus non-exudative age-related macular degeneration. Retina 8:109–114

Casswell AG, Kohen D, Bird AC (1985) Retinal pigment epithelial detachments in the elderly: classification and outcome. Br J Ophthalmol 69:397–403

Chisholm IH (1983) The recurrence of neovascularisation and late visual failure in senile disciform lesions. Trans Ophthalmol Soc UK 103:354–359

Chisholm IH (1985) A long term assessment of the Moorfields Disciform Trial. Int Ophthalmol 8:83–84

Chisholm IH (1993) The prospects for new treatments in age-related macular degeneration. Br J Ophtahalmol 77:757–758

Chuang EL, Bird AC (1988a) Bilaterality of tears of the retinal pigment epithelium. Br J Ophthalmol 72:918–920

Chuang EL, Bird AC (1988b) The pathogenesis of tears of the retinal pigment epithelium. Am J Ophthalmol 105:285–290

Cialdini AP, Jalkh AE, Trempe CL et al. (1989) Photocoagulation of choroidal anstomosis in far-advanced age related macular degeneration. Ophthalmic Surg 20(5):316–320

Cleasby GW, Fung WE, Fiore JV (1971) Photocoagulation of exudative senile maculopathy. Arch Ophthalmol 85:18–26

Coscas G, Soubrane G (1982) Photocoagulation des neovaisseaux sous retiniens dans la degenerescence maculaire senile par le laser a argon: resultats de l'etude randomisee de 60 cas. Bull Mem SFO 94:149–154

Coscas G, Soubrane G (1991) Perifoveal laser photocoagulation of subfoveal neovascular lesions in age-related macular degeneration. Results of a randomized clinical trial. Arch Ophthalmol 109:1115–1119

Desatnik H, Treister G, Ahalel A, Krupsky S, Moisseiev J (2000) ICGA-guided laser photocoagulation of feeder vesels of choroidal neovascular membranes in age-related macular degeneration. Indocyanine green angiography. Retina 20(2):143–150

Dimitriou S, Scheider A (1995) Laser treatment of choroidal neovascularization associated with retinal pigment epithelium detachment after indocyanine green angiography. German J Ophthalmol 4 [suppl 1]:21

Duval J, Tso MM (1985) Cellular mechanismus of resolution of drusen after laser coagulation. An experimantal study. Arch Ophthalmol 103:694–703

Figueroa et al. (1994) Laser photocoagulation to treat soft drusen in age-related macularv degeneration. Retina 14(5):391–396

Flower RW (2000) Experimental studies of imdocyanine green dye-enhanced photocoagulation of choroidal neovascularization feeder vessels. Am J Ophthalmol 129(4):501–512

Folk JC (1985) Aging macular degeneration. Clinical features of treatable disease. Ophthalmology 92:594–602

Gass JDM (1971) Photocoagulation of macular lesions. Tr Am Acad Ophthalmol Otolaryngol 75:580–608

Gass JDM (1973) Drusen and disciform macular detachment and degeneration. Arch Ophthalmol 90:206–217

Gomez-Ulla FG, Gonzales F, Torreiro MG (1998) Diode laser photocoagulation in idiopathic polypoidal vasculopathy. Retina 18:481–483

Gregor Z, Bird AC, Chisholm IH (1977) Senile disciform macular degeneration in the second Eye. Br J Ophthalmol 61:141–147

Grey RHB, Bird AC, Chisholm IH (1979) Senile disciform macular degeneration: features indicating suitability for photocoagulation. Br J Ophthalmol 63:85–89

Gross-Jendroska M, Owens SL, Flaxel CJ, Guymer RH, Bird AC (1998) Prophylactic laser treatment to fellow eyes of unilateral retinal pigment epithelial tears. Am J Ophthalmol 126(1):77–81

Guyer DR, Yannuzzi LA, Slakter JS, Sorenson JA, Hope-Ross M, Orlock DR (1994) Digital indocyanine green videoangiography of occult choroidal neovascularization. Ophthalmology 101:1727–1737

Guymer RH et al. (1997) Laser treatment in subjcts with high-risk clinical features of age-related macular degeneration. Posterior pole appearence and retinal function. Arch Opthalmol 115(5):595–603

Hermans P, Lommatzsch A et al. (2002) RPE integrins and extracellular matrix proteins in normal macula and exudative AMD. ARVO, abstract

Holz FG, Wolfensberger TJ, Piguet B, Gross-Jendroska M, Wells JA, Minassian DC, Chrisholm IH, Bird AC (1994) Bilateral macular drusen in age-related macular degeneration. Ophthalmology 101:1522–1528

Hoskin A, Bird AC, Sehmi K (1982) Tears of detached retinal pigment epithelium. Br J Ophthalmol 66:17–25

Kaise R et al. (2001) Laser burn intensity and the risc for choroidal neovascularisation. Arch Ophthalmol 119:826–832

Lafaut BA et al. (2000) Clinicopathological correlation in exudative age related macular degeneration: histological differentation between classic and occult choroidal neovascularisation. Br J Ophthalmol 84(11):239–243

Lee WK, Kim HK (2000) Feeder vessel laser photocoagulation of subfoveal choroidal neovascularization. Korean J Ophthalmol 14(2):60–68

L'Esperance F (1985) Clinical applications of the organic dye laser. Ophthalmology 92:1592–1600

Macular Photocoagulation Study Group (1982) Argon laser photocoagulation for senile macular degeneration. Results of a randomised clinical trial. Arch Ophthalmol 100:912–918

Macular Photocoagulation Study Group (1986a) Recurrent choroidal neovascularisation after argon laser photocoagulation for neovascular maculopathy. Arch Ophthalmol 104:503–512

Macular Photocoagulation Study Group (1986b) Argon laser photocoagulation for neovascular maculopathy. Three years results from randomized clinical trials. Arch Ophthalmol 104:694–701

Macular Photocoagulation Study Group (1991a) Argon laser photocoagulation for neovascular maculopathy. Five-year results from randomized clinical trials. Arch Ophthalmol 109:1109–1114

Macular Photocoagulation Study Group (1991b) Laser photocaogulation of subfoveal neovascular lesions in age-related macular degeneration: results of a randomized clinical trial. Arch Ophthalmol 109:1220–1231

Macular Photocoagulation Study Group (1991c) Laser photocaogulation of subfoveal recurrent neovascular lesions in age-related macular degeneration: results of a clinical trial. Arch Ophthalmol 109:1232–1241

Macular Photocoagulation Study Group (1994a) Visual outcome after laser photocoagulation for subfoveal choroidal neovascularization secondary to age-related macular degeneration. Arch Ophthalmol 1123:480–488

Macular Photocoagulation Study Group (1994b) Laser photocaogulation for juxtafoveal choroidal neovascularisation: five-year results from randomized clinical trials. Arch Ophthalmol 112:500–509

Marshall J (1981) Interactions between sensory cells, glial cells and the retinal pigment epithelium and their response to photocoagulation. Dev Ophthalmol 2:308–317

McHugh JDA, Marshall J, Hamilton AM, Raven A (1990) Macular photocoagulation of human retina with a diode laser: a comparative histopathological study. Lasers Light Ophthalmol 3:11–28

Miller H et al. (1985) Pathogenesis of laser induced choroidal subretinal neovascularisation. An experimental study. Arch Ophthalmol 103:694–703

Miller H, Miller B, Ryan SJ (1986) The role of retinal pigment epithelium in the involution of subretinal neovascularisation. Invest Ophthalmol Vis Sci 27:1644–1652

Moorfields Macular Study Group (1982a) Retinal pigment epithelial detachments in the elderly: a controlled trial of argon laser photocoagulation. Br J Ophthalmol 66:1–16

Moorfields Macular Study Group (1982b) Treatment of senile disciform macular degeneration: a single-blind randomised trial by argon laser photocoagulation. Br J Ophthalmol 66:745–753

Müller C, Spital G, Radermacher M, Dohrmann J, Lommatzsch A, Pauleikhoff D (2002) Pigmentepithelabhebungen bei AMD und „polypoidal choroidal vasculopathy". Eine fluoreszein- und indozyaningrünangiographische Studie. Ophthamologe 99(2):85–89

Olk RJ, Friberg TR, Stickney KL et al. (1999) Therapeutic benefits of infrared (810 nm) diode laser grid photocoagulation in prophylactic treatment of nonexudative age-related macular degeneration: two year results of a randomized pilot study. Ophthalmolgy 106(11):2082–2090

Owens Sl, Guymer RH, Gross-Jendroska M, Bird AC (1999) Fluorescein angiographic abnormalities after prophylatic macular photocoagulation for high-risk-related maculopathy. AM J Ophthalmol 127(6):681–687

Pauleikhoff D, Wessing A (1988) Koagulatiostherapie seniler Makuladegenerationen. I. Avaskuläre Pigmentepithelabhebungen. Klin Mbl Augenheilk 193:152–156

Pauleikhoff D, Wessing A (1988) Koagulatiostherapie seniler Makuladegenerationen. II. Extrafoveoläre chorioidale Neovaskularisationen. Klin Mbl Augenheilk 193:266–270

Pauleikhoff D, Schrenk M, Knebel C, Peuser M, Schilling H, Wessing A (1994) Small occult choroidal neovascularisations in AMD: risk factors for visual loss? Invest Ophthalmol Vis Sci 35 [suppl 4]:1563

Pauleikhoff D, Knebel C, Peuser M, Schrenk M, Wessing A (1996) Die fluoreszenzangiographische Differenzierung der altersabhängigen Makuladegeneration. Studie zur Häufigkeit koagulativ behandelbarer Läsionen. Klin Mbl Augenheilk 209(5):309–314

Piermarocchi S, Lo Giudice G et al. (2002) Photodynamic therapy increases the elegibility for feeder vessel treatment of choroidal neovascularization caused by age-related macular degeneration. Am J Ophthalmol 133(4):572–575

Regillo CD, Benson WE, Maguire JI, Annesley WH (1994) Indocyanine green angiography and occult choroidal neovascularization. Ophthalmology 101:280–288

Sarks JP, Sarks SH, Killingsworth MC (1988) Evolution of geographic atrophy of the retinal pigment epithelium. Eye 2:552–577

Schmidt-Erfurth U (1999) Photodynamic therapy wih verteprofin for choroidal neovascularization caused by age-related macular degeneration. Arch Opthalmol 117:1161–1173

Schmidt-Erfurth U (1999) Photodynamic therapy wih verteprofin for choroidal neovascularization caused by age-related macular degeneration. Arch Opthalmol 117:1177–1181

Shiraga F, Ojijama Y, Takasu I, Matsuo N (1998) Feeder vessel photocoagulation of subfoveal choroidal neovascularisation secondary to age-related macular degeneration. Ophthalmology 105:662–669

Sigelmann J (1991) Foveal drusen resorption one year after perifoveal laser photocoagulation. Ophthalmology 98:1379–1383

9

Singerman LJ (1988) Laser photocoagulation for choroidal new vessel membrane complicating age-related macular degeneration associated with pigment epithelial detachment. Retina 8:115–121

Slakter JS, Yannuzzi LA, Sorenson JA, Guyer DR, Ho AC, Orlock DA (1994) A pilot study of indocyanine green videoangiography-guided laser photocoagulation of occult choroidal neovascularization in age-related macular degeneration. Arch Ophthalmol 112:465–472

Smiddy WE, Fine SL (1984) Prognosis of patients with bilateral macular drusen. Ophthalmology 91:271–277

Soubrane G, Coscas G, Baudouin C, Koenig F (1985) Long-term follow-up of the randomized blue/green trial in senile macular degeneration. Int Ophthalmol 8:82–83

Soubrane G, Coscas G, Koenig F, Francais C (1987) Natural history of occult subretinal new-vessels in age related macular degeneration. In: BenEzra D, Ryan SJ, Glaser BM, Murphy RP (eds) Ocular circulation and neovascularisation. Doc Ophtalmol Proc Series 50:219–222

Soubrane G, Coscas G, Francais C, Koenig F (1990) Occult subretinal new vessels in age-related macular degeneration. Ophthalmology 97:649–657

Spraul CW, Lang GE, Lang GK (1995) Reasults of perifoveal argon laser coagulation of subfoveal choroid neovascularization in age-related macular degeneration. Ophthalmologe 92(5):640–646

Spraul et al. (1997) Characteristics of drusen and Bruch's membrane in postmortem eyes with age-related macular degeneration. Arch Ophthalmol 115:267–273

Staurenghi G, Orzalesi N, La Capria A, Aschero M (1998) Laser treatment of feeder vessels in subfoveal choroidal neovascular membranes. A revisitation using dynamic indocyanine green angiography. Ophthalmology 105:2297–2305

Strahlmann ER, Fine SL, Hillis A (1983) The second eye of patients with senile macular degeneration. Arch Ophthalmol 101:1191–1193

Teeters VW, Bird AC (1976) The development of neovascularisation of senile disciform macular degeneration. Am J Ophthalmol 76:1–18

The Choroidal Neovascularisation Prevention Trial Research Group (1998a) Choroidal neovascularisation in the choroidal neovascularisation prevention trial. Ophthalmology 105:1364–1372

The Choroidal Neovascularisation Prevention Trial Research Group (1998b) Laser treatment in eyes with large drusen. Short term effects seen in a pilot randomized clinical trial. Ophthalmlogy 105:11–23

Verteprofin Roundtable 2000 and 2001 Participants, TAP and VIP (2002) Guidelines for using verteprofin (visudyne) in photodynamic therapy to treat choroidal neovascularization due to age-related macular degeneration and other causes. Retina 22(1):6–18

Vine AK, Morgan CM (1989) Laser therapy for retinal pigment epithelial detachments with occult choroidal neovascularisation. In: Zingirian M, Piccolino FC, Kugler S (eds) Retinal pigment epithelium. Ghedini, Amsterdam Berkeley Milano, pp 195–202

Wessing A (1971) Photocoagulation in the treatment of macular lesions. Acta Conc Ophthal 21:507–512

Wessing A (1977) Die exsudative Makulopathie. Klinisches Bild, Pathogenese, Prognose und Therapie. Klin Mbl Augenheilk 171:371–384

Wolf S, Remky A, Elsner AE, Arend O, Reim M (1994) Indocyanine green video angiography in patients with age-related makulopathy-related retinal pigment epithelial detachments. German J Ophthalmol 3:224–227

Wolf S, Knabben H, Toonen F, Kutschbach P, Reim M (1995) Indocyanine green angiography in patients with occult choroidal neovascularizations. German J Ophthalmol 4 [suppl 1]:87

Yannuzzi LA, Sorenson J, Spaide RF, Lipson B (1990) Idiopathic polypoidal choroidal vasculopathy (IPCV). Retina 10:1–8

Yannuzzi LA, Wong DW, Sforzolini BS et al.(1999) Polypoidal choroidal vasculopathy and neovascularized age-related macular degeneration. Arch Ophthalmol 117:1503–1510

Yuzawa M, Kawamura A, Yamaguchi C, Shouda M, Shimoji M, Matsui M (1995) Indocyanine green videoangiographic findings in detachment of the retinal pigment epithelium. Ophthalmology 102:622–629

Zweng HC, Little HL, Peabody RR (1986) Laser photocoagulation of macular lesions. Tr Am Acad Ophthalmol Otolaryngol 72:377–388

Photodynamische Therapie bei neovaskulärer altersabhängiger Makuladegeneration

U. Schmidt-Erfurth

Trotz großer Fortschritte in Diagnostik und Therapie gibt es auch in Ländern mit einer anspruchsvollen medizinischen Versorgung ein Spektrum gravierender Erkrankungen, die bisher nicht beherrschbar sind. In der Augenheilkunde muss hier in erster Linie die altersabhängige Makuladegeneration aufgeführt werden, die nach wie vor die häufigste Erblindungsursache in Deutschland ist und nach neueren epidemiologischen Untersuchungen 32,5 % aller Blindengeldempfänger betrifft (Erhebung des Institutes für Gesundheitssystemforschung). Bei einer geschätzten Bevölkerungszahl von ca. 80 Mio. sind dies anteilsmäßig ca. 44.000 Menschen in der Bundesrepublik. Ähnliche Beobachtungen sind auch in den USA gemacht worden, wobei im Durchschnitt die Prävalenz für die altersbezogene Makuladegeneration in allen Ausprägungen in der Altersgruppe der 65- bis 74-Jährigen ca. 20 % und in der Gruppe der 75- bis 84-Jährigen ca. 35 % beträgt (Leibowitz et al. 1980). Die durchschnittliche Häufigkeit der schweren visusmindernden Makuladegeneration, hierbei werden die neovaskuläre Form sowie die fortgeschrittene atrophische Form mit eingeschlossen, beträgt in den gleichen Altersgruppen 1–5 %. Dies wiederum erlaubt die Abschätzung der jährlichen Neuerkrankungen mit klassischer bzw. überwiegend klassischer subfovealer choroidaler Neovaskularisation (CNV) von ca. 7000 neu auftretenden Erkrankungen/Jahr in Deutschland. Solche Schätzungen berücksichtigen jedoch noch nicht die demographische Veränderung, die in den nächsten wenigen Jahrzehnten zu erwarten ist. Die Anzahl der 65- bis 85-jährigen in der gesetzlichen Krankenversicherung versicherten Menschen liegt derzeit bei 11 Mio.. Entsprechend der demographischen Entwicklung ist mit einem raschen Anstieg dieser Zahlen zu rechnen. Allein diese orientierenden Berechnungen zeichnen bereits ein bedrückendes Bild der Dimension einer Erkrankung, die einen wachsenden Anteil der Bevölkerung betrifft, und gibt nicht nur die Notwendigkeit, sondern auch die medizinischen und gesundheitspolitischen Grenzen der potenziellen therapeutischen Maßnahmen vor.

10.1 Choroidale Neovaskularisation als pathologisches Korrelat

Aus der großen Gesamtpopulation der Patienten mit Symptomen einer altersbezogenen Makuladegeneration sind keineswegs alle Betroffenen von einem rasch fortschreitenden, irreversiblen Verlust der zentralen Sehschärfe bis zur Erblindung im gesetzlichen Sinne bedroht. Lediglich bei 10 % der Erkrankungen wird im Verlauf eine schwerste Beeinträchtigung der Sehfähigkeit beobachtet. 90 % dieser schwerst betroffenen Gruppe leidet, wie die Literatur und auch die klinische Erfahrung zeigen, an einer neovaskulären Form der Erkrankung (Bressler et al. 1982). Innerhalb dieser neovaskulären Gruppe ist es wiederum der Anteil der Patienten, der eine sog. klassische CNV hat, der innerhalb kürzester Zeit und auch am schwersten betroffen ist. Dies bedeutet, dass der Formenkreis der altersbezogenen Makuladegeneration zwar eine Vielzahl von Stadien und Ausprägungsformen zeigt, die von ihrer Ätiologie her noch weitgehend unbestimmbar sind. Das für die weitere Prognose – und besonders eben für den außerordentlich schlechten Verlauf – verantwortliche anatomische Korrelat ist jedoch eindeutig identifizierbar: Es handelt sich um die invasiv und destruktiv wachsende choroidale Neovaskularisationsmembran (Guyer et al. 1986). Entsprechend sollte eine gezielte Therapie der CNV bei der Bekämpfung der schwersten Folgen und Formen der AMD eine besonders hohe Priorität haben. Offensichtlich ist anzustreben, dass die Pathogenese der Erkrankung mit einer Lokalisation der primären Veränderungen, sei es auf dem Boden der Photorezeptoren, des retinalen Pigmentepithels, der Bruch-Membran oder der Choriokapillaris, aufgeklärt wird. Auch hier sind intensive Bemühungen im Gange. Dennoch erscheint die Verhinderung oder das Aufhalten eines unmittelbar bevorstehenden oder bereits eingetretenen gravierenden Visusverlusts eine vordringliche Aufgabe zu sein.

10.2 Mechanismus des photodynamischen Gefäßverschlusses

Die choroidale Neovaskularisationsmembran ist die zentrale Zielstruktur der photodynamischen Therapie (PDT). Das Prinzip der photodynamischen Therapie besteht in einer Inaktivierung der

CNV, wobei sowohl die weitere Ausdehnung als auch die Exsudation von Flüssigkeit in die umgebenden sensorischen Netzhautschichten reduziert wird. Der intravenös gegebene, lichtaktivierbare Farbstoff reichert sich in der CNV an und führt nach Lichtbestrahlung mit der adäquaten Wellenlänge zu einem lokalisierten Gefäßwandschaden (Schmidt-Erfurth et al. 1994). Die gesetzte Destruktion der vaskulären Endothelzellen, der inneren Gefäßwandauskleidung, führt teilweise zu einer unmittelbaren Thrombosierung der neovaskulären Gefäßkanäle (Miller et al. 1995). Zusätzlich führen sekundär auftretende Reparaturvorgänge an den geschädigten Gefäßwänden zu einer Stabilisierung der Barrierenfunktion und einem Sistieren der für die CNV typischen Leckagen. Damit unterscheidet sich die photodynamische Methode grundsätzlich von der Laserkoagulation. Die applizierte Laserenergie ist isoliert nicht ausreichend intensiv, um eine Erwärmung oder Hitzedestruktion im Gewebe zu erzeugen. Die physikalische Lichtenergie dient lediglich der Aktivierung chemischer Prozesse innerhalb der verwendeten Farbstoffmoleküle und deren unmittelbarer struktureller Umgebung, z. B. Oberflächen von Gefäßendothelien (Fingar et al. 1992). Der erzeugte primär pharmakologische Effekt ist auch entsprechend ophthalmoskopisch nicht erkennbar. Im Gegensatz zur konventionellen, thermischen Laserverödung findet sich keine Nekrose oder auch nur ein Transparenzverlust der Netzhaut im Bereich der CNV (Schmith-Erfurth et al. 1998). Die klinische Beurteilung erlaubt zunächst keine Abschätzung der erreichten therapeutischen Wirksamkeit. Der erfolgreiche Verschluss der CNV ist klinisch in den ersten 1–2 Wochen nach Therapie nicht erkennbar, da Netzhautstrukturen nicht geschädigt werden. Darüber hinaus haben funktionelle Untersuchungen gezeigt, dass sogar eine Erholung der vorher eingeschränkten Photorezeptorfunktion möglich ist und vorbestehende Skotome wenige Wochen nach PDT verschwinden können (Schmidt-Erfurth 1999).

Zweifellos handelt es sich bei der photodynamischen Intervention um eine symptomatische Behandlung und nicht um eine kausale Beseitigung der Ursachen des Phänomens AMD allgemein. Allerdings sind es gerade die pathologischen Mechanismen, wie invasives Größenwachstum und persistierende Exsudationen, die zu einem schweren Funktionsverlust der zentralen Netzhaut füh-

ren, und nicht deren Vorläufer wie Drusen und Lipofuszinablagerungen, die in der Regel mit einem guten Sehvermögen einhergehen.

10.3 Status der photodynamischen Behandlungsmethode

Die Hypothese einer Visusstabilisierung und bei früher Intervention auch visusverbessernden Wirkung der photodynamischen Methode hat sich inzwischen in großen, randomisierten, klinischen Studien bestätigt. In internationalen, placebokontrollierten Studien konnte gezeigt werden, dass bei der Mehrzahl der mit photodynamischer Therapie und einem Wirkstoff der Porphyringruppe, dem Verteporfin, behandelten Patienten eine weitere Progredienz der Erkrankung aufgehalten werden konnte. Die Ergebnisse dieser Untersuchungen führten zur gesetzlichen Zulassung der neuen Methode mit dem geprüften Medikament Verteporfin zunächst bereits im Dezember 1999 in der Schweiz. Im Mai und Juli 2000 wurde die neuartige Behandlungsmethode auch in den USA und den Ländern der Europäischen Gemeinschaft sowie Kanada zugelassen und damit klinisch verfügbar gemacht. In der Zwischenzeit sind weltweit bereits mehrere 1000 Patienten mit vorwiegend klassischer choroidaler Neovaskularisation bei AMD behandelt worden.

Zahlreiche Ophthalmologen haben nun Gelegenheit, Erfahrungen mit der Behandlungsmethode zu sammeln. Für eine Beurteilung der photodynamischen Therapie sind dabei nicht nur die unmittelbaren Parameter und das Procedere bei der Behandlung selber zu berücksichtigen, sondern eine Vielzahl anderer Faktoren, wie z. B. die Bewältigung der diagnostischen Erfordernisse, die Auswahl der geeigneten Patienten und auch die langfristige Kontrolle und Betreuung. Vom Übergang einer neuartigen Therapieoption aus dem Bereich der klinisch kontrollierten Studien bis zur klinischen Etablierung und Optimierung ist es in der Regel ein weiter Weg.

Grundvoraussetzung für ein Verständnis des photochemischen Laserverfahrens ist die Abgrenzung zur bisher bekannten ophthalmologischen Laserkoagulation der Netzhaut.

Bei der photodynamischen Therapie handelt es sich zwar um eine Lasertherapie, dennoch unterscheiden sich die ophthalmoskopischen und angiographischen Befunde eindrücklich von den Erscheinungen, die typischerweise bei der konventionellen Laserkoagulation auftreten. Auch die Kriterien, die zur Indikationsstellung herangezogen werden, weichen deutlich voneinander ab.

Während die destruktive thermische Verödung in erster Linie den Fällen einer zentralen CNV vorbehalten blieb, bei denen die Sehschärfe bereits auf 0,1 abgefallen war und die neovaskuläre Membran eine Größe von 2 Papillenflächen nicht deutlich überschritt, kann die photodynamische Therapie aufgrund ihres nichtdestruktiven, selektiven Mechanismus auch Patienten angeboten werden, bei denen die zentrale Sehschärfe, trotz Vorliegen einer zentralen Gefäßneubildung, noch relativ gut ist (Miller et al. 1999). Auch sind weitaus größere Läsionen noch einer sinnvollen therapeutischen Intervention zugänglich. Die maximale Größe einer behandelbaren CNV ist im Prinzip lediglich durch die Größe des am Lasergerät vorgegebenen maximalen Durchmessers des Behandlungsstrahls vorgegeben. Um ein möglichst gutes funktionelles Ergebnis für den Patienten zu erzielen, ist jedoch ein früher Behandlungszeitpunkt mit noch gutem Photorezeptorerhalt anzustreben.

10.4   Charakteristischer klinischer und angiographischer Befund

Eine günstige Ausgangssituation bietet der Befund einer exemplarischen Patientin der Abb. 10.1. Der Makulabereich ist von einem deutlichen intraretinalen Ödem betroffen, zusätzlich finden sich intraretinale Blutaustritte. Zystoide Netzhautveränderungen, im Sinne eines lang bestehenden Makulaödems oder fibrotischer Veränderungen bei beginnender subretinaler Vernarbung, sind nicht vorhanden (◘ Abb. 10.1a). Die Patientin gab anamnestisch den Verlust des Lesevermögens vor ca. 3 Monaten an sowie deutliche Metamorphopsien. Die zentrale Sehschärfe betrug 0,3 partiell. Eine Woche nach der Behandlung lag die Sehschärfe bei 0,3[+1] und wurde subjektiv als identisch empfunden. Klinisch ist bereits ein Rückgang des intraretinalen Ödems festzustellen, Blutungen intra- oder subretinaler Natur sind nicht hinzugekommen (◘ Abb. 10.1b). In der Regel sind in den ersten Wochen nach der Behandlung, im Gegensatz zu den typischen Nekrosezeichen bei der Koagulation, keinerlei destruktive Fundusveränderungen feststell-

bar. Die Patienten berichten häufig über eine vorübergehende Zunahme der Sehbeeinträchtigung kurz nach der Behandlung. Diese Störungen sind meistens nicht im Sehtest objektivierbar, sind die Folge einer kurzfristig vermehrten Exsudation innerhalb der ersten Tage nach Behandlung und in vollem Umfang reversibel. Eine Wiedervorstellung in der Praxis oder Klinik ist in diesem Stadium nicht erforderlich. Eine Befundkontrolle wird generell nach 3 Monaten empfohlen, in Anlehnung an die Intervalle der klinischen Studien. Bei einem positiven Behandlungseffekt ist nach 3 Monaten ein weiterer Rückgang des Ödems sowie der Exsudationen und Hämorrhagien zu beobachten (◘ Abb. 10.1c).

Nur in wenigen Fällen ist nach einer einmaligen Behandlung bereits ein bleibender klinischer Effekt nachweisbar (Schmidt-Erfurth et al. 1999). Auch eine geringe Zunahme der ophthalmoskopischen Aktivitätszeichen einer CNV kann zunächst auftreten und ist durchaus mit einem später eintretenden Behandlungserfolg vereinbar. Selbst nach 3 Monaten ist noch keine endgültige Aussage über den langfristigen Verlauf zu treffen. Eine bessere Beurteilung erlaubt der Status nach 6–9 Monaten. Bei der Mehrzahl der Patienten sind nun keine floriden Exsudationen oder Lipidablagerungen oder Blutungen erkennbar (◘ Abb. 10.1d). Von den Patienten wird ein deutlicher Rückgang oder ein komplettes Verschwinden der Metamorphopsien angegeben. Die zentrale Sehschärfe ist meistens im Bereich von ±2 Zeilen stabil geblieben. Bei der in Abb. 10.1d gezeigten Patientin lag die zentrale Sehschärfe nach 4 Behandlungen bei 0,4.

Angiographische Grundlage der Indikation für eine photodynamische Therapie ist stets das Vorliegen einer klassischen choroidalen Neovaskularisation. Diese sollte zumindest die Hälfte der gesamten Läsionsgröße einnehmen. Ein okkulter Anteil kann vorhanden sein, sollte aber den geringeren Anteil der Membran ausmachen (◘ Abb. 10.2a). Nach unserer Erfahrung ist auch die Lokalisation des klassischen Anteils von Bedeutung. Auch bei einem kleineren klassischen Anteil kann eine Therapie sinnvoll sein, wenn dieser unmittelbar die Fovea betrifft. Angiographische Zeichen einer bestehenden Aktivität sind in jedem Fall zu fordern, sodass eine Behandlung nur sinnvoll ist, wenn in den Spätphasen der Fluoreszeinangiographie eine deutliche Farbstoffleckage dokumentierbar ist (◘ Abb. 10.2b). Die Beurteilung des angiographi-

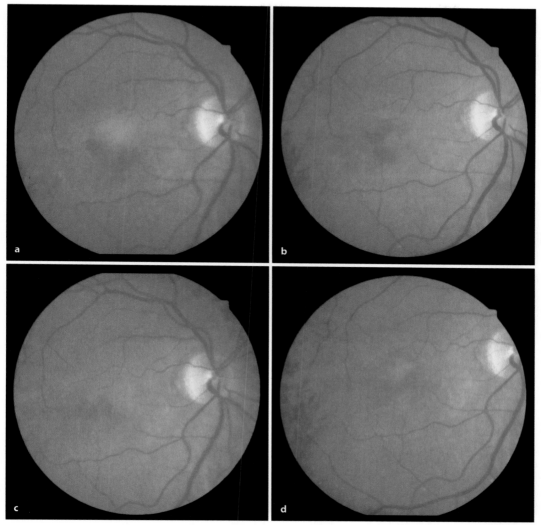

□ Abb. 10.1a–d. Ophthalmoskopischer Befund bei subfoveealer CNV im Rahmen einer altersbezogenen Makuladegeneration. a Typischer klinischer Aspekt einer CNV-Symptomatik mit Makulaödem, subretinalem Blutungsherd und sensorischer Netzhautabhebung vor PDT. b Eine Woche nach PDT zeigt sich bereits ein Rückgang der Exsudation. Es finden sich keine Zeichen einer Netzhautschädigung im Sinne eines Transparenzverlustes oder vaskulärer Veränderungen auf retinaler Ebene. c Drei Monate nach der vorausgehenden photodynamischen Behandlung hat sich der Makulabereich deutlich erholt mit einem weiteren Rückgang der Exsudationen. d Klinischer Status 9 Monate nach Behandlungsbeginn und 3 vorausgehenden Behandlungen: Im oberen Makulabereich zeigt sich eine umschriebene subretinale Fibrose, die Netzhaut erscheint trocken

schen Verlaufs nach photodynamischer Therapie erfordert einige Erfahrung, da er sich grundlegend von der Koagulationsmethode unterscheidet. Der wesentliche Unterschied besteht darin, dass die choroidale Neovaskularisationsmembran angiographisch nie komplett zum Verschwinden gebracht wird. Sie bleibt – auch beim optimalen Ansprechen auf die Behandlung – immer nachweisbar, ist jedoch nicht mehr aktiv. Es finden sich deutliche Zeichen einer Involution in Form eines aufgehaltenen oder ausbleibenden Größenwachstums sowie einem Verlust der Leckageaktivität. Die in der Re-

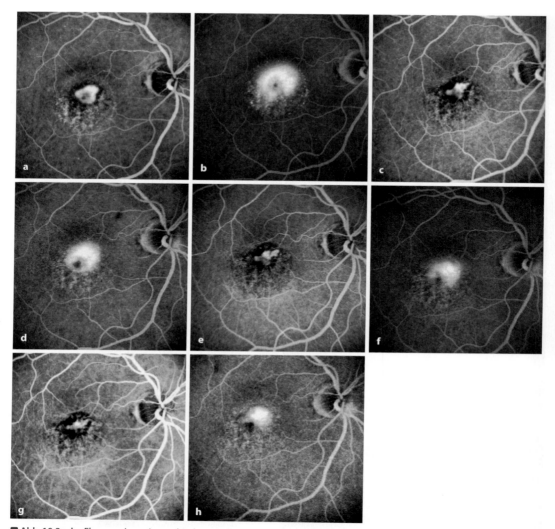

◻ Abb. 10.2a–h. Fluoreszeinangiographischer Befund vor und nach mehrfacher PDT. **a** In der Frühphase der Angiographie demarkiert sich im Makulazentrum eine klassische choroidale Neovaskularisation. **b** In der Spätphase vergrößert sich der hyperfluoreszente Bereich infolge einer kräftigen Farbstoffleckage aus dem klassischen Membrananteil. Im oberen Randbereich findet sich zusätzlich eine Exsudation aus einer okkulten CNV bei fibrovaskulärer Pigmentepithelabhebung. Im unteren Makulabereich findet sich eine körnige Pigmentepithelatrophie ohne jede Prominenz im stereoskopischen Bild im Sinne von Fensterdefekten. **c** Drei Monate nach der 1. PDT ist eine Regression der klassischen Membrananteile in der frühen Angiographie feststellbar. **d** Auch die Ausdehnung des Leckagebereichs in der späten Phase ist deutlich zurückgegangen. **e** Drei Monate nach der 2. PDT hat die Involution der klassischen Komponente zugenommen. **f** In der Spätphase der Angiographie tritt jedoch noch Farbstoff in die umgebende Netzhaut aus. **g** Neun Monate nach Behandlungsbeginn stellt sich eine noch nachweisbare, aber geschrumpfte Rest-CNV dar, die von einem hyperplastischen RPE-Saum umgeben wird. **h** In der Spätphase nimmt die Fluoreszenz im früheren CNV-Bereich zwar zu, bleibt aber auf das Fibroseareal begrenzt. Bei fehlenden Ödemzeichen klinisch wurde keine weitere Behandlung indiziert

gel 3 Monate nach der 1. Behandlung durchgeführte Angiographie sollte eine CNV zeigen, die die Größe der Membran bei Erstvorstellung nicht deutlich übersteigt oder kleiner ist (◻ Abb. 10.2c). Wesentlicher ist noch die Beurteilung der Spätphase, die eine, an Intensität und Ausdehnung reduzierte Exsudation zeigen sollte (■ Abb. 10.2d). Untersuchungen des angiographischen Kurzzeitverlaufs mittels Fluoreszein- und ICG-Angiographie haben gezeigt, dass es sich bei diesen posttherapeutischen CNV-Läsionen keineswegs um Rezidive handelt, wie dies nach einer Laserkoagulation bei dem entsprechenden Befund der Fall wäre (Schmidt-Erfurth 1999).

Vielmehr liegt eine Persistenz des ursprünglichen zentralen Membrananteils – oft auch des feeder vessels – vor. Der therapeutische Effekt besteht in einer additiven Regression mit Verschluss des neovaskulären Kapillarnetzes und einer Reetablierung einer normalen Barrierenfunktion der Gefäßwand (Flower u. Snyder 1999). Die Umwandlung einer exsudierenden Proliferation in einen Involutionszustand mit Atrophie und Gefäßwandstabilisierung ist angiographisch besonders gut nachvollziehbar. Im Laufe der weiteren Behandlungsstrategie mit Wiederbehandlung in 3-monatigen Abständen zeigt sich in der angiographischen Frühphase meist ein unverändertes Bild (■ Abb. 10.2e). In der Spätphase wird die noch verbliebene Leckage mit jeder weiteren Vorstellung geringer (■ Abb. 10.2f). Anhand des angiographischen Abnehmens der Leckage kann der Behandlungserfolg sehr zuverlässig beurteilt werden. Während Responder nach 2–3 Behandlungen nur noch eine geringe exsudative Restaktivität aufweisen, sind im Falle des Nonresponders keine Reduktion des Größenwachstums und v. a. auch keine Austrocknung nachzuweisen. Ein zusätzliches positives Behandlungskriterium ist das Auftreten eines dunklen Randsaums durch eine reaktive RPE-Hyperplasie, erkennbar klinisch oder in der Frühphase der Angiographie (■ Abb. 10.2g). Die Beurteilung der verbliebenen Leckageaktivität in der späten Angiographie wird im weiteren Verlauf immer schwieriger. Eine floride Exsudation lässt sich meist ohne Schwierigkeiten angiographisch erfassen. Schwieriger ist die Beurteilung einer geringen Restleckage (■ Abb. 10.2h). Hier ist zu berücksichtigen, dass eine geringe subretinale Fibrose, wie sie auch bei der Involution der fibrovaskulären Membran auftritt, zu einer späten Farbstoffanreicherung führt, die als „Staining" bezeichnet wird und keine weitere Behandlung erforderlich macht. Unentbehrlich ist ein Vergleich mit dem klinischen Befund. Dieser erlaubt die Erkennung und Lokalisation einer subretinalen Fibrose und erleichtert die Beurteilung der Angiographie (s. Abb. 10.1d). Die klinische Er-

fahrung zeigt, dass eine geringe Leckageaktivität nicht zu einer Beeinträchtigung der Sehschärfe führt und auch auf multiple Wiederbehandlungen nur wenig anspricht. Es kann deshalb erwogen werden, eine Wiederholung der Behandlung in diesem Stadium abzusetzen und den funktionellen und klinischen Verlauf engmaschig zu kontrollieren.

10.5 Kriterien der TAP-Studie

Mehrere klinische Studien haben die Wirksamkeit der photodynamischen Therapie im Einsatz bei neovaskulärer AMD untersucht. Bei allen abgeschlossenen klinischen Studien wurde als Photosensibilisator Verteporfin verwendet. Die umfassendste klinische Untersuchung ist die sog. TAP-Studie (Treatment of Age-Related Macular Degeneration with Photodynamic Therapy Study Group 1999). Sie umfasste 609 Patienten mit exsudativer Makuladegeneration und angiographischem Nachweis einer klassischen Neovaskularisation. Die primären Einschlusskriterien betrafen eine bestkorrigierte Sehschärfe von 0,1–0,5, bestimmt durch einen standardisierten Sehtest auf ETDRS-Lesekarten (early treatment diabetic retinopathy study chart) und klinische Zeichen einer zugrundeliegenden AMD. Fluoreszeinangiographisch musste die CNV eine subfoveale Lage aufweisen, zwingend einen klassischen Anteil sowie fakultativ zusätzliche okkulte CNV-Anteile. Die CNV sollte mindestens die Hälfte der abgrenzbaren Läsionsgröße einnehmen, im Vergleich zu anderen Anteilen – wie Blut oder seröser Flüssigkeit. Die gesamte Läsion durfte nicht größer als 5400 μm sein. An der Studie nahmen insgesamt 22 klinische Zentren in Nordamerika sowie Europa teil.

Die TAP-Studie war die erste prospektive und randomisierte klinische Studie zur photodynamischen Therapie bei Patienten mit AMD. Zum Zeitpunkt der Protokollerstellung bestanden keine Erfahrungen über den unmittelbaren Wirkmechanismus und die Nebenwirkungsfreiheit der Methode, insbesondere in einer wiederholten Anwendung. Entsprechend wurden ausschließlich Patienten mit einem fortgeschrittenen Stadium der Erkrankung und ohne andere Behandlungsalternative rekrutiert. So lag der durchschnittliche Visus bei Studienantritt im Mittel bei 0,125, also einem sehr fortgeschrittenen Visusverlust. Die Membranen waren im Durchschnitt bereits bei Erstvorstellung 4,5 Papillenflächen groß. Nur 40 % der Teilnehmer zeigten eine CNV mit vorwiegend klassischem Anteil, die später als eigentliche Zielgruppe der PDT identifiziert wurden. Die große Mehrheit der aufgenommenen Patienten wies primär eine behandlungsrefraktäre Situation mit nur kleinem klassischem Anteil auf.

Alle Studienteilnehmer stellten sich in 3-monatigen Intervallen in den behandelnden Zentren vor. Es wurden jeweils ein standardisierter Visustest nach ETDRS-Kriterien, eine Dokumentation des Kontrastsehens nach dem Pelli-Robson-Test durchgeführt sowie eine Fluoreszeinangiographie. War im Angiogramm noch eine Farbstofffleckage nachweisbar, musste nach Protokoll eine Wiederholungsbehandlung durchgeführt werden. Indikationen wurden von einem zentralen angiographischen Readingcenter überprüft. Zwei Drittel der Patienten erhielten eine Verteporfinbehandlung nach festgelegten Parametern von 6 mg Verteporfin/m^2 Körperoberfläche, verabreicht über eine 10-minütige Infusion. Die Kontrollgruppe erhielt eine Glukoselösung, die nach identischen Kriterien verabreicht wurde. Bei allen Patienten wurden eine Lichtexposition mit einem Diodenlaser bei 692 nm, einer Beleuchtungsintensität von 600 mW/cm^2 und einer Lichtdosis von 50 J/cm^2 durchgeführt. Alle aktiven Studienteilnehmer, d. h. Patienten sowie medizinisches und paramedizinisches Personal mit Visusprüfern, Photographen, angiographischen Diagnostikern, waren hinsichtlich der Zuteilung zur Verum- bzw. Placebotherapie maskiert.

10.6 Ergebnisse der TAP-Studie

Die Einjahresergebnisse der TAP-Studie wurden im Oktober 1999 erstmals veröffentlicht. Die Ergebnisse zeigten bereits in der Gesamtpopulation einen signifikanten Behandlungsgewinn für die Verteporfin-behandelte Gruppe. Dieser Vorteil war nachweisbar, sowohl in Bezug auf eine Visusstabilisierung mit einem Verlust der Sehvermögens von weniger als 3 Zeilen sowie hinsichtlich eines moderaten Visusverlustes zwischen 3 und 6 Zeilen und eines massiven Verlustes des Sehvermögens von mehr als 6 Zeilen. Insgesamt hatten die Verteporfinpatienten eine doppelt so hohe Wahrscheinlichkeit, ihr Sehvermögen im Beobachtungszeitraum

von einem Jahr zu halten. Auch das Kontrastvermögen war substanziell positiv beeinflusst, sodass Patienten in der PDT-Gruppe lediglich 1,3 Buchstaben im Kontrastlesetest verloren, während die Patienten der Kontrollgruppe im Durchschnitt 4,5 Buchstaben verloren. Das Kontrastsehen ist ein wesentlicher funktioneller Parameter, der u. a. für die Anpassung vergrößernder Sehhilfen eine wesentliche Rolle spielt. Angiographisch waren die neovaskulären Membranen in der PDT-Gruppe nach 12 Monaten deutlich kleiner in der Ausdehnung, im Vergleich zu den progredient weitergewachsenen CNV-Läsionen in der Placebogruppe.

Den wichtigsten Hinweis auf den Wirkmechanismus der photodynamischen Therapie ergab die Analyse der angiographischen Subgruppen. Dabei zeigte sich, dass der Erfolg der PDT eindeutig von der Wirkung auf die klassische neovaskuläre Komponente ausging. Je größer der klassische Anteil war, desto größer war die Chance für einen langfristigen Visuserhalt. In der Gruppe mit ausschließlich klassischer Neovaskularisation konnte bei 73 % der Patienten in der PDT-Gruppe eine Visusstabilisierung erzielt werden, während in der Kontrollgruppe lediglich 23 % der Patienten nach einem Jahr noch eine vergleichbare Sehschärfe aufwiesen. Betrug der klassische Anteil mehr als die Hälfte der Ausgangsläsion, lag der Anteil der Visusstabilisierungen in der Verteporfingruppe immer noch bei 61 %, im Vergleich zu 33 % in der Kontrollgruppe. Nahm die klassische Komponente weniger als die Hälfte der Gesamtgröße ein, war kein statistisch signifikanter oder klinisch relevanter Vorteil der photodynamischen Therapie nachweisbar – mit 49 vs. 46 % Stabilisierung. Aus diesen Ergebnissen ist zu folgern, dass eine photodynamische Therapie nur bei der Gruppe mit klassischer oder vorwiegend klassischer CNV indiziert ist. Der Behandlungserfolg in dieser Gruppe hat sich in der Zwischenzeit auch in den Zweijahresergebnissen der TAP-Studie bestätigt. Auch nach diesem Zeitraum war in der PDT-Gruppe bei 59 % der Patienten kein gravierender Visusverlust aufgetreten, während dieses nur bei 31 % der Patienten in der Kontrollgruppe der Fall war.

Die graphische Darstellung des Anteils der Patienten mit Funktionserhalt im Zeitverlauf (◘ Abb. 10.3a) zeigt deutlich die additive Wirkung und Stabilisierung des Visus durch photodynamische Therapie. Dieses ist um so eindrücklicher, als bei dieser Patientengruppe die Form mit dem aggressivsten Spontanverlauf vorlag, d. h. eine vorwiegend klassische CNV. Die Analyse der Verlaufskurve lässt aber auch noch andere Schlussfolgerungen zu. Zum einen wird klar, dass selbst in der Kontrollgruppe noch ca. 1/3 aller Patienten ohne therapeutische Intervention nach 2 Jahren einen relativ stabilen Visus hat. Dies ist eine relativ hohe Zahl, die zur Vorsicht bei der Indikation invasiverer Maßnahmen bei dieser Grunderkrankung mahnt.

10.7 VIP-Studien zur PDT bei ausschließlich okkulter CNV und AMD

Eine weitere multizentrische klinische Studie zur photodynamischen Therapie, die VIP-Studie (verteporfin in photodynamic therapy) befasst sich mit Patienten, die eine ausschließlich okkulte CNV aufweisen. Allerdings bezog sich die Studienselektion nicht auf das gesamte Spektrum aller okkulten Membranen, die, wie aus der Literatur bekannt ist, in der Regel einen günstigeren Spontanverlauf zeigen mit langsamerem und weniger ausgeprägtem Visusverlust. Im Mittelpunkt der VIP-Studie standen vielmehr Patienten mit okkulter CNV, nach MPS-Kriterien entweder die fibrovaskuläre Pigmentepithelabhebung oder der Typ mit später Leckage ungeklärten Ursprungs, die nachweislich eine akute Dekompensation zeigten. Diese war definiert als Auftreten intra- oder subretinaler Hämorrhagien oder einem dokumentierten Visusabfall von mindestens einer ETDRS-Zeile innerhalb der letzten 3 Monate oder dem Nachweis eines angiographischen Größenwachstums von mindestens 10 %. Weiterhin durfte die Läsionsgröße 5400 µm nicht überschreiten, und der Visus bei Behandlungsbeginn musste mindestens 0,2 betragen.

Bis zum Monat 12 des Beobachtungszeitraums war kein statistisch signifikanter Vorteil in der Behandlungsgruppe nachweisbar, lediglich ein Trend zugunsten der PDT-behandelten Patienten. Im Verlauf des 2. Jahres änderte sich der Verlauf aber deutlich: Nach 24 Monaten war in der okkulten Gesamtpopulation bei 45 % der PDT-Fälle und nur bei 32 % der Kontrollaugen eine Visusstabilisierung gewährleistet. 29 % der PDT-behandelten Patienten hatten einen Verlust von mehr als 6 Zeilen erlitten, aber insgesamt 47 % der unbehandelten Patienten. Damit war ein Endvisus von weniger als 0,1 bei nur 28 %der Augen in der PDT-Gruppe, aber

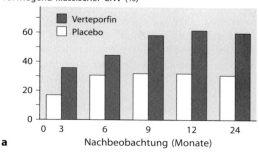

Anteil der Augen mit Visusstabilisierung bei vorwiegend klassischer CNV (%)

a Nachbeobachtung (Monate)

Prozentualer Unterschied im Anteil der Augen mit Visusstabilisierung (%) bei ausschließlich okkulter CNV

	Visus < 0,4	Visus > 0,4
Läsion ≤ 4 DA	+ 44 %	– 13 %
Läsion > 4 DA	+ 22 %	– 20 %

b

◘ Abb. 10.3a,b. a Die Graphik zeigt den Anteil der Augen mit Visusstabilisierung in der Patientengruppe mit vorwiegend klassischer choroidaler Neovaskularisation. Im Beobachtungszeitraum von 12 bzw. 24 Monaten ist eine Stabilisierung der initialen Sehschärfe innerhalb von ±2 Zeilen bei signifikant mehr Patienten in der PDT-Gruppe als in der Placebogruppe erzielt worden. Im Beobachtungszeitraum von 12–24 Monaten bleibt dieser Anteil stabiler Befunde unverändert. b Der prozentuale Unterschied in Bezug auf eine Visusstabilisierung innerhalb von 3 Zeilen ist abhängig von Ausgangsvisus und initialer Größe des Läsionsareals. Der funktionelle Erfolg scheint nur relevant bei einer primären Visusreduktion unter 0,5. Auch die angiographisch dokumentierbare Ausdehnung der Neovaskularisation ist wesentlich für die Prognose

bei 45 % in der Kontrollgruppe dokumentierbar. Generell benötigte der PDT-Effekt in der okkulten Gruppe dieser Studie länger, um sich zu manifestieren. Angiographisch zeigte sich aber auch hier ein identischer Effekt wie bei der klassischen CNV-Population: Die CNV waren behandelt im Durchschnitt kleiner, weniger aktiv, und die Entwicklung einer destruierenden klassischen Komponente war um die Hälfte reduziert, während 50 % der Kontrollaugen nach 2 Jahren eine klassische CNV-Komponente aufwiesen.

Wesentlich deutlicher wurde der Behandlungserfolg nach der Analyse der Subgruppen definierbar. Es zeigte sich eine deutliche Abhängigkeit vom funktionellen Ausgangsbefund und weniger, aber nachweisbar ausgeprägt von der Läsionsgröße. Die Behandlung war immer sinnvoll, wenn der Ausgangsvisus unter 0,5 lag. Bei einem Visus von 0,4 und darunter und einer Membrangröße unter 4 Papillenflächen (PF) lag der Unterschied in der erreichten Visusstabilisierung bei 44 % zugunsten der PDT-Gruppe. War die Membran bereits größer als 4 PF, war immer noch eine Visusstabilisierung bei 22 % mehr Patienten in der Behandlungsgruppe zu verzeichnen. Die schlechtesten Ergebnisse erzielten Patienten mit einen guten Anfangsvisus von 0,5 und besser und einer großflächigen Läsion über 4 PF. Hier war der Verlauf in der PDT-Gruppe sogar schlechter als im unbehandelten Fall (Abb. 10.3b). Offensichtlich ist die PDT für diese Gruppe keine empfehlenswerte Option und es muss in dieser „okkulten" Population immer eine individuelle Entscheidung getroffen werden, die neben dem Neovaskularisationstyp auch Visus und Membrangröße mit berücksichtigt.

10.8 Richtlinien für eine adäquate Indikation zur photodynamischen Therapie

Wie bei jeder neuen Therapieform hängt der Behandlungserfolg im Wesentlichen von der Identifikation der adäquaten Patientengruppe und einer sachgerechten Indikation ab. Gerade bei einer nichtinvasiven Therapie mit weitgehender Nebenwirkungsfreiheit ist es besonders wichtig, Patienten, die von einer Behandlung nicht profitieren können, zu erkennen. Die Kriterien für eine Behandlungsindikation sind im Falle der PDT außerordentlich klar definierbar und bedienen sich objektivierbarer diagnostischer Kriterien. Sie betreffen in erster Linie die Grunderkrankung, AMD und pathologische Myopie, als auch die angiographische Klassifikation des Neovaskularisationstyps. Ein sachgerechtes Erkennen dieser Kriterien ist v. a. bei der Planung der initialen Behandlung wesentlich. Relevante Faktoren für die Indikation sind der angiographische Läsionstyp, die Größe der Membran und die Lokalisation, die Sehschärfe und das Vorliegen spezifischer Risikofaktoren.

10.8.1 Angiographische Komponenten der CNV-Membran

Der angiographische Membrantyp ist von entscheidender Bedeutung für ein Ansprechen auf die photodynamische Therapie. Die Ergebnisse der TAP-Studie zeigen, dass der Effekt größtenteils von der Wirkung auf den klassischen Membrananteil gesteuert wird. Damit haben ausschließlich klassische Neovaskularisationen die beste Prognose. Aber auch ohne Berücksichtigung dieser 100 %ig klassischen Subgruppe zeigten auch Patienten mit einer vorwiegend klassischen Neovaskularisation, d. h. einem klassischen Anteil, der mehr als die Hälfte der Gesamtläsion einnimmt, einen signifikanten Behandlungserfolg. Membranen, bei denen der klassische Anteil weniger als 50 % des Gesamtareals betrifft, profitieren nach den Studienergebnissen nicht von der Behandlung. Im Einzelfall mögen individuelle Faktoren, wie z. B. die Lage der klassischen Komponente unmittelbar unter der Fovea oder die angiographisch nachweisbare Zunahme des klassischen Anteils, innerhalb eines kurzen Beobachtungsintervalls dennoch zur Behandlungsentscheidung führen.

Bei der Gruppe der okkulten Membranen ist eine akute Progredienz zu fordern, die sich entweder durch eine Blutung oder ein Fortschreiten in Bezug auf Visusverlust und Angiographie nachweisen lässt. Insgesamt qualifizieren nur Membranen mit einer fortgeschrittenen Visuseinbuße auf 0,4 oder weniger für eine Behandlung. Bei sekundären Membranen infolge pathologischer Myopie spielt der zusätzliche Nachweis eines okkulten Anteils für den Behandlungserfolg offensichtlich keine Rolle.

10.8.2 Größe des Neovaskularisationskomplexes

Die Größe der Gesamtläsion ist in der Regel kein entscheidender Faktor für die Indikation zur Behandlung. In der TAP-Studie war sowohl für kleine als auch für große Membranen ein identischer Behandlungseffekt nachweisbar. Die Größe der behandelbaren CNV war auf 5400 µm begrenzt, weil der Prototyp des verwendeten Diodenlasers keinen größeren Behandlungsstrahl zuließ. Bei großen Prozessen sollte zusätzlich ein Seitenvergleich mit dem Partnerauge stattfinden. Liegt dort bereits eine ausgedehnte disziforme Destruktion bei einer neovaskulären AMD vor, sollte dann behandelt werden, wenn der aktive Membrananteil im Behandlungsauge insgesamt kleiner ist als die Vernarbung auf der Gegenseite, sodass zumindest mehr zentrales Gesichtsfeld erhalten werden kann. Beim okkulten Typ ist mit einer besseren Prognose zu rechnen, wenn die Gesamtfläche 4 PF nicht übersteigt, größere Membranen stellen aber durchaus auch eine Indikation zur PDT dar.

10.8.3 Lokalisation der CNV

Es sollten ausschließlich Membranen behandelt werden, die eine subfoveale Lage haben, da nur diese Patientengruppe in den klinischen Studien evaluiert worden ist. Für außerhalb der Fovea gelegene Membranen gelten die Kriterien der MPS-Studie mit der Indikation zur thermischen Photokoagulation. Offensichtlich kritisch sind Fälle, bei denen die Membran eine juxtafoveale, jedoch sehr nah an die foveoläre avaskuläre Zone heranreichende Lage hat und abzusehen ist, dass eine thermische Laserbehandlung die avaskuläre Zone und damit das Zentrum der Fovea und die zentrale Sehschärfe negativ mit beeinflussen würde. Bei beginnenden Fixationsstörungen und fortgeschrittenen ödematösen und hämorrhagisch-exsudativen Makulaveränderungen ist das Zentrum der Fovea nicht immer klar abzugrenzen. Berücksichtigt werden muss auch, dass der im Angiogramm hypofluoreszent erscheinende Randsaum der CNV immer mit zur Läsion gehört und auch in den Koagulationsherd eingeschlossen werden muss. Bei diesen sog. zentralen juxtafovealen Membranen ist in vielen Fällen eine photodynamische Therapie der Koagulation vorzuziehen. Die TAP-Studie hat gezeigt, dass die Prognose bei Patienten, bei denen primär nicht bereits die gesamte Fovea von der CNV betroffen ist, besonders gut ist und Visusanstiege bei ca. der Hälfte aller Patienten zu erwarten sind. Kann eine juxtafoveale CNV ohne Gefahr eines Visusabfalls koaguliert werden, sollte keine photodynamische Therapie indiziert werden. Es muss allerdings auch berücksichtigt werden, dass Rezidive nach einer Laserkoagulation deutlich schlechter auf eine photodynamische Therapie ansprechen. Das ist besonders relevant bei der hohen Rezidivrate von bis zu 70 % bei koagulierten juxtafovealen Membranen.

Die Visusgrenzen für die TAP-Studie lagen zwischen 0,1 und 0,5, gemessen in Snellen-Äquivalenten von ungefähr 20/40–20/200. Die Sehschärfe ist ein weitgehend subjektives Kriterium für die Indikation. Auch hier ist ein Vergleich der Destruktion des zentralen Gesichtsfelds ggf. mit dem Partnerauge zu empfehlen. Bei einer kleinen Membran und einem schlechten Visus ist nach unserer Erfahrung eine einmalige photodynamische Therapie sinnvoll – mit Überprüfung des funktionellen Effekts ca. 4–6 Wochen nach der Behandlung. Zeigt sich zu diesem Zeitpunkt keine funktionelle Besserung, trotz vorwiegend klassischer Zusammensetzung der Membran, sollte die photodynamische Therapie nicht weiter fortgesetzt werden. Statt dessen ist eine Koagulation zu diskutieren (Macular Photocoagulation Study Group 1991).

10.9 Kontraindikationen für eine photodynamische Behandlung

Von 2 Konstellationen ist in Bezug auf die photodynamische Therapie eher abzuraten. Dies sind in erster Linie chororetinale Anastomosen, die in unserem Patientengut bei ca. 5–10 % der Patienten mit vorwiegend klassischer CNV auftreten. Ist die Neovaskularisation noch klein, werden diese Gefäßanomalien oft übersehen. Die Differenzialdiagnose basiert in erster Linie auf einer gründlichen Ophthalmoskopie mit Identifikation eines vermehrt geschlängelten und dilatierten perifovealen Kapillarastes, oft mit lokalem Blutaustritt. Eine weitere Abgrenzung erlaubt die Indozyaningrün-Angiographie, in der sich die Anastomose oft in der Frühphase als tatsächlicher Kurzschluss und in der Spätphase als sog. hot spot darstellt. Im Falle einer chororetinalen Anastomose kommt es primär gar nicht zu einer Thrombosierung der CNV durch die Therapie, da die Perfusion von retinaler Seite entweder den Farbstoff aus der CNV auswäscht oder zu einer erhöhten Perfusion der choroidalen Membran beiträgt. Im Zweifelsfall kann eine Angiographie – eine Woche nach der Behandlung – das Ausbleiben der sonst zu diesem Zeitpunkt typischen Hypofluoreszenz dokumentieren.

Eine weitere Kontraindikation ist die fibrovaskuläre Pigmentepithelabhebung mit deutlicher seröser Komponente. Die in den Studien beschriebenen „adverse events" mit Visusabfall bezogen sich v. a. auf Patienten mit diesem Typ von okkulter Neovaskularisation. Hier kann es zu einer Ruptur des retinalen Pigmentepithels kommen, RIP-Syndrom, mit entsprechendem ausgeprägten Visusabfall. Bei diesem Neovaskularisationstyp sollten auch anderweitige individuelle Gründe nicht zur Therapieindikation führen.

10.10 Photodynamisches Spektrum

Die Ergebnisse der klinischen Studien sowie die eigenen Erfahrungen nach dem Abschluss weisen darauf hin, dass die PDT als eine universelle Methode eines gezielten Gefäßverschlusses mit nachfolgendem Gefäßwandumbau anzusehen ist. Der Effekt der Behandlung ist ein ausschließlich mechanistischer, die Kausalität der Gefäßneubildung spielt keine Rolle. Solange eine anatomisch etablierte und damit angiographisch darstellbare

CNV-Membran vorhanden ist, ist ein therapeutischer Effekt erzielbar. Die Eingrenzung der Indikationen auf eine CNV bei AMD oder sekundär infolge einer Myopie scheint nicht sinnvoll. Auch andere, sekundär entstandene CNV sind geeignete Kandidaten für die photodynamische Methode wie z. B. CNV infolge von RPE-Narben, infolge einer vorausgegangenen Retinopathia centralis serosa, am Rande chororetinitischer Narben, als Folge eines ocular histoplasmosis syndrome oder bei angioid streaks. Die eigentliche Indikationsrichtung ist hier die CNV klassischer Darstellung. Wahrscheinlich ist aufgrund des beeinträchtigten Regenerationspotenzials von RPE und Choriokapillaris die Effizienz der PDT bei AMD insgesamt eingeschränkt (Lutty et al. 1999). Das photodynamische Behandlungsprinzip sollte diesem breiten Spektrum „klassischer CNV-Erkrankungen" deshalb keinesfalls vorenthalten bleiben.

Fazit

Die zukünftige Entwicklung der photodynamischen Therapie hat gerade eben den Schritt von einer experimentellen Methode in die klinische Zulassung und breitere klinische Anwendung getan. Die klinischen Erfahrungen basieren momentan auf den Ergebnissen der großen Studien, vor allem der TAP-Studie. Diese Studie war die 1. große klinische Anwendungsstudie zur photodynamischen Therapie überhaupt, sodass noch keine vorbestehenden klinischen Erfahrungen oder Vergleichmöglichkeiten bestanden. Mit einer zunehmenden Zahl von Behandlungen und auch den Erfahrungen der behandelnden Augenärzte werden sich neue Aspekte ergeben, die zu deutlichen Modifikationen in Bezug auf Indikation und auch Behandlungsparameter führen werden. Weitere kontrollierte prospektive Studien sind im Gang, die unterschiedliche Behandlungsintervalle und Dosierungen untersuchen. Hinzu kommt das mögliche Potenzial von Kombinationsbehandlungen. Dies reicht von einer Koagulation des identifizierten feeder vessels nach photodynamischer Therapie

bis hin zur pharmakologischen Zusatzintervention – mit der Gabe von antiangiogenetischen Substanzen nach photodynamischem Verschluss der Neovaskularisation. Eine Unterdrückung der Reproliferation nach einer einmaligen photodynamischen Therapie kann die Behandlung potenziell in funktioneller Hinsicht noch wesentlich effektiver und weniger aufwändig machen.

Gegenwärtig ist die photodynamische Therapie eine, bei sachgerechter Indikation, erfolgversprechende Perspektive für Patienten mit einer vorwiegend klassischen Neovaskularisation infolge von AMD oder pathologischer Myopie und die klinisch dekompensierte Gruppe okkulter Formen mit einem Visus unter 0,5. Die geringe Invasivität, gute Verträglichkeit und Nebenwirkungsfreiheit machen sie für die Anwendung an einem außerordentlich großen Patientenkollektiv, das zudem meistens älter und teilweise auch multimorbide ist, zu einer medizinisch und ethisch vertretbaren Option.

Literatur

Bressler SB, Bressler NM, Fine SL et al. (1982) Natural course of choroidal neovascular membranes within the foveal avascular zone in senile macular degeneration. Am J Ophthalmol 93:157–163

Fingar VH, Wilman TJ, Wiehle SA (1992) The role of microvascular damage in photodynamic therapy: the effect of treatment on vessel constriction, permeability and leukocyte adhesion. Cancer Res 52:4914–4921

Flower RW, Snyder WJ (1999) Expanded hypothesis on the mechanism of photodynamic therapy action on choroidal neovascularization. Retina 19:365–369

Guyer DR, Fine SL, Maguire MG, Hawkins BS, Owens SL, Murphy RP (1986) Subfoveal choroidal neovascular membranes in age-related macular degeneration. Visual prognosis in eyes with relatively good initial visual acuity. Arch Ophthalmol 104:702–705

Hotchkiss M, Fine SL (1981) Pathologic myopia and choroidal neovascularization. Am J Ophthalmol 91:177–193

Leibowitz H, Krueger DE, Maunder L, Milton R, Klini M, Kahn H, Nickerson R, Pool J, Colton TL, Ganley J, Loewenstein J, Dawber T (1980) The Framingham Eye Study Monograph; an ophthalmological and epidemiological study of cataract, glaucoma, diabetic retinopathy, macular degeneration, and visual acuity in a general population of 2631 adults, 1973–1977. Surv Ophthalmol 24:355

Lutty G, Grunwald J, Majji AB, Uyama M, Yoneya S (1999) Changes in choriocapillaris and retinal pigment epithelium in age-related macular degeneration. Mol Vis 3:35

Macular Photocoagulation Study Group (1991) Argon laser photocoagulation for neovascular maculopathy: five year results from two randomized clinical trials. Arch Ophthalmol 109:1109–1114

Miller H, Miller B, Ryan SJ (1986) The role of retinal pigment epithelium in the involution of subretinal neovascularization. Invest Ophthalmol Vis Sci 27:1644–1652

Miller JW, Walsh AW, Kramer M et al. (1995) Photodynamic therapy of experimental choroidal neovascularization using lipoprotein-delivered benzoporphyrin. Arch Ophthalmol 113:810–818

Miller JW, Schmidt-Erfurth U, Sickenberg M et al. (1999) Photodynamic therapy with verteporfin for choroidal neovascularization caused by age-related macular degeneraion: results of a single treatment in a phase 1 and 2 study. Arch Ophthalmol 117:1161–1173

Schmidt-Erfurth U (1999) Indocyanine green angiography and retinal sensitivity after photodynamic therapy of subfoveal choroidal neovascularization. Semin Ophthalmol 14:35–44

Schmidt-Erfurth U, Hasan T, Gragoudas E et al. (1994) Vascular targeting in photodynamic occlusion of subretinal vessels. Ophthalmology 101:1953–1961

Schmidt-Erfurth U, Miller JW, Sickenberg M, Bunse A, Laqua H et al. (1998) Photodynamic therapy of subfoveal choroidal neovascularization: clinical and angiographic examples. Graefe's Arch Clin Exp Ophthalmol 236:365–374

Schmidt-Erfurth U, Miller JW, Sickenberg M et al. (1999) Photodynamic therapy with verteporfin for choroidal neovascularization caused by age-related macular degeneration: results of retreatments in a phase 1 and 2 study. Arch Ophthalmol 117:1177–1187

Sickenberg M, Schmidt-Erfurth U, Miller J et al. (2000) A preliminary study of photodynamic therapy using verteporfin for choroidal neovascularization in pathologic myopia, ocular histoplasmosis syndrome, angioid streaks and idiopathic causes. Arch Ophthalmol 118:327–336

Spaide RF (1999) Choroidal neovascularization in younger patients. Curr Opinion Ophthalmol 10:177–181

Treatment of Age-Related Macular Degeneration with Photodynamic Therapy (TAP) Study Group (1999) Photodynamic therapy of subfoveal choroidal neovasculari-zation in age-related macular degeneration with verteporfin. One-year results of 2 randomized clinical trials – TAP report 1. Arch Ophthalmol 117:1329–1345

Transpupillare Thermotherapie (TTT)

S. Dithmar

11.1 Entwicklung und Grundlagen der TTT

❗ Die transpupillare Thermotherapie (TTT) wurde ursprünglich von Journée-de Korver et al. und Oosterhuis et al. zur Behandlung von Aderhautmelanomen entwickelt (Journée-de Korver et al. 1992; Oosterhuis et al. 1995).

Bei der TTT wird ein Diodenlaser mit einer Wellenlänge von 810 nm verwendet, der durch die Pupille auf das Zielgewebe gerichtet wird. Diese Wellenlänge penetriert gut durch Gewebe, nur ca. 5 % der applizierten Energie wird von klaren Medien absorbiert. Die Energie wird im Wesentlichen vom Melanin retinaler Pigmentepithelzellen und Melanozyten in der Aderhaut aufgenommen und in Wärme umgewandelt (Berger 1997; Mainster u. Reichel 2000). Zur Therapie bei Aderhautmelanomen werden Herdgrößen von mehreren mm gewählt, und die Applikationsdauer beträgt Minuten. Die Behandlungsparameter bei der TTT unterscheiden sich damit wesentlich von denen bei der konventionellen thermischen Lasertherapie. Das Zielgewebe wird bei der TTT allmählich auf über 45 °C erwärmt, wobei die Temperatur unter der Koagulationsschwelle bleibt. Das Laserlicht wird über einen Spaltlampenadapter auf den Augenhintergrund projiziert, sodass das bestrahlte Gewebe während der Behandlung beobachtet werden kann (❏ Abb. 11.1).

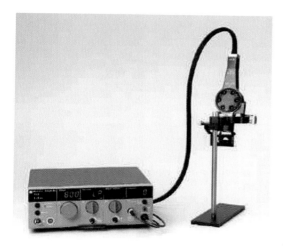

❏ **Abb. 11.1.** TTT-geeigneter Diodenlaser mit Spaltlampenadapter (Fa. Iris Medical)

❗ Es handelt sich bei der TTT im Gegensatz zur konventionellen Laserbehandlung nicht um eine Photokoagulation des Gewebes.

Bei der Photokoagulation wird durch massive Hitzeentwicklung sowohl absorbierendes als auch umgebendes Gewebe nekrotisch. Tiefere Schichten bleiben dagegen unversehrt, nicht zuletzt dadurch, dass das bereits nekrotische Gewebe den Laser reflektiert und somit kein weiteres Eindringen des Laserstrahls in das Gewebe erlaubt. Klinische und experimentelle Studien konnten bei Aderhautmelanomen nach Photokoagulation nur eine maximale Nekrosetiefe von bis zu 1 mm nachweisen (Oosterhuis et al. 1995). Bei der TTT hingegen entsteht keine sofortige Proteindenaturierung, sondern der nekrotische Gewebezerfall erfolgt über Schädigungen von Zellbestandteilen und Dysregulation von biochemischen Zellabläufen. Der Nekroseprozess tritt daher mit zeitlicher Verzögerung ein.

Oosterhuis et al. haben die TTT zunächst bei Aderhautmelanomen, die zur Enukleation anstanden, angewendet, und konnten zeigen, dass bei Herdgrößen von 3–4,5 mm und Expositionszeiten von 1 min und länger Tumornekrosetiefen von bis zu 3,9 mm erreicht werden (Journée-de Korver et al. 1997).

❗ Die TTT ist inzwischen ein etabliertes Therapieverfahren für Aderhautmelanome.

Sie kann bei kleineren posterior gelegenen Aderhautmelanomen als alleinige Therapie zur Anwendung kommen (Shields et al. 1996, 1998) oder aber – bei größeren Melanomen – auch als sog. „Sandwichtherapie" in Kombination mit einem episkleralen Strahlenträger (Oosterhuis et al. 1998). In der Regel erfolgt die Behandlung mit einer Herdgröße von 3 mm und einer Expositionszeit von 1 min. Die applizierte Energie wird so eingestellt, dass funduskopisch am Ende der Expositionszeit eine Graufärbung des Tumorgewebes erkennbar ist. Der gesamte Tumor und insbesondere der Tumorrandbereich werden überlappend auf diese Weise behandelt. Der Effekt der TTT, erkennbar an der Höhenabnahme des Melanoms, ist erst nach 3–4 Monaten abzuschätzen. Es kann dann sinnvoll sein, die TTT-Behandlung zu wiederholen, bis die komplette Abflachung des Tumors erreicht ist (Oosterhuis et al. 1998). Der Vorteil der TTT bei der Melanombehandlung liegt u. a. darin, dass der

11

Therapieeffekt zum Rand hin relativ scharf begrenzt ist und benachbartes Gewebe relativ unbeeinflusst bleibt. Dies ist naturgemäß insbesondere bei Tumoren am hinteren Pol von Bedeutung. Die TTT induziert Defekte an multiplen Zell- und Gewebebestandteilen, die dann sekundär zur Nekrose führen. So konnte z. B. in den behandelten Melanomen ein Untergang von Mitochondrien gezeigt werden. Histologisch lässt sich neben der Tumorgewebenekrose ein thrombotischer Verschluss der Gefäße im behandelten Areal nachweisen (Journée-de Korver et al. 1997).

11.2 Anwendung der TTT bei altersabhängiger Makuladegeneration

❗ Die Beobachtung des TTT-induzierten thrombotischen Gefäßverschlusses bei Aderhautmelanomen veranlasste Reichel et al. zu prüfen, ob hierdurch auch ein therapeutischer Effekt bei neovaskulärer altersabhängiger Makuladegeneration erzielt werden kann. Die ersten Ergebnisse bei okkulten subfovealen choroidalen Neovaskularisationen wurden 1999 publiziert (Reichel et al. 1999). Die TTT wurde in dieser Pilotstudie im Prinzip wie bei den Aderhautmelanomen eingesetzt, allerdings mit weitaus geringerer Energie.

Im Bereich der zuvor angiographisch dargestellten Neovaskularisationsmembranen wurde die Energie so dosiert, dass keine oder nur eine sehr geringe weißliche Verfärbung beobachtet wurde. Der durch die TTT induzierte Temperaturanstieg wurde hierbei auf ca. 10 °C geschätzt (Mainster u. Reichel 2000). Die Herdgröße betrug 1–3 mm und wurde so gewählt, dass ein einziger Herd die gesamte choroidale Neovaskularisation abdeckte. Die Therapiedauer war 1 min, die Energie wurde der Herdgröße angepasst und betrug bei einem 3-mm-Herd 800 mW. Während der Behandlung wurde der Fundus beobachtet und im Falle einer beginnenden Weißfärbung die Therapie vorzeitig abgebrochen. Eine 2. Behandlung erfolgte, wenn einige Wochen nach der Erstbehandlung fluoreszenzangiographisch noch eine deutliche Leckage nachweisbar war.

Der genaue Wirkmechanismus der TTT bei choroidalen Neovaskularisationen ist derzeit unklar. Es gibt Hinweise, dass die Aderhautzirkulation durch die TTT beeinflusst wird (Ciulla et al. 2001). Es wird des Weiteren vermutet, dass Apoptose und „Heat-shock-Proteine (HSPS)" bei der TTT eine Rolle spielen (Mainster u. Reichel 2000; Desmettre et al. 2001).

11.3 Ergebnisse der TTT bei altersabhängiger Makuladegeneration

❗ In der 1. Studie von Reichel et al. wurden 16 Augen mit okkulter choroidaler Neovaskularisation behandelt (Reichel et al. 1999). Nach einer mittleren Nachbeobachtungszeit von einem Jahr hatten 12 der 16 Patienten (75 %) eine Visusverbesserung oder -stabilisierung. Bei 15 Patienten (94 %) zeigte die Fluoreszeinangiographie einen Rückgang der Exsudation (◻ Abb. 11.2).

Diese Studie wurde ohne Kontrollgruppe durchgeführt. Studien zum Spontanverlauf bei okkulten subfovealen choroidalen Neovaskularisationen haben bereits früher gezeigt, dass unbehandelt bei mehr als 2/3 der Patienten mit einem Visusverlust innerhalb eines Jahres zu rechnen ist (Bressler et al. 1988; Soubrane et al. 1990; Stevens et al. 1997). Inzwischen wurden mehrere ähnliche TTT-Studien bei Patienten mit okkulten choroidalen Neovaskularisationen durchgeführt, die die Ergebnisse von Reichel et al. im Wesentlichen bestätigten (◻ Abb. 11.2) (Ahuja et al. 2001; Fuisting u. Richard 2001a; Miller-Rivero u. Kaplan 2000; Newsome et al. 2001; Petrone et al. 2000; Reichel et al. 2001) (◻ Tabelle 11.1).

Die Therapieparameter entsprachen denen von Reichel et al., die applizierte Energie wurde aber dem Pigmentierungsgrad des Fundus angepasst. So wurde z. B. bei einer japanischen Studie die applizierte Energie aufgrund des stärker pigmentierten asiatischen Fundus im Vergleich zu der Pilotstudie halbiert (Okada 2000).

Auch überwiegend klassische choroidale Neovaskularisationsmembranen wurden mittels TTT behandelt. Newsome et al. konnten bei 9 von 12 Patienten mit einer klassischen subfovealen Membran einen CNV-Verschluss nach TTT feststellen (Newsome et al. 2001). Musicco et al. behandelten 10 Patienten mit extrafovealen klassischen Mem-

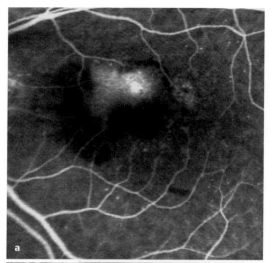

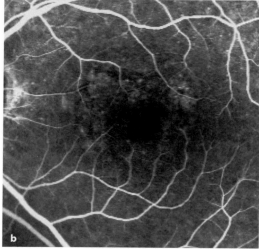

Abb. 11.2a,b. a Okkulte choroidale subfoveolare Neovaskularisationsmembran mit RPE-Abhebung linkes Auge, Visus 0.3, b gleiches Auge 4 Monate nach einmaliger TTT-Behandlung, Visus 0,5. Fluoreszenzangiographisch nachweisbarer Rückgang der Leckage

branen, eine Kontrollgruppe wurde mit konventioneller Laserkoagulation behandelt. Die CNV-Rezidivrate wurde in der TTT-Gruppe mit 3/10, in der Kontrollgruppe mit 9/10 angegeben. Während bei der konventionellen Laserkoagulation eine chorioretinale Atrophie resultierte, war dies bei den TTT-behandelten extrafovealen Membranen nicht der Fall (Musicco et al. 2002).

11.4   Risiken und Komplikationen

Komplikationen können bei der TTT auftreten, wenn die Iris versehentlich in den Laserstrahl gerät. Es können dann posteriore Synechien, eine subkapsuläre Katarakt sowie Irisatrophien auftreten (Oosterhuis et al. 1995; Shields et al. 1998).

> ❗ Eine Schwierigkeit bei der TTT von choroidalen Neovaskularisationen besteht darin, dass es sich um ein „unterschwelliges" Therapieverfahren handelt, d. h. man sieht klinisch während der Behandlung keinen sichtbaren Effekt. Aufgrund der individuellen Unterschiede bzgl. Ausprägung der Neovaskularisation, der Menge der subretinalen Flüssigkeit, dem Vorhandensein sub-/intraretinaler Hämorrhagien, Pigmentierungsgrad des retinalen Pigmentepithels und der Aderhaut (Jin et al. 2001; Auer et al. 2001) sowie der Transparenz der brechenden Medien ist es nicht möglich, Therapieparameter zu verallgemeinern. Die Dosierung stellt damit ein zentrales Problem bei der TTT dar.

Bei Laserbehandlungen allgemein nimmt der Kühlungseffekt durch die Aderhautzirkulation an Bedeutung zu, wenn die Expositionszeit mehr als 7 s beträgt (Welch et al. 1980). Bei 60 s TTT-Dauer ist dieser Effekt daher besonders ausgeprägt. Die Kühlung kann individuell sehr unterschiedlich sein und ist je nach Lokalisation der neovaskulären Membran und individuellen Zirkulationsunterschieden für den einzelnen Patienten nicht vorhersagbar. Das Prinzip der Temperaturerhöhung auf Temperaturen unterhalb der Photokoagulationsschwelle enthält die Schwierigkeit, dass der Therapieeffekt während der Behandlung nicht visualisiert werden kann. Eine beginnende weißliche Verfärbung des Gewebes am Ende der Therapiezeit, wie sie von einigen Studien als noch akzeptabel dargestellt wurde, kann nach neueren Erkenntnissen bereits einen irreversiblen thermischen Schaden der äußeren Netzhaut anzeigen.

> ❗ Überdosierungen der TTT mit nachfolgendem Visusverlust und Ausbildung eines Zentralskotoms wurden beschrieben (Benner et al. 2001). Auch Verschlüsse von retinalen Gefäßen (Fuisting u. Richard 2001b), subretinale Hämorrhagien und chororetinale Atrophien (Auer et al. 2001) wurden nach TTT beobachtet (Abb. 11.3).

◼ Tabelle 11.1. TTT-Studien bei Patienten mit okkulten choroidalen Neovaskularisationen

Autor	Anzahl Augen	CNV-Typ zeitraum	Beobachtungs-	Visusentwicklung	Rückgang der Exsudation
Ahuja et al. 2001	92	Okkult	>6 Monate	Besser: 22 Augen (24 %), stabil: 40 Augen (43 %), schlechter: 30 Augen (33 %), stabil: +/−1 VS	64 Augen (69 %)
Fuisting u. Richard 2001a	50	Okkult	6 Monate	Besser oder stabil: 72 %, stabil: NA	40 %
Miller-Rivero u. Kaplan 2000	30	22 okkult, 8 klassisch	3–8 Monate	Ergebnisse für okkulte und klassische CNV: besser: 8 Augen (26,7 %), stabil: 13 Augen (43,3 %), schlechter: 9 Augen (30 %), stabil: +/−1 VS	26 Augen (86,7 %)
Newsome et al. 2001	22	Okkult	2–19 Monate (x = 6,1 Monate)	Besser: 0 Augen, stabil: 19 Augen (86 %), schlechter: 3 Augen (14 %), stabil: +/−2 VS	25 Augen (78 %)
Reichel et al. 1999	16	Okkult	6–25 Monate (x = 13 Monate)	Besser: 3 Augen (19 %), stabil: 9 Augen (56 %), schlechter: 4 Augen (25 %), stabil = keine Änderung oder eine VS schlechter	15 Augen (94 %)
Okada et al. 2000	20	Okkult	35 Wochen	Besser: 1 Auge (5 %), stabil: 15 Augen (75 %), schlechter: 4 Augen (20 %), stabil: +/−1 VS	15 Augen (75 %)
Sanders et al. 2002	78	Okkult	12 Monate	Besser: NA, stabil: NA, schlechter als 3 VS: 43,3 %	NA
White et al. 2002	39	Okkult	18 Monate	Besser oder stabil: 26 Augen (67 %), stabil: NA	Exsudation unverändert oder rückläufig: 36 Augen (92 %)

Einrisse des retinalen Pigmentepithels sind nach Durchführung einer TTT beschrieben worden (Thompson 2001).

Variationen bzgl. der chororetinalen Pigmentierung innerhalb des Behandlungsfeldes können auch lokal unterschiedliche Temperaturanstiege bedingen. So können bspw. fokale Hyperpigmentierungen nach vorausgegangener fokaler konventioneller Laserkoagulation zu einem starken Temperaturanstieg führen und evtl. ursächlich für die selten berichteten retinalen Gefäßverschlüsse sein (Mainster u. Reichel 2000). Auch lokalisierte Defekte des Pigmentepithels können hierdurch entstehen und möglicherweise sekundäre choroidale Neovaskularisationen induzieren. Fluoreszenzangiographisch kann es auch zu einer Konversion einer okkulten CNV in eine klassische CNV kommen, d. h. eine initial subpigmentepithelial gelegene Membran wächst durch das Pigmentepithel un-

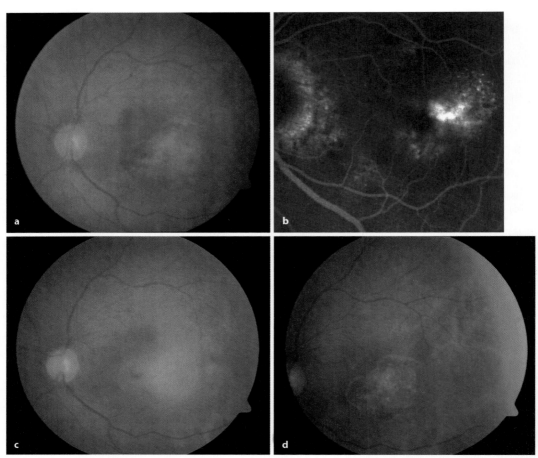

■ Abb. 11.3a-d a,b.Okkulte choroidale Neovaskularisationsmembran, Visus 0,4. c Fundusbefund ein Tag nach TTT. Während der TTT (mit Mainster-wide-field-Kontaktglas, Herdgröße
4,41 mm, Energie 1094 mW, vgl. Tabelle 11.2) kam es bereits
nach 33 s zu einer weißlichen Verfärbung innerhalb der CNV,
woraufhin die TTT abgebrochen wurde. d Im weiteren Verlauf
Umwandlung in eine chororetinale Atrophiezone (Visus 0,1)

ter die neurosensorische Netzhaut (Kaga et al.
2001). Da dies auch im natürlichen Verlauf auftreten kann, ist die Interpretation hinsichtlich TTT-
induzierter Effekte noch schwierig.

11.5   Patientenauswahl
und praktischer Ablauf

Auch wenn zum gegenwärtigen Zeitpunkt zahlreiche klinische Erfahrungen für einen Therapieeffekt der TTT bei überwiegend okkulter subfovealer
choroidaler Neovaskularisation sprechen, steht ein
eindeutiger Wirksamkeitsnachweis noch aus. Hierzu sind Ergebnisse aus laufenden randomisierten,
prospektiven klinischen Studien noch abzuwarten.
Insofern ist die routinemäßige Anwendung der
TTT nicht zu empfehlen, da eine Grundlage im Sinne einer Evidenz-basierten Medizin aussteht.

Generell nicht angewendet werden sollte die
TTT bei überwiegend serösen Abhebungen des retinalen Pigmentepithels, da möglicherweise Pig-
mentepithelrisse induziert werden können. Auch
Patienten mit geographischen Atrophiearealen
sollten nicht einer TTT zugeführt werden. Größere
subretinale Blutungen sind ebenfalls ungünstig für
eine TTT, da diese die Temperaturentwicklung beeinflussen können. Hämoglobin resorbiert die
Lichtenergie zwar in geringerem Maß als Melanin,
dennoch können subretinale Blutungen in Abhän-

◾ Tabelle 11.2. Retinale Laserherddurchmesser (in mm) für verschiedene Laserlinsen. Die angegebenen Laserenergieeinstellungen sind der von Reichel et al. gewählten Grundeinstellung von 800 mW bei einem 3,23 mm retinalem Laserherd analog

Eingestellte Laserherdgröße Verwendete Laserlinse (Vergrößerungsfaktor)	0,5 mm		0,8 mm		1,2 mm		2,0 mm		3,0 mm	
	Retinaler Herddurchmesser	Laserenergie	Retinaler Herddurchmesser	Laserenergie	Retinaler Herddurchmesser	Laserenergie	Retinaler Herddurchmesser	Laserenergie	Retinaler Herddurchmesser	Laserenergie
Goldmann-Kontaktglas (0,93)	0,54	134	0,86	213	1,29	320	2,15	533	3,23	800
Mainster fokal/grid (0,96)	0,52	129	0,83	206	1,25	310	2,08	516	3,12	775
Area centralis (0,94)	0,53	131	0,85	211	1,28	317	2,13	528	3,19	791
Mainster wide field (0,68)	0,73	181	1,17	290	1,76	436	2,94	729	4,41	1094
Quadr Aspheric (0,52)	0,96	238	1,54	382	2,31	573	3,85	955	5,77	1431
Mainster PRP165 (0,51)	0,98	243	1,57	389	2,35	583	3,92	972	5,88	1458
Super Quad 160 (0,50)	1	248	1,6	397	2,4	595	4	992	6	1488

gigkeit von ihrer Dicke signifikante Temperaturanstiege bedingen und dazu führen, dass die Laserenergie nicht die tiefer gelegene Neovaskularisation erreicht (Mainster u. Reichel 2000). Patienten, die aus anderen Gründen bereits eine fokale Laserkoagulation erhalten haben, sind für die TTT aufgrund der bereits erwähnten Pigmentierungsunterschiede ungeeignet.

Für die Durchführung der TTT sind ein Diodenlaser und ein Kontaktglas bzw. eine Ophthalmoskopierlinse mit einer für den Diodenlaser geeigneten Beschichtung erforderlich. Der Vergrößerungsfaktor der verwendeten Linse bzw. des Kontaktglases bestimmt die Größe des auf der Netzhaut abgebildeten Laserherdes nach folgender Formel:

Retinale Laserherdgröße = eingestellte Laserherdgröße/Linsenvergrößerungsfaktor

Zum Beispiel wird bei Verwendung eines 3-Spiegel-Goldmann-Kontaktglases (Vergrößerungsfaktor 0,93) ein Laserherd von 3 mm Durchmesser als 3,23-mm-Herd auf der Netzhaut abgebildet (◘ Tabelle 11.2).

Der Patient benötigt ein Fluoreszenzangiogramm, anhand dessen der maximale Durchmesser der CNV ausgemessen werden kann. Die zu verwendende Laserherdgröße wird etwas größer als die CNV gewählt, um den Rand der CNV sicher zu erfassen. Sofern möglich, sollte die gesamte CNV mit einem Herd abgedeckt werden. Die maximal einstellbare Laserherdgröße bei den zur Verfügung stehenden Diodenlasern beträgt 3 mm. Mit dem Goldmann-Kontaktglas können auf diese Weise Neovaskularisationsmembranen von bis zu 3,23 mm Durchmesser behandelt werden. Mit Weitfeld-Ophthalmoskopierlinsen können theoretisch retinale Herdgrößen von bis zu 6 mm erreicht werden, die Einstellung des Laserherdes und die Beobach-

tung des Fundus während der Behandlung ist aber mit solchen Linsen erschwert. Größere Neovaskularisationsmembranen können auch durch mehrere Herde behandelt werden, wobei es aber zwangsläufig zu Herdüberlappungen mit dem Risiko der Überbehandlung der Überlappungsareale kommt. Die Behandlungszeit beträgt 1 min. Für die Berechnung der benötigten Energie wird zugrunde gelegt, dass in den vorliegenden Studien für einen 3-mm-Laserherd 800 mW verwendet wurden (Reichel et al. 1999, in dieser Studie wurde ein Goldmann-Kontaktglas verwendet, sodass die retinale Herdgröße 3,23 mm betrug). In Abhängigkeit vom verwendeten Kontaktglas kann die Energie für die benötigte Herdgröße berechnet werden, wobei individuelle Kriterien wie Trübungsgrad der brechenden Medien und Pigmentierung des Fundus berücksichtigt werden müssen (s. ◘ Tabelle 11.2). Der Zielstrahl wird auf die CNV eingestellt und die Netzhaut während der Behandlung mit der Spaltlampe beobachtet. Im Falle einer Gewebeverfärbung wird die Laserbehandlung sofort beendet. Von einigen Autoren wird in diesem Fall die Fortsetzung der TTT mit um ca. 20 % reduzierter Energie empfohlen, wobei die Therapiedauer insgesamt aber 60 s nicht überschreiten soll. Eine Tropfanästhesie ist in der Regel ausreichend. Während der Behandlung sollte möglichst wenig Druck mit dem Kontaktglas auf den Bulbus ausgeübt werden, um die Aderhautzirkulation nicht zu behindern. Eine Verkippung des Kontaktglases kann zu einer ovalen Abbildung des Laserherdes und damit zu einer ungleichen Energieverteilung führen (Whitacre et al. 1994).

Eine Wiederholung der TTT kann erforderlich sein, wenn innerhalb von 2–4 Monaten nach der Erstbehandlung eine noch deutliche persistierende Leckage besteht.

Fazit

Vorläufige Resultate zeigen einen möglichen therapeutischen Nutzen der TTT v. a. bei Augen mit überwiegend okkulter subfovealer choroidaler Neovaskularisation. Allerdings steht ein eindeutiger Wirksamkeitsnachweis noch aus. Das Verfahren erscheint attraktiv wegen seiner leichten Durchführbarkeit und den relativ geringen Kosten. Die präzi-

se Dosierung stellt ein noch ungelöstes Problem dar, wobei bei Überdosierung auch irreversible Funktionsbeeinträchtigungen hervorgerufen werden können. Laufende randomisierte, prospektive Studien werden noch offene Fragen sowohl bzgl. Wirksamkeit als auch hinsichtlich der Sicherheit und Risiken beantworten.

Literatur

Ahuja RM, Schwartz JC, Butler JW et al. (2001) Efficacy of transpupillary thermotherapy (TTT) in the treatment of occult subfoveal choroidal neovacularization in age-related macular degeneration [ARVO abstract]. Invest Ophthalmol Vis Sci 42:S443

Auer C, Tran VT, Chiou AGY, Herbort CP (2001) Transpupillary thermotherapy (TTT) for occult subretinal neovessels: importance of patient pigmentation in adjusting diode laser power setting [ARVO abstract]. Invest Ophthalmol Vis Sci 42:S442

Benner JD, Ahuja RM, Schwartz JC et al. (2001) Macular infarction after transpupillary thermotherapy in the treatment of occult subfoveal choroidal neovascular membranes [ARVO abstract]. Invest Ophthalmol Vis Sci 42:S444

Berger J (1997) Thermal modeling of micropulsed diode laser retinal photocoagulation. Laser Surg Med 20:409–415

Bressler NM, Frost LA, Bressler SB et al. (1988) Natural course of poorly defined choroidal neovascularization associated with macular degeneration. Arch Ophthalmol 106:1537–1542

Ciulla TA, Harris A, Kagemann L et al. (2001) Transpupillary thermotherapy for subfoveal occult choroidal neovascularization on ocular perfusion. Invest Ophthalmol Vis Sci 42:3337–3340

Desmettre T, Maurage CA, Mordon S (2001) Heat shock protein hyperexpression on chorioretinal layers after transpupillary thermotherapy. Invest Ophthalmol Vis Sci 42:2976–2980

Fuisting B, Richard G (2001a) Transpupillary thermotherapy (TTT) of occult choroidal neovascularization in age-related macular degeneration [ARVO abstract]. Invest Ophthalmol Vis Sci 42:S443

Fuisting B, Richard G (2001b) Studienprotokoll „Studie zur Wirksamkeit der transpupillaren Thermotherapie bei subfovealen Neovaskularisationen bei Patienten mit altersabhängiger Makuladegeneration"

Jin KH, Park TK, Yu SY et al. (2001) Comparison of the effects of transpupillary thermotherapy (TTT) of pigmented and albino rabbit retina [ARVO abstract]. Invest Ophthalmol Vis Sci 42:S444

Journée-de Korver JG, Oosterhuis JA, Kakebeeke-Kemme HM, de Wolff-Rouendaal D (1992) Transpupillary thermotherapy (TTT) by infrared irradiation of choroidal melanoma. Doc Opthalmol 82:185–191

Journée-de Korver JG, Oosterhuis JA, de Wolff-Rouendaal D, Kemme H (1997) Histopathological findings in human choroidal melanomas after transpupillary thermotherapy. Br J Ophthalmol 81:234–239

Kaga T, Fonseca RA, Dantas MA, Spaide RF (2001) Transient appearance of classic choroidal neovascularization after transpupillary thermotherapy for occult choroidal neovascularization. Retina 21:172–173

Mainster MA, Reichel E (2000) Transpupillary thermotherapy for age-related macular degeneration: long-pulse photocoagulation, apoptosis, and heat shock proteins. Ophthalmic Surg Lasers 31:359–373

Miller-Rivero NE, Kaplan HJ (2000) Transpupillary thermotherapy in the treatment of occult and classic choroidal neovascularization [ARVO abstract]. Invest Ophthalmol Vis Sci 41:S179

Musicco I, Veronese C, Salvetti P, Staurenghi G (2002) Transpupillary thermotherapy for „classic" extrafoveal choroidal neovascular membrane: a randomised pilot study. Invest Ophthalmol Vis Sci 43, abstr

Newsome RSB, McAlister JC; Saeed M, McAHugh JDA (2001) Transpupillary thermotherapy (TTT) for the treatment of choroidal neovascularisation. Br J Ophthalmol 85:173–178

Okada A (2000) Transpupillary thermotherapy for subfoveal CNV in Japan. Scientific Poster #307, AAO 2000

Oosterhuis JA, Journée-de Korver JG, Kakebeeke-Kemme HM, Bleeker JC (1995) Transpupillary thermotherapy in choroidal melanomas. Arch Ophthalmol 113:315–321

Oosterhuis JA, Journée-de Korver JG, Keunen JE (1998) Transpupillary thermotherapy: results in 50 patients with choroidal melanoma. Arch Ophthalmol 116:157–162

Petrone S, Staurenghi G, Migliavacca L et al. (2000) Transpupillary thermotherapy for subfoveal choroidal neovascularization in age-related macular degeneration [ARVO abstract]. Invest Ophthalmol Vis Sci 41:S320

Reichel E, Berrocal AM, Ip M et al. (1999) Transpupillary thermotherapy of occult subfoveal choroidal neovascularization in patients with age-related macular degeneration. Ophthalmology 106:1908–1914

Reichel E, Park CH, Duker JS, Puliafito CA (2001) Transpupillary thermotherapy (TTT) of occult subfoveal choroidal neovascularization [ARVO abstract]. Invest Ophthalmol Vis Sci 42:S444

Sanders JB, Hoskins JC, Funderburk RL, et al (2002) The treatment of predominantly occult choroidal neovascularization secondary to age related macular degeneration using transpupillary thermotherapy [ARVO abstract]

Shields CL, Shields JA, De Potter P, Kheterpal S (1996) Transpupillary thermotherapy in the management of choroidal melanoma. Ophthalmology 103:1642–1650

Shields CL, Shields JA, Cater J et al. (1998) Transpupillary thermotherapy for choroidal melanoma. Tumor control and visual results in 100 consecutive cases. Ophthalmology 105:581–590

Soubrane G, Coscas G, Francais C, Koenig F (1990) Occult subretinal new vessels in age-related macular degeneration. Ophthalmology 97:649–657

Stevens TS, Bressler NM, Maureen MG et al. (1997) Occult choroidal neovascularization in age-related macular degeneration. A natural history. Arch Ophthalmol 115:345–350

Thompson JT (2001) Retinal pigment epithelial tear after transpupillary thermotherapy for choroidal neovascularization. Am J Ophthalmol 131:662–664

Welch AJ, Wissler EH, Priebe LA (1980) Significance of blood flow in calculations of temperature in laser irradiated tissue. IEEE Trans Biomed Eng BME-27:164–166

Whitacre MM, Timberlake GT, Stein RA et al. (1994) Light distribution of ocular endophotocoagulator probes and its surgical implications. Lasers Surg Med 15:62–73

Chirurgische Therapie

C. Toth, G. Thumann, B. Kirchhof

12.1   Einführung

Die chirurgische Behandlung der altersabhängigen Makuladegeneration begann 1977, als eine Glaskörperblutung – durchgebrochen von subretinal – entfernt wurde (Treister u. Machemer 1977). Bis heute ist die Wirksamkeit der unten genannten chirurgischen Verfahren gegen submakuläre Neovaskularisationen (CNV) noch in keiner randomisierten Studie belegt, anders als bei den konservativen Behandlungstechniken, nämlich der Thermolaser-Photokoagulation für extrafoveale CNV, und der Photodynamischen Therapie (PDT) für eine kleine Gruppe von Patienten mit subfovealer entweder überwiegend klassischer CNV oder vollständig okkulter CNV (TAP Study Group 1999; Macular Photocoagulation Study Group 1991, 1994; Bressler et al. 1987). Allerdings sind diese Therapien in einem erheblichen Prozentsatz nur vorübergehend wirksam, weil sich neovaskuläre Rezidive entwickeln oder Membranen persisitieren, sowohl nach Thermolaserkoagulation wie auch nach PDT (TAP Study Group 1999).

Die steigende Prävalenz der AMD und der Mangel an effektiven Behandlungsmöglichkeiten für die Mehrzahl der Patienten waren Anlass, nach alternativen Therapieformen zu suchen: Die radiogene Bestrahlung wurde inzwischen als unwirksam erkannt für die Behandlung der submakulären CNV (RAD Study Group 1999). Die chirurgische Extraktion submakulärer Neovaskularisationsmembranen wird versucht, allerdings unter Einbuße des retinalen Pigmentepithels, mit Verletzung der Bruch-Membran und kompliziert durch Rezidive (◘ Abb. 12.1).

Obwohl Wissen und Erfahrung über submakuläre Chirurgie im vergangenen Jahrzehnt deutlich zugenommen haben, bleiben doch noch Fragen offen: Es ist ungeklärt, ob die Visusprognose nach chirurgischer Extraktion submakulärer CNV verbessert wird im Vergleich zur konventionellen Laserkoagulation und im Vergleich zu unbehandelten Augen. Offen ist weiterhin, welches Auge von submakulärer Chirurgie am ehesten profitieren würde: diejenigen mit „klassischen" fluoreszein-angiographisch gut abgrenzbaren Membranen, diejenigen mit den schlecht abgrenzbaren „okkulten" Membranen, oder diejenigen mit subretinalen Blutungen? Neuere prospektive und retrospektive Untersuchungen zeigen, dass die Sehschärfe durch submakuläre Membranextraktion in Augen mit gut abgrenzbarer klassischer Membran konserviert werden kann (Scheider et al. 1999; Merrill et al. 1999). Der submakuläre Spalt ist über eine kleine Retinotomie paramakulär temporal zugänglich (Thomas et al. 1992). Hudson et al. (1995) empfehlen die Retinotomie unterhalb der horizontalen Raphe zu platzieren, um die untere Gesichtsfeld-

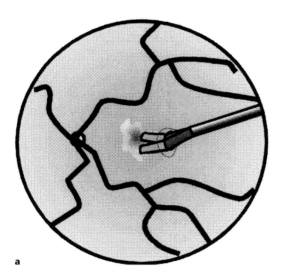 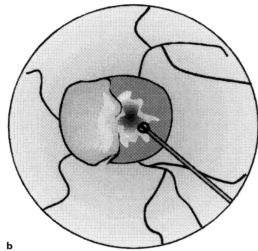

a   b

◘ **Abb. 12.1a,b.** Chirurgischer Zugang zum submakulären Raum über **a** paramakulärr temporale Retinotomie in der horizontalen Raphe, **b** 250°-Retinotomie um den hinteren Augenpol

hälfte zu schonen. Frühere Arbeiten beschreiben eine periphere Retinotomie über 180° (De Juan u. Machemer 1988) und eine zentral gelegene Eröffnung der Netzhaut über 250° um die Makula (Peyman et al. 1991). Die kleine paramakuläre Retinotomie hat den Vorteil, nicht koaguliert werden zu müssen. Sie bleibt postoperativ funduskopisch und angiographisch unsichtbar. Da die Öffnung der Retina außerhalb der Makula erfolgt, muss das Instrument (Spatel, Pinzette, oder Kanüle) im subretinalen Raum im Winkel von 130° nach subfoveal vorgeschoben werden. Meist gelingt es, mit einem Spatel die Membran sowohl von der Aderhaut wie von der Netzhaut zu lösen. Wenn nötig, kann die Netzhaut über der Makula durch injizierte Flüssigkeit etwas angehoben werden. Dabei muss allerdings ein gewisser Verlust an retinaler Transparenz in Kauf genommen werden, was die Kontrolle des Instruments im Subretinalraum etwas erschwert. Herausziehen lässt sich die Membran dann mit angewinkelten – meist horizontal öffnenden – Pinzetten. Es fällt auf, dass die extrahierten Membranen größer sind, als aus der präoperativen Angiographie her erwartet. Die Elastizität der Netzhaut gestattet, dass relativ große Membranen ohne wesentliche Erweiterung der Retinotomie extrahiert werden können. Die Gefäßanbindung an die Aderhaut ist schwach, sodass es nur gering blutet und das auch nur in der Hälfte der Fälle (Lambert et al. 1992). Seltene massive Blutungen lassen sich stoppen, z. B. durch Erhöhen des hydrostatischen Druckes im Auge oder durch direkte Kompression der Blutungsquelle unter der Netzhaut mit dem PIC (abgewinkelter Spatel), oder durch passageres Auffüllen des Glaskörperraums mit „schwerer Flüssigkeit (Perfluorkarbon). Ein Flüssigkeitsgasaustausch entweder mit Raumluft oder mit SF6 1:5 beendet den Eingriff. Die Komplikationen der submakulären Chirurgie sind die gleichen wie diejenigen der Vitrektomie allgemein, z. B. die Zunahme der Kataraktinzidenz. Die spezifischen Komplikationen der submakulären Chirurgie sind in Tabelle 12.1 zusammengefasst.

Die Diskrepanz zwischen der spaltlampenmikroskopisch beobachteten Häufigkeit einer alterstypischen hinteren Glaskörperabhebung – nämlich ca. 65 % bei den 65-Jährigen und älter (Favre u. Goldmann 1956) und der intraoperativ gefundenen Häufigkeit einer Glaskörperabhebung – nämlich nur 0–20 % der Augen (De Juan u. Machemer 1988; Lambert et al. 1992; Heimann 1995), war An-

◻ **Tabelle 12.1.** Intra- und postoperative Komplikationen submakulärer Chirurgie mit paramakulärer Retinotomie. (Nach Lambert et al. 1992; Berger u. Kaplan 1992; Thomas et al. 1992)

Komplikationen	Häufigkeit [%]
Minimale subretinale Blutung unter der Extraktion, die belassen werden kann	26–50
Deutliche subretinale Blutung unter der Extraktion, die entfernt werden muss	3,4–20
Artifizielle periphere Netzhautforamina oder Amotio	6,9–10
Makulaforamen durch den Druck der subretinalen Infusion	20
Persistierende oder rezidivierende submakuläre Novaskularisationen	16–36
Pucker	7

lass, über einen kausalen Zusammenhang zwischen AMD und ausgebliebener hinterer Glaskörperabhebung zu spekulieren. Wahrscheinlich besteht kein kausaler Zusammenhang, sondern lediglich eine Ungenauigkeit in der spaltlampenmikroskopischen Erfassung der hinteren Glaskörperabhebung (Spaltung statt Abhebung des Glaskörpers). Denn die von Foos (1973) an Autopsien registrierte Häufigkeit von Glaskörperabhebung deckt sich mit der intraoperativen Beobachtung von 21 %. In Zukunft mag die OCT-Untersuchungstechnik weitere Klarheit bringen.

12.2 Extraktion submakulärer neovaskulärer Membranen

Die submakuläre Membranextraktion beeinflusst das Sehvermögen auf vielfältige Weise. Die Patienten sind mit dem funktionellen Ergebnis meist zufrieden, obwohl die Sehschärfe nicht gebessert wird und die Fixation üblicherweise exzentrisch bleibt oder wird, d. h. außerhalb oder am Rande des RPE-Defekts fixiert wird. Möglicherweise wer-

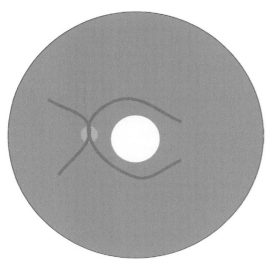

❏ Abb. 12.2. Vor- und Nachteile der Membranextraktion ohne Pigmentzellen: Zu den Vorteilen gehören weniger Metamorphopsien, ruhige exzentrische Fixation und eine komplikationsarme Operation. Nachteilig sind das Fehlen einer Sehverbesserung, fehlender Lesevisus und ein mittlerer Visus = 0,1

den verringerte Metamorphopsien und Stabilisierung der exzentrischen Fixation als Verbesserung des Sehkomforts empfunden (Hudson et al. 1995) (❏ Abb. 12.2). In einer prospektiven multizentrischen Studie wird gegenwärtig untersucht, ob chirurgische Entfernung einer Neovaskularisation oder Blutung bessere Sehergebnisse erbringt als der natürliche Verlauf. Der Umstand, dass submakuläre Chirurgie die zentrale Sehschärfe nicht bessern kann, ist allgemein akzeptiert. Dafür gibt es mögliche Erklärungen von Seiten der chirurgische Technik und durch vorbestehende Veränderungen. Die chirurgische Membranextraktion kann nicht verhindern, dass das RPE, die Bruch-Membran oder Teile davon mit entfernt werden. Der Eingriff belastet die Makula durch das Licht der Endoillumination (Zilis u. Machemer 1991). Es bleibt ein Wundgebiet zurück, das Wachstumsfaktoren für fibrovaskuläres Gewebe aktiviert. Unabhängig vom chirurgischen Eingriff mögen eine vorbestehende Degeneration der Sinneszellen, Choriokapillarisdefekte, Blut-Augen-Schranken-Störung und eingeschränkter Netzhautstoffwechsel das funktionelle Ergebnis belasten (Green u. Enger 1993). Gegenwärtig ist die Sehprognose bei AMD beschränkt auf Stabilisierung der präoperativen Sehschärfe im Bereich von 0,1 und verbesserten

Sehkomfort durch Reduktion der Metamorphopsie.

Eine weitaus günstigere Prognose hat das „Presumed-ocular-histoplasmose-Syndrom" (POHS). Eine nichtrandomisierte Studie berichtet über eine Sehschärfe von 0,1 oder besser in 53 % der Augen (Berger u. Kaplan 1992). Der Grund liegt wahrscheinlich darin, dass das RPE weniger altersverändert ist und der postoperative RPE Defekt kleiner gehalten werden kann. Bei POHS liegt die Neovaskularisation auf dem RPE und kann von dort schonend entfernt werden. Vergleichbare Visusresultate sind bei AMD-Patienten die Ausnahme. Von der laufenden Studie (Submacular Surgery Trials Research Group 1998) ist Aufschluss darüber zu erwarten, ob submakuläre Chirurgie für Patienten mit AMD oder mit POHS von Nutzen sein wird.

12.3   Entferung submakulärer Blutungen

Große submakuläre Blutungen bewirken starken Sehverlust (Bennett et al. 1990). Der retinale Schaden ist in Tierversuchen vergleichbar einer persistierenden Netzhautablösung. Das Blut verhindert den Nahrungstransport von der Aderhaut zur Netzhaut, das Koagel bewirkt Traktion an den Außensegmenten der Photorezeptoren, und das aus dem Hämoglobin frei werdende Eisen ist retinotoxisch (Glatt u. Machemer 1982). Das meist schon mehr oder weniger vorbestehende Zentralskotom wird drastisch vergrößert. Selbst das orientierende Sehen ist gefährdet, wenn zusätzlich die periphere Netzhaut unterblutet wird, oder wenn die Blutung in den Glaskörperraum durchbricht.

Seit den 80er Jahren versucht man, große submakuläre Blutungen zu entfernen oder zu verlagern, entweder chirurgisch oder kombiniert mit physikalischen und medikamentösen Mitteln. Seit Ende der 80er Jahre ist die Entfernung durch Vitrektomie und Retinotomie etabliert (Hanscom u. Diddie 1987, Flynn et al. 1988, De Juan u. Machemer 1988). Die intraopertive Fibrinolyse (Tissue-Plasminogen) hilft, das Koagel zumindest teilweise zu verflüssigen und fibrinöse Verbindungen zwischen dem Koagel und dem umgebenden Gewebe schonend zu lösen. (Toth et al. 1992; Benner et al. 1994; Lewis et al. 1997). Der beste Zeitpunkt scheint bis 2 Wochen nach der Blutung zu sein, bevor der fibröse Umbau einsetzt und feste Verbindungen zur

Netzhaut ausgebildet werden (Mandelcorn u. Menezes 1993; Slusher 1989). Nachblutungen berichten Wade et al. (1990) in 3 von 5 Augen und empfehlen die Tamponade mit Silikonöl anstelle von Gas. Die Langzeitprognose ist ähnlich wie bei submakulärer Membranextraktion alleine (Mandelcorn u. Menezes 1993).

Besonders ausgedehnte subretinale Blutungen über den hinteren Augenpol hinaus nach peripher lassen sich durch eine kleine Retinotomie nicht komplett entfernen. Hier bedarf es einer peripheren 180°-Retinotomie und der Silikonfüllung, um Nachblutungen vorzubeugen und das PVR-Risiko zu reduzieren. Mit Gastamponade beträgt das PVR-Risiko bis zu 50 % (De Juan u. Machemer 1988). Petersen (1995) schlägt einen transskleralen endoskopischen Zugang zum subretinalen Raum vor, berichtet allerdings von Komplikationen wie Netzhautinkarzeration, Netzhautlöchern und Aderhautabhebung in 4 von 8 Augen. Die Endoskopie liefert nur zweidimensionale Bilder. Die heute am meisten verbreitete Methode, um subretinales Blut von der Makula zu verdrängen, wird zuerst von Herriot (1966) berichtet. Dazu werden 100 µg t-PA, kombiniert mit C3F8-Gas, in den Glaskörperraum injiziert. Der Patient muss vorgebeugt gelagert werden, um die Gasblase mit der Makula in Kontakt zu bringen. Innerhalb eines Tages ist die Verdrängung des Blutes von der Makula zur peripheren Netzhaut vollzogen und auf diese Weise das Zentralskotom verringert. Es ist unklar, ob das t-PA den Subretinalraum durch die Netzhaut erreicht. Kamei et al. (1999) konnten im Tiermodell kein markiertes t-PA im Subretinalraum nachweisen. Ohji et al. (2001) gelangen die Verdrängung des Blutes ohne t-PA, lediglich mit der Gasblase. Haupert et al. (2001) beschreiben eine Kombination aus Vitrektomie, subretinaler t-PA-Injektion und Flüssigkeitsgasaustausch mit Kopftieflage.

12.4 Pigmentepithelzelltransplantation

In Augen mit AMD degenerieren die retinalen Pigmentepithelzellen (RPE) unter der Makula. Die Folge ist der Verlust der Photorezeptoren und der zentralen Sehschärfe. Die chirurgische Extraktion einer CNV-Membran schädigt die RPE-Zellen zusätzlich. Die Pathogenese der AMD ist zwar noch unklar, dennoch werden mehrere Therapieansätze erprobt, um die Erkrankung aufzuhalten und die

zentrale Sehschärfe zu stabilisieren. Es liegt nahe zu versuchen, die erkrankten RPE-Zellen durch funktionierende Zellen zu ersetzen, die – wie das intakte RPE – eine einzellige Schicht bilden, polarisiert sind, die Choriokapillaris unterhalten, die RPE-Zellfunktionen gegenüber der Retina übernehmen, und keine Immunreaktionen auslösen. Bisher wurden homologe fetale und Erwachsenen-RPE-Zellen, Iris-Pigment-Epithelzellen (IPE) und hämatopoetische Stammzellen eingesetzt. Auch wenn gegenwärtig noch experimentiert wird, sind die Ergebnisse viel versprechend und lassen auf eine effektive Behandlung in der Zukunft hoffen.

12.4.1 Transplantation retinalen Pigmentepithels

Die alleinige submakuläre Membranextraktion lässt nur sehr begrenzte funktionelle Erfolge zu, ganz besonders bei Patienten mit okkulten Membranen (Eckardt 1996; Merrill et al. 1999; Scheider et al. 1999). Die Gefäßneubildung selber schädigt irreversibel das RPE, die Photorezeptoren, verstärkt noch durch den iatrogenen RPE-Verlust und die Läsion der Bruch-Membran (Grossniklaus u. Gass 1998). Folglich muss eine befriedigende Therapie die Wiederherstellung des RPE-Bruch-Membran-Komplexes anstreben (Merrill et al. 1999; Scheider et al. 1999).

Gouras et al. (1985) gehen in den USA den Weg der homologen RPE-Zelltransplantation und beobachten bescheidenen Erfolg im Tiermodell (Berglin et al. 1997; Lopez et al. 1987; Yamamoto et al. 1993; El Dirini et al. 1992; Li et al. 1990; Lavail et al. 1992; He et al. 1993). In Europa haben Algvere et al. (1999) deren Technik auf den Patienten übertragen und fetale RPE-Zellen in Augen mit trockener und exsudativer AMD verpflanzt. Algvere et al. mussten feststellen, dass die Zellen abgestoßen werden, besonders rasch bei der exsudativen Verlaufsform. Sie registrierten Makulaödem und Sehminderung über 6 Monate. Offenbar wird der sonst immunologisch abgeschirmte Subretinalraum für zirkulierende Entzündungszellen zugänglich, besonders bei Neovaskularisation. Verringern lässt sich die Abstoßung folglich nur bei intakter Blut-Augen-Schranke, also bei der trockenen Verlaufsform (Algvere et al. 1999) durch Verwendung autologer RPE-Zellen, oder bei Anwendung homologer RPE-Zellen, kombiniert mit Immunsuppression. Bei geographischer Atrophie überleben homologe RPE-Transplantate bis 12 Monate (Algvere et al. 1994, 1997). Immunreaktionen werden auch bei geographischer Atrophie beschrieben, wenn fetale RPE-Zellen als Suspension appliziert werden (Weisz et al. 1999). Offenbar können homologe Zellen – selbst bei geographischer Atrophie – nicht überleben, auch weil eine Transplantation einen Barriereschaden induziert.

Ein autologer RPE-Zellersatz könnte theoretisch normales Sehen ermöglichen (Majji u. De Juan 2000). Leider ist die Gewinnung technisch aufwändig und die Funktionalität – bei genetisch prädisponiertem RPE-Defekt – fraglich. Nichtretinaler Pigmentepithelersatz – sofern er RPE-Funktionen im Subretinalraum übernimmt – kann dem ortsständigen RPE an Vitalität überlegen sein. Irispigmentepithel lässt sich chirurgisch in großen Mengen atraumatisch gewinnen (Iridektomie). Irispigmentepithel (IPE) transdifferenziert unter geeigneten Bedingungen in andere Zelltypen (für Details s. Thuman 2001).

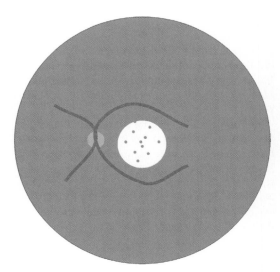

◘ Abb. 12.3. Vor- und Nachteile der IPE-Translokation: Zu den Vorteilen gehören eine bis zu 50 %ige zentrale Fixation und eine 3 %ige PVR-Rate. Nachteilig sind die fehlende Sehverbesserung, fehlender Lesevisus und ein mittlerer Visus von 0,1

12.4.2 Translokation autologer Iris-Pigmentepithel-Zellen (IPE)

Obwohl IPE-Zellen das Potenzial besitzen, den Phänotyp zu wechseln, ist nicht bekannt, ob IPE-Zellen sich in RPE-Zellen differenzieren und RPE-Zellfunktionen ausüben können. Da beide Zellen, RPE und IPE, vom Neuroektoderm abstammen und ihre spezifischen Eigenschaften von der Umgebung bestimmt werden, in die sie bei der Embryogenese eingewandert sind, mag es möglich sein, sich in den jeweils anderen Zelltyp zu transdifferenzieren.

Mehrere In-vitro-Untersuchungen kamen zu dem übereinstimmenden Ergebnis, dass IPE-Zellen RPE-Zellfunktionen besitzen oder annehmen können (Thumann et al. 1998; Thumann 2001; Kociok et al. 1998; Rezai et al. 1997). Es konnte gezeigt werden, dass IPE-Zellen, in den subretinalen Raum der RCS-Ratte verbracht, Photorezeptoren vor der Degeneration bewahren können, und dass IPE-Zellen im Subretinalraum von Kaninchen oder Affen überleben und integriert werden (Thumann et al. 2000; Abe et al. 2000; Crafoord et al. 2001; Schraermeyer et al. 1998). Sowohl im Kaninchen als auch im Affenauge haben IPE-Zellen als Einzelzellschicht zwischen RPE und Photorezeptoren über 20 Wochen überlebt und sich an die Netzhaut angeheftet.

Damit ist gezeigt, dass IPE-Zellen zumindest einige Kriterien von RPE-Zellen aufweisen, die für die Transplantation und das Funktionieren im Subretinalraum notwendig erscheinen: Sie bilden eine Einzelzellschicht aus, heften sich basal an das RPE und apikal an die Netzhaut an und nehmen polare Form an (Abe et al. 2000; Crafoord et al. 2001; Thumann et al. 1998).

Es ist technisch möglich, beim Patienten autologe IPE-Zellen unter die Makula zu platzieren, nachdem von dort subretinale Membranen extrahiert und dabei das RPE zum großen Teil mit entfernt wurde (Abe et al.1999; Lappas et al. 2000; Thumann et al. 2000) (◘ Abb. 12.3). Die transplantierten autologen IPE-Zellen wurden toleriert, sie haben die Photorezeptoren nicht beeinträchtigt, kein Makulaödem verursacht. Die zentrale Sehschärfe war danach bei 18 von 20 Patienten gebessert oder stabilisiert (Thumann et al. 2000). Die Visusprognose ist mindestens so gut wie nach alleiniger Membranextraktion (Eckardt 1996; Merrill et al. 1999; Scheider et al.1999). Es bestehen keine Nachteile nach IPE-Translokation. Da der postoperative Visus zumindest teilweise durch beschädigte Photorezeptoren begrenzt wird, kann eine verbesserte Sehschärfe nicht erwartet werden, es sei denn, die Photorezeptorschicht ist noch intakt. Des

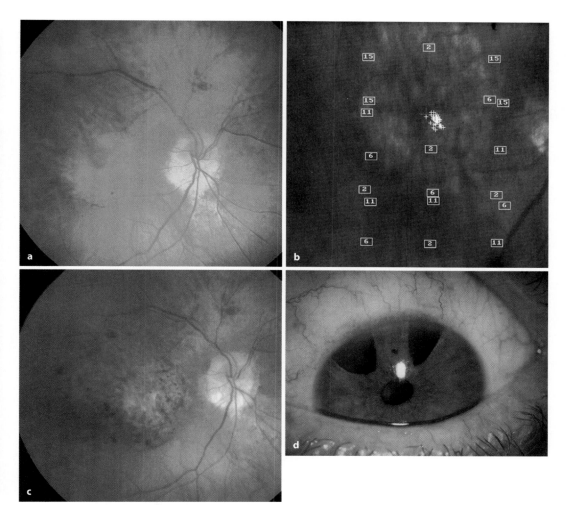

❏ Abb. 12.4a–d. Postoperativer vorderer Augenabschnitt nach Gewinnung von Irispigmentepithel (a). Es ist technisch möglich, beim Patienten autologe IPE-Zellen unter die Makula zu platzieren, nachdem von dort subretinale Membranen extrahiert und dabei das RPE zum großen Teil mit entfernt wur-

de. Immerhin sind von autologen IPE-Zelltransplantaten über 11 Monate übereinstimmend keinerlei entzündliche Reaktionen (Makulaödem), insbesondere keine Abstoßungsreaktionen beobachtet worden (b–d)

Weiteren mag fehlende Anheftung der in den Subretinalraum verbrachten IPE-Zellen an die Extrazellulärmatrix erklären, wenn das Sehvermögen sich nicht erholt. Bessere funktionelle Ergebnisse lassen sich evtl. dann erzielen, wenn die IPE-Zellen als zusammenhängende Zellschicht mit intakten apikalen und basalen Domänen verpflanzt werden, oder auch als Suspension aber mit zusätzlich eingebrachtem Basalmembranmaterial. Immerhin sind von autologen IPE-Zelltransplantaten über 11 Mo-

nate übereinstimmend keinerlei entzündliche Reaktionen (Makulaödem), insbesondere keine Abstoßungsreaktionen beobachtet worden (Abe et al. 1999; Lappas et al. 2000; Thumann et al. 2000) (❏ Abb. 12.4). Die Verträglichkeit der IPE-Zellen im Subretinalraum und die Tatsache, dass IPE-Zellen in vitro RPE-Zellfunktionen übernehmen können, spricht für die Hypothese, dass die IPE-Zell-Transplantation zur Behandlung der AMD herangezogen werden kann.

12.4.3 Ausblick

Bei jeder Art von Transplantation wird – wenn möglich – autologem Gewebe oder Zellen der Vorzug gegeben, um dem Einfluss imunogener Faktoren auszuweichen. Immunsuppressive Therapie ist für die akute Abstoßung etabliert. Beim chronischen Typ der Abstoßung aber, wie er nach der subretinalen Transplantation fetaler RPE-Zellen beschrieben wurde, ist die Immunsuppression wenig wirksam. Außerdem steigert Immunsuppression das Infektionsrisiko.

Überleben und Funktion transplantierter Zellen hängen wesentlich von der Anheftung und vom Mikromilieu ab. Das submakuläre Milieu nach der Membranextraktion ist aber von „Wundheilung" bestimmt. Will man die funktionelle Prognose verbessern, wird man anstreben müssen, nicht nur die „nackte" Zelle einzubringen, sondern das dazugehörige Mikromilieu und Basalmembranmaterial oder einen Zellverbund. Außerdem wird man sich auf das frühe AMD-Stadium konzentrieren müssen, wenn die Photorezeptoren noch nicht irreversibel geschädigt sind.

Die Transplantationsforschung der AMD wird dadurch erschwert, dass kein Tiermodell zur Verfügung steht. Wir verstehen noch nicht – auch nicht mittels Elektroretinographie – besonders geeignete Patienten für die Transplantation auszuwählen (Algvere et al. 1999; Little et al. 1996, 1998). In Zukunft mag es sinnvoll erscheinen, Pigmentzellen genetisch so zu manipulieren, dass geeignete Wachstumsfaktoren im Subretinalraum freigesetzt werden oder Gendefekte korrigiert werden (Lund et al. 2001; Majji u. De Juan 2000).

12.5 Makulatranslokation

Die Photorezeptoren der Makula sind auf das Zusammenspiel mit dem RPE, der Bruch-Membran und der Choriokapillaris angewiesen, um zentrales Sehen zu ermöglichen. Die submakuläre Chirurgie zielt darauf ab, krankhafte subretinale Veränderungen – Blutungen, Neovaskularisationen – zu entfernen, die die normale RPE-Photorezeptorinteraktion stören. Das nächst wichtige Ziel ist, die zelluläre Grundlage für die Photorezeptoren wiederherzustellen, wie oben unter Pigmentzelltransplantation beschrieben. Makulatranslokation ist ein zur Pigmentzelltransplantation alternatives

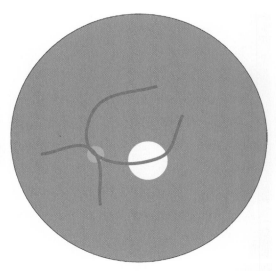

◘ **Abb. 12.5.** Vor- und Nachteile der 360°-Makulatranslokation: 50 % der Patienten erreichen einen Lesevisus bei einer Rezidivhäufigkeit von 8 %. Die PVR-Reamotiorate liegt bei 25 %. Trotz Gegenrotation beklagen immer noch 10 % der Patienten Doppelbilder. Weiterhin sind mindestens 2 Operationen bei diesem Verfahren notwendig

chirurgisches Verfahren, um die Unterstützung der Makula durch RPE, Bruch-Membran und Choriokapillaris wieder herzustellen (◘ Abb. 12.5). Die Idee dazu, die Makula zu verlagern, stammt ursprünglich von Lindsey et al. (1983). Dahinter steht die Überlegung, dass die zentrale Sehschärfe abnimmt, weil die Photorezeptoren über erkranktem RPE liegen. Verlagerung der Makula auf gesünderes RPE, Bruch-Membran und Choriokapillaris mögen die Regeneration oder zumindest Stabilisierung der Photorezeptoren gewährleisten. Die Makulatranslokation baut also auf ähnliche Überlegungen auf wie die Transplantationschirurgie, nur wird hier die Netzhaut zu einer gesünderen Unterlage hin verlagert.

12.5.1 Technik

Makulatranslokation mit 360°-peripherer Retinotomie (vollständige Makulatranslokation)

1993 berichteten Machemer u. Steinhorst (1993a,b) erstmals über die Technik der Makulatranslokation mit 360°-Retinotomie am Tiermodell und am Patienten. Sie beschreiben den Ablauf des Eingriffs

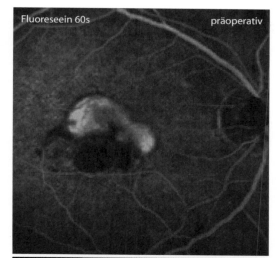

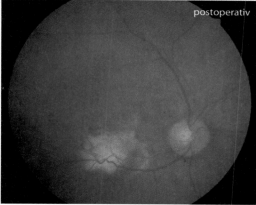

◘ Abb. 12.6. Fluoreszeinangiographie prä- und postoperativ nach 360°-Makulatranslokation. Es erfolgte eine Vitrektomie, gefolgt von der Ablösung der Netzhaut durch transsklerale subretinale Injektion von Flüssigkeit, 360°-Retinotomie, Entfernung subretinalen Blutes und chorioidaler Neovaskularisation, Translokation der Fovea auf ein gesünderes Areal durch Drehen der gesamten Netzhaut um den Sehnervenkopf, Wiederanlegen der gedrehten Retina mit Silikonöl und abschließender Laserkoagulation der Retinotomieränder. In einem Fall wurde ein Visusanstieg von „Handbewegungen" auf 0,4 verzeichnet

beginnend mit der Vitrektomie, gefolgt von der Ablösung der Netzhaut durch transsklerale subretinale Injektion von Flüssigkeit, 360°-Retinotomie, Entfernung subretinalen Blutes und chorioidaler Neovaskularisation, Translokation der Fovea auf ein gesünderes Areal durch Drehen der gesamten Netzhaut um den Sehnervenkopf, Wiederanlegen der gedrehten Retina mit Silikonöl und abschlie-

ßender Laserkoagulation der Retinotomieränder. Bei einigen Patienten erholte sich die Makulafunktion in der neuen Lokalisation. In einem Fall verzeichneten sie einen Visusanstieg von „Handbewegungen" auf 0,4 (◘ Abb. 12.6).

Trotz der Chancen auf erhebliche Erholung der Makulafunktion nahmen die Chirurgen weltweit die neue Technik nur zögerlich an. Gründe dafür mögen gewesen sein: Die Dauer und die Kompliziertheit des Eingriffs, das Risiko der traktiven Netzhautablösung (PVR), der experimentelle Charakter dieser Chirurgie, ohne dass Vorteile und Risiken von vorne herein abschätzbar waren, und schließlich die Ungewissheit, ob die postoperativen Doppelbilder befriedigend behandelt werden können (Freedman et al. 2000). In den vergangenen 10 Jahren seit der Einführung der Makulatranslokation hat die zähe Arbeit einer handvoll Chirurgen an der Technik dieser Operation, nicht unwesentlich auch in Deutschland, unser Verständnis verbessert, was sich u. a. am Operationsrisiko und den funktionellen Ergebnissen bemerkbar macht.

Chirurgische Technik

Die Makulatranslokation begann 1990. Von Anbeginn an ringt man um methodische Verbesserung, zum einen durch Adaptation der Instrumente, zum anderen durch Modifikation der Vorgehensweise (De Juan et al. 1998; Cekic et al. 1999; Eckardt et al. 1999; Pieramici et al.2000). Besondere Aufmerksamkeit verdient der Schritt der Ablösung der Netzhaut, da hierbei Netzhaut und RPE verletzt werden können. Einheitlich wird die Ablösung mit Flüssigkeit erzeugt, die in den subretinalen Spalt injiziert wird. Dazu entwickelte de Juan besonders dünne flexible Kanülen, um multiple „Mikropunktionen" der Netzhaut zu applizieren (41er Netzhautnadel, Bausch und Lomb, Rochester, NY, USA) (De Juan et al. 1998). Toth schlägt eine abgewinkelte 36er Kanüle zur Perforation der peripheren Netzhaut vor, gefolgt von einer Injektionskanüle, die mit einem durchbohrten Silikonball am Ende auf die Netzhaut aufgesetzt wird (Toth et al. 1999). Damit gelingt es über lediglich eine periphere Retinotomie die gesamte Netzhaut abzulösen (Netzhautnadel und Ballkanüle, Alcon, Forth Worth, TX, USA (Toth u. Machemer 2001). Während die vorgenannten Operateure einen ausschließlich transretinalen Zugang zum Subretinalraum wählen, modifiziert Kirchhof die ursprüngliche transsklerale Injektionstechnik von Machemer. Er beginnt die Injektion zunächst auch transretinal, nahe der Papille (41er Netzhautnadel nach De Juan, Bausch und Lomb, Rochester, NY, USA). Nach genügender Erweiterung des subretinalen Spaltraumes vervollständigt er die Abhebung transskleral (28er Nadel, Braun, Melsungen, Deutschland) (Wolf et al. 1999; Abdel-Meguid et al. 2003). Faude et al. erproben eine Infusionsflüssigkeit, die dem Gewebe Kalzium und Kalium entzieht. So wird die Lösung der Photorezeptoraußensegmente vom RPE erleichtert (Faude et al. 1999, 2001). Weitere Modifikationen der Translokationstechniken beziehen sich auf die periphere Retinotomie. Retinotomien über weniger als 360° lassen zwar auch eine Makulaverlagerung zu, führen aber zu einem sehr hohen PVR-Risiko und werden nicht weiter verfolgt (Ohji et al. 2001). De Juan geht von der Überlegung aus, dass die periphere Retinotomie das PVR-Risiko erhöht und verzichtet ganz auf Retinotomien. Die Verlagerung erzielt er stattdessen durch partielle Netzhautablösung und Skleraeinfaltung (De Juan et al. 1998). Wieder andere setzen auf atraumatische Operationstechniken – Weitwinkelbeobachtungssysteme – in Kombination mit 360°-Retinotomie (Toth et al. 2001; Ohji et al. 2001; Wong u. Lois 2000), auf kürzere Operationszeiten, und zunehmende chirurgische Erfahrung mit den neuen Techniken. Sie hoffen die Komplikationsraten zu verringern und die funktionellen Ergebnisse und insbesondere auch die Visusergebnisse zu verbessern (Lewis et al. 1999; Ohji et al. 2001). Die hohe PVR-Rate in den Anfängen der Makulatranslokationschirurgie mit 360°-Retinotomie hat die Anwendung der Methode gebremst. Heute sind die Techniken verfeinert, die Operateure erfahrener, der Erkenntnisgewinn aus der Verlaufsbeobachtung hat zugenommen. Folglich sind die Komplikationsraten gesunken und Langzeitkomplikationen neu hinzugekommen. Die wichtigste Komplikation, die Rate der postoperativen Netzhautablösungen durch PVR, ist von initial 50 %(!) auf inzwischen unter 25 % abgefallen (Machemer u. Steinhorst 1993a,b; Eckardt et al. 1999; Toth et al. 2001; Ohji et al. 2001).

Makulatranslolaktion mit skleraler Einfaltung (begrenzte Makulatranslokation)

1998 gelingt es De Juan, eine gewisse Verschieblichkeit der Retina alleine durch Verkürzung der Sklera zu erzielen und auf die 360°-Retinotomie zu verzichten (De Juan et al. 1998). Allerdings ist die Freiheit der Verschiebung der Retina begrenzt

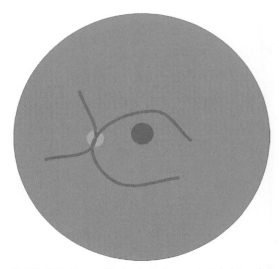

□ **Abb. 12.7.** Vor- und Nachteile der begrenzte Makulatranslokation nach De Juan u. Machemer (1988). Es gelang eine gewisse Verschieblichkeit der Retina alleine durch Verkürzung der Sklera und dem Verzicht auf die 360°-Retinotomie. Allerdings ist die Freiheit der Verschiebung der Retina begrenzt (ca. 1–1,5 mm). 40 % der Patienten erreichen einen Visus von 0,2 bei insgesamt selten auftretender PVR. Jedoch beobachtet man in 35 % der Fälle ein Rezidiv

(□ Abb. 12.7). Die Verlagerung geschieht durch Lagerung des Patienten nach und nicht während des Eingriffs. Verschiedene Art und Weisen der Skleraverkürzung sollen den Umfang der Verlagerung steigern (Lewis et al. 1999, 2001; Deramo et al. 2001; Benner et al. 2002; Lin et al. 2000). Die begrenzte Makulatranslokation lässt sich erfolgreich anwenden bei Erkrankungen mit kleinen und umschriebenen Läsionen, wie etwa die Neovaskularisation des Histoplasmosesyndroms, bei Myopie, bei angioiden Streifen, oder in Kombination mit submakulärer Membranextraktion (Fujikado et al. 1998; Glacet-Bernard et al. 2001; Fujii et al. 2001; Benner et al. 2002). Bei der begrenzten Makulatranslokation wird nur die temporale Hälfte der Netzhaut abgehoben und zwar über multiple transretinale Punktionen mit der dünnen De-Juan-Nadel. Es ist darauf zu achten, dass die nasale Netzhauthälfte adhärent bleibt, da sich sonst leicht Falten von der Region der Papille bis in die Makula erstrecken (Fujii et al. 2000). Ursprünglich resezierte man die Sklera zur Verkürzung, später faltete man sie nur noch ein, und zwar in zirkumferenzialer Richtung. Am Ende des Eingriffs ist die

Makula noch abgelöst. Der Patient ist postoperativ gehalten, eine aufrechte Haltung einzunehmen, sodass die intravitreale Gasblase die obere Netzhauthälfte andrückt. Während die subretinale Flüssigkeit sich resorbiert, wird die Makula nach unten verschoben und gehalten. Bei Erfolg kommt die Fovea juxta- oder extrafoveal zu liegen. Die CNV kann jetzt konfluierend laserkoaguliert werden.

Die begrenzte Makulatranslokation erlaubt, die Fovea im Median um 1200 μm (200–2800 μm) zu verlagern. Im Vergleich zur Makulatranslokation mit 360°-Retinotomie ist das nur eine verhältnismäßig kleine Distanz. Im Jahr 2000 haben Benner und Lewis den Freiheitsgrad zu erhöhen versucht, indem sie die Einfaltung der Sklera (zirkumferenzial oder radiär) durch eine Ausstülpung ablösten. Allerdings gelang es ihnen nicht, das Ausmaß der retinalen Verlagerung zu steigern (Lewis 2001; Benner et al. 2001). Lewis berichtet an 25 Patienten eine durchschnittliche Verlagerung von 1142 μm mit Skleraausstülpungen über 2,3 und 4 mm. Die Ausstülpung wird durch Clips von außen fixiert. Die größte Verlagerung (1997 μm) ließ sich mit 4-mm-Clips erzielen (Lewis 2001).

12.5.2 Ergebnisse

Der herausragende Aspekt der Makulatranslokation ist, dass es erstmals möglich wird, die Sehkraft zu stabilisieren und manchmal sogar zu verbessern, und zwar bei Patienten mit subfovealer Neovaskularisation oder Blutung. Eckardt et al. berichten in einer frühen Fallserie mit 360°-Retinotomie über Lesevisus bei 50 % seiner AMD-Patienten (Eckardt et al. 1999). Diese Möglichkeit wird von anderen Autoren grundsätzlich bestätigt (Toth et al. 2001; Ohji et al. 2001; Aisenbrey et al. 2002; Kirchhof 2002). Offenbar kann mit der Translokation die Ursache des Zentralskotoms behoben werden, sodass Lesen und Fixation wieder möglich werden. Die begrenzte Makulatranslokation hat bei AMD weniger gute Ergebnisse, möglicherweise weil die Läsionen im allgemeinen groß sind. Bei kleinen Läsionen allerdings, wie z. B. bei Myopie und Histoplasmose, erholt sich der Visus bemerkenswert (Pieramici et al. 2000; Lewis et al. 1999, 2001; Deramo et al. 2001; Benner et al. 2001, 2002; Fujikado et al. 1998; Glacet-Bernard et al. 2001; Fujii et al. 2001).

Die Bewertung der Therapieverfahren der AMD ist retrospektiv unzuverlässig. So sind die Läsionen bei Patienten mit Makulatranslokation mit 360°-Retinotomie meist recht groß und schon dadurch verschieden von den Serien der begrenzten Makulatranslokation und der Laserkoagulation. Eine die Makula einschließende Läsion mag ggf. hauptsächlich aus Blutung bestehen (◘ Abb. 12.8). Als weitere Variation kommt hinzu, dass die Partneraugen bei Makulatranslokation mit 360°-Retinotomie gewöhnlich eine Narbe aufweisen. Es mag deshalb sinnvoll sein, die Bedeutung der Makulatranslokation mit 360°-Retinotomie und die Konfiguration, die davon am meisten profitiert, im Rahmen einer randomisierten prospektiven multizentrischen Studie zu klären.

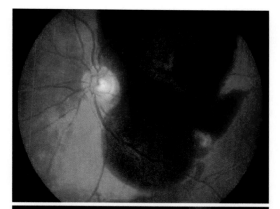

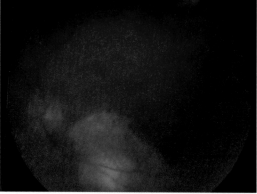

◘ Abb. 12.8. Funduskopisches Bild vor und nach Makulatranslokation mit 360°-Retinotomie. Präoperativ zeigte sich eine massive subretinale und prominente Blutung im Bereich des gesamten hinteren Augenpols. Postoperativ erkennt man durch die Translokation verzogene Gefäßarkaden und ein umschriebens Areal operativ bedingter RPE-Atrophie

Makulatranslokation bedeutet Verlagerung der Makula im Verhältnis zu den übrigen okulären Strukturen. Es mag an der relativ geringen Verschiebung der Makula liegen, dass die Patienten nach begrenzter Makulatranslokation wenig und nur vorübergehend Doppelbilder angeben, sodass sich Schieloperationen erübrigen. Ebenso mag der relativ große Rotationswinkel (üblicherweise höher als 25°), und auch die lange Verschiebestrecke der Makula erklären, dass Patienten nach Makulatranslokation mit 360°-Retinotomie oft Verkippung und Doppelbilder beklagen. Die Mehrzahl der Patienten muss schieloperiert werden (Seaber u. Machemer 1997).

Eckardt u. Eckardt (1998) führen die Muskelchirurgie unmittelbar vor der Makulatranslokation durch. Diese und andere Autoren haben den M. obliquus superior rückverlagert und den M. obliquus inferior entweder gefaltet oder vorverlagert, und zwar entweder kurz vor der Translokation oder später bei der Silikonölablassung. Auf diese Weise kann das Auge um 15–20° nach außen rotiert werden (Eckardt et al. 1999; Freedman et al. 2000). Eine evtl. noch verbleibende Inzyklotorsion ist oft nur dann symptomatisch, wenn sie 10–15° übersteigt. Will man größere Inzyklotorsionen erreichen, mehr als 25°, empfehlen verschiedene Autoren zusätzlich noch ipsilaterale gerade Muskeln zu verlagern (Fricke et al. 2000; Eckardt et al. 1999; Freedman et al. 2002). Auch wenn die Muskelchirurgie die Wahrnehmung von Verkippung in der Mehrzahl der Patienten beseitigen kann, bleibt binokulares Sehen dennoch die Ausnahme. Das Partnerauge hat ein Zentralskotom und steht bei Fixation mit dem translozierten Auge nach oben und außen. Nur wenige Patienten klagen nicht über Diplopie. Wenn ein guter Visus erzielt wird, und auch wenn die Augen gegenrotiert werden, bedürfen 50 % der Patienten weiterer Hilfen in Form von Fresnel sen/Prismen oder Mukelchirurgie auch am Partnerauge, um die Diplopie erträglich zu machen oder ganz zu beseitigen (Freedman et al. 2002). Nach begrenzter Makulatranslokation ist Muskelchirurgie demgegenüber nur selten angezeigt (Othsuki et al. 2001).

Neben der Doppelbildwahrnehmung werden von beiden Translokationstechniken zahlreiche weitere Komplikationen berichtet. Von der Translokation mit 360°-Retinotomie sind vornehmlich bekannt: Proliferative Vitreoretinopathie mit und ohne sekundäre Amotio, okuläre Hypotonie, zysto-ides Makulaödem, Hornhautödem, subretinal verbliebene Perfluorkarbonbläschen, und Monate postoperativ: subretinale Blutung und CNV-Rezidive (Machemer et al. 1993a,b; Eckardt et al. 1999; Toth et al. 1999, 2001; Ohji et al. 2001; Aisenbrey et al. 2002; Kirchhof 2002). Die begrenzte Makulatranslokation zieht ähnliche Komplikationen nach sich, allerdings ist Rate an PVR und Amotio geringer, dafür ist das Risiko neovaskulärer Rezidive höher, möglicherweise wegen der kürzeren Verlagerungsstrecke der Fovea (Deramo et al. 2001; Lewis et al. 2001; Glacet-Bernard et al. 2001; Fujii et al. 2000). Neu hinzu kommen Netzhautfalten durch die Makula (◘ Abb. 12.9), Hornhautastigmatismus und weitere Komplikationen, die mit der skleralen Einfaltung assoziiert sind (Fujii et al. 2000; Kim et al. 2001). Die Bedeutung dieser Komplikationen für die Langzeitprognose bleibt abzuwarten.

Zur Auswahl geeigneter Patienten werden neben der Fluoreszeinangiographie und der Indozyaningrün-Angiographie zuletzt auch die optische Kohärenztomographie zu Hilfe genommen. Damit lassen sich die Größe und das Muster der CNV, der Abstand zur Fovea und die Beziehung zu den Photorezeptoren auswerten. Des weiteren wird von der Makula-Photokoagulationsstudie (MPS-Study) der Begriff der „Papillenfläche" (MPD DA) in die Translokationschirurgie übernommen, um den Abstand der Fovea bis zum Rand der chorioidalen Neovaskularisation oder zu gesünder erscheinendem RPE und darüber die zu translozierende Strecke abzuschätzen (Macular Photocoagulation Study Group 1991; Morizane et al. 2002). Für die begrenzte Makulatranslokation schwanken die Empfehlungen zur Größe einer geeigneten Läsion von 2 Papillendurchmessern bis zum Unterrand der Läsion bis lediglich einem halben Papillendurchmesser oder weniger. Damit die Translokation mit 360°-Retinotomie noch sinnvoll ist, genügt es, wenn man in den temporalen Gefäßarkaden adäquates RPE erreichen kann. Das bedeutet ggf., dass selbst große submakuläre Blutungen, selbst wenn sie 9 Papillenflächen übersteigen, noch behandelt werden können. Als weitere präoperativ bestimmbare Parameter mit vermuteter Bedeutung für die postoperative Prognose werden der Visus (Ferne und ggf. Nähe), die zentrale Fixation, die Dauer des Sehverlustes (z. B. weniger als 3 oder 6 Monate) und andere makuläre Funktionen abgefragt. Eine disziforme submakulärer Narbe signalisiert, dass keine befriedigende Funktionsverbesserung mehr

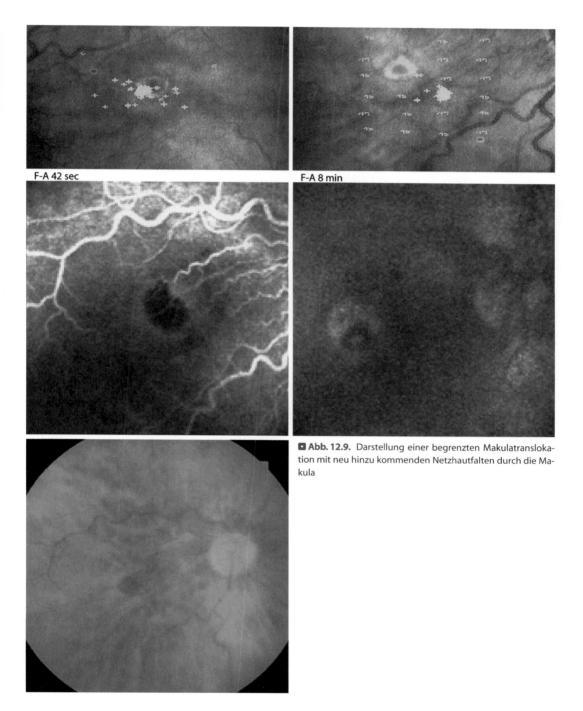

F-A 42 sec   F-A 8 min

❑ **Abb. 12.9.** Darstellung einer begrenzten Makulatranslokation mit neu hinzu kommenden Netzhautfalten durch die Makula

erwartet werden darf. Kürzlich wurde für die geographische Atrophie eine Visuserholung berichtet,
und zwar mit beiden Translokationstechniken
(Benner et al. 2002; Cahill et al. [im Druck]).

In der noch jungen Geschichte der Makulatranslokationschirurgie der AMD werden erstmals Sehverbesserungen berichtet, wenn die Sehminderung
nur kurze Zeit besteht, und unabhängig von der Ver-

laufsform (trocken oder exsudativ). Die chirurgische Technik ist etabliert. Die Information stammt bisher nur von weltweit wenigen Patienten und von nichtrandomisierten Studien (Au Eong et al. 2001). Die Zukunft mag es sinnvoll erscheinen lassen, adjuvante Neuroprotektion hinzuzunehmen.

Fazit

Die Erkenntnis, dass die Laserkoagulation bei AMD nur die wenigsten Patienten erreicht und nur begrenzte bescheidene funktionelle Erfolge zulässt, war Anlass, nach chirurgischen therapeutischen Alternativen zu suchen. Vor wenigen Jahren wurde mit der submakulären Membranextraktion begonnen. Die Erfahrung mit diesem Zugang ist noch beschränkt. Bisher konnte in klinischen Studien gezeigt werden, dass es technisch durchführbar ist, submakuläre Neovaskularisationen im Rahmen einer Vitrektomie zu entfernen. Der Zugang zum Subretinalraum erfolgt üblicherweise transretinal über eine Retinotomie. Die Retina ist elastisch, sodass selbst große Membranen durch kleine Retinotomien entbunden werden können. Die Retinotomie ist postoperativ im Allgemeinen nicht mehr erkennbar. Das Operationsrisiko ist dem der konventionellen Vitrektomie vergleichbar, so auch die Förderung der Katarakt. Hinzu kommt allerdings die Gefahr einer subretinalen Blutung unter der Membranextraktion durch einreißende zuführende Gefäße. Diese Komplikation lässt sich meist dadurch vermeiden, dass der intraokulare Druck während der Extraktion erhöht und vor der Entnahme der Membran aus dem Auge wieder normalisiert wird. Ein Nachteil der Methode ist eine eventuelle Läsion der äußeren Netzhaut und die unvermeidliche Mitentfernung von RPE im Bereich der Extraktionsstelle. Es ist deshalb unwahrscheinlich, dass die Sehschärfe verbessert werden kann. Wenn die Patienten subjektiv dennoch einen verbesserten Seheindruck angeben, ist das evtl. durch eine stabilere exzentrische Fixation zu erklären.

Die submakuläre Membranextraktion vermag den verbliebenen Sehrest auf niedrigem Niveau zu stabilisieren und die Progression zu stoppen. Sehverbesserung ist unwahrscheinlich. Die Membranextraktion überführt allenfalls die feuchte in die trockene Form der Makuladegeneration. Die besten Resultate werden bei kleinen Neovaskularisationen vom (fluoreszeinangiographisch) klassischen Typ berichtet. Entsprechend ist es wenig Erfolg versprechend, pseudotumoröse Membranen anzugehen. Die submakuläre Membranextraktion geht mit mehr oder weniger RPE-Zellverlust einher. Für eine auch funktionelle Rehabilitation ist deshalb anzustreben, die Membranextraktion mit Pigmentzelltransplantation zu kombinieren.

Die homologe Pigmentzelltransplantation ist in Tiermodellen erfolgreich. Anders beim Patienten mit neovaskulärer Membran und geographischer Atrophie. Beim Menschen werden homologe (fetale) RPE-Zellen immunologisch abgestoßen. Die homologe Pigmentzelltransplantation ist beim Menschen nicht durchführbar. Autologe RPE-Zellen umgehen das Problem der Immunreaktion. Sie sind allerdings nur durch umfangreiche und traumatische chirurgische Techniken erreichbar, und sie haben dann dasselbe genetische Risiko der Degeneration wie die unter der Makula entfernten RPE-Zellen. Autologe Iris-Pigment-Epithelzellen (IPE) könnten sich als brauchbar erweisen, wenn sie RPE-Zellfunktionen nachahmen.

Bisher konnte gezeigt werden, dass autologe IPE-Zellen auch in Kombination mit Membranextraktion erfolgreich unter die Makula verbracht werden können und dass sie dort vertragen werden. Indem autologe IPE-Zellen nicht abgestoßen werden und in vitro RPE-Zellfunktionen übernehmen können, hofft man nun auf ein brauchbares therapeutisches Modell der AMD.

Ein anderer chirurgischer Zugang, den RPE-Zellverlust zu kompensieren, ist es, die Makula auf benachbartes „gesünderes" RPE zu verlagern. Die Idee der Translokation der Makula geht auf Lindsey (1983) zurück. Machemer u. Steinhorst (1993a,b) haben erstmals über die Anwendung am Menschen berichtet. Sie mobilisierten die Netzhaut über eine 360°-Retinotomie und rotierten sie um den Sehnerven herum. Seither wurden verschiedene Modifikationen dieser Technik vorgestellt, u. a. die so genannte „beschränkte Makulatransloka-

▼

▼

tion", ohne 360°-Retinotomie. Anders als bei Laserkoagulation oder bei photodynamischer Therapie erlaubt die Makulatranslokation mit 360°-Retinotomie klassische und okkulte Membranen gleichermaßen zu behandeln oder sogar massive submakuläre Blutungen. Die Indikationen für die Makulatranslokation sind noch nicht fest umrissen, sollten sich aber in Zukunft mit zunehmender Erfahrung mit der neuen Technik herausbilden. Aus der aktuellen Sicht heraus stellt sich die Makulatranslokation als eine vielversprechende Methode dar, die die Visusprognose der AMD-Patienten verbessern kann. Im Unterschied zu allen übrigen Therapieoptionen erlaubt lediglich die Makulatranslokation Sehverbesserungen, insbesondere auch Verbesserung der Lesesehschärfe. Die zukünftige Bedeutung der Makulatranslokation mit 360°-Retinotomie wird gegenwärtig in einer prospektiven randomisierten multizentrischen Studie untersucht.

Der natürliche Verlauf der AMD kann durch submakuläre Blutungen kompliziert werden. Die Blutung vergrößert das Zentralskotom bis hin zum Verlust des orientierenden Sehens. Zwei Drittel der Patienten können durch chirurgische Intervention innerhalb von 2 Wochen wieder orientierendes Sehen zurückgewinnen. Dabei sind große Blutungen nur über eine periphere Retinotomie zugänglich. Kleinere Blutungen lassen sich über eine Retinotomie am hinteren Augenpol entfernen.

Literatur

AAO (2002) Macular translocation. Ophthalmology 107:1015–1018

Abdel-Meguid A, Lappas A, Hartmann K, Auer F, Schrage N, Thumann G, Kirchhof B (2003) One year follow-up of macular translocation with 360-degree retinotomy in patients with age related macular degeneration. BJO, in press

Abe T, Yoshida M, Tomita H, Kano T, Nakagawa Y, Sato M, Wada Y, Fuse N, Yamada T, Tamai M (1999) Functional analysis after auto iris pigment epithelial cell transplantation in patients with age-related macular degeneration. Tohoku J Exp Med 189:295–305

Abe T, Yoshida M, Tomita H, Kano T, Sato M, Wada Y, Fuse N, Yamada T, Tamai M (2000) Auto iris pigment epithelial cell transplantation in patients with age-related macular degeneration: short-term results. Tohoku J Exp Med 191:7–20

Aisenbrey S, Lafaut BA, Szurman P et al. (2002) Macular translocation with 360 degrees retinotomy for exudative age-related macular degeneration. Arch Ophthalmol 120:451–459

Algvere PV, Berlin L, Gouras P Sheng Y (1994) Transplantation of fetal retinal pigment epithelium in age-related macular degeneration with subfoveal neovascularization. Graefes Arch Clin Exp Ophthalmol 232:707–716

Algvere PV, Berglin L, Gouras P, Sheng Y, Kopp ED (1997) Transplantation of RPE in age-related macular degeneration observations in disciform lesions and dry atrophy. Graefes Arch Clin Exp Ophthalmol 235:149–158

Algvere PV, Gouras P, Dafgard Kopp E (1999) Long-term outcome allografts in non-immunosuppressed patients with AMD. Eur J Ophthalmol 9:217–230

Au Eong KG, Pieramici DJ, Fujii GY et al. (2001) Macular translocation: unifying concepts, terminology, and classification. Am J Ophthalmol 131:244–253

Benner JD, Hay A, Landers MB, Hjelmeland LM, Morse LS (1994) Fibrinolytic-assisted removal of experimental subretinal hemorrhage within seven days reduces outer retinal degeneration. Ophthalmology 101:672–681

Benner JD, Meyer CH, Shirkey BL, Toth CA (2001) Macular translocation with radial scleral outfolding: experimental studies and initial human results. Graefes Arch Clin Exp Ophthalmol 239:815–823

Benner JD, Sunness JS, Ziegler MD, Soltanian J (2002) Limited macular translocation for atrophic maculopathy. Arch Ophthalmol 120:586–591

Bennett SR, Blodi CF, Folk JC (1990) Factors prognostic of visual outcome in patients with subretinal hemorrhage involving the fovea. Am J Ophthalmol 109:33–37

Berger AS, Kaplan HJ (1992) Clinical experience with the surgical removal of subfoveal neovascular membranes. Short-term postoperative results. Ophthalmology 99:969–976

Berglin L, Gouras P, Sheng Y, Lavid J, Lin PK, Cao H, Kjeldbye H (1997) Tolerance of human fetal retinal pigment epithelium xenografts in monkey retina. Graefes Arch Clin Exp Ophthalmol 235:103–110

Bressler NM, Bressler SB, Gragoudas ES (1987) Clinical characteristics of choroidal neovascular membranes. Arch Ophthalmol 105:209–213

Cekic O, Ohji M, Hayashi A, Fujikado T, Tano Y (1999) Foveal translocation surgery in age-related macular degeneration. Lancet 35:340

Crafoord S, Geng L, Seregard S, Algvere PV (2001) Experimental transplantation of autologous iris pigment epithelial cells to the subretinal space. Acta Ophthalmol Scand 79:509–514

De Juan E, Machemer R (1988) Vitreous surgery for hemorrhagic and fibrous complications in age-related macular degeneration. Am J Ophthalmol 105:25–29

De Juan E, Loewenstein A, Bressler NM, Alexander J (1998) Translocation of the retina for management of subfoveal choroidal neovascularization II: a preliminary report in humans. Am J Ophthalmol 125:635–645

Deramo VA, Meyer CH, Toth CA (2001) Successful macular translocation with temporary scleral infolding using absorbable suture. Retina 21:304–11

Eckardt C (1996) Surgical removal of submacular neovascularization membranes. Ophthalmologe 93:688–693

Eckardt U, Eckardt C (1998) Orthoptic problems after macular rotation with and without muscle surgery. Klin Monatsbl Augenheilkd 212:212–217

Eckardt C, Eckardt U, Conrad H-G (1999) Macular rotation with and without counter-rotation of the globe in patients with age-related macular degeneration. Graefe's Arch Clin Exp Ophthalmol 237:313–325

El Dirini AA, Wang HM, Ogden TE, Ryan SJ (1992) Retinal pigment epithelium implantation in the rabbit: technique and morphology. Graefes Arch Clin Exp Ophthalmol 230:292–300

Faude F, Wiedemann P, Reichenbach A (1999) A detachment infusion for macular translocation surgery (letter). Retina 19:173–174

Faude F, Wendt S, Biedermann B, Gartner U, Kacza J, Seeger J, Reichenbach A, Wiedemann P (2001) Facilitation of artificial retinal detachment for macular translocation surgery tested in rabbit. Invest Ophthalmol Vis Sci 42:1328–1337

Favre M, Goldmann H (1956) Zur Genese der hinteren Glaskörperabhebung. Ophthalmologica (Basel) 132:87–97

Flynn HW, Davis JL, Parel JM, Lee WG (1988) Applications of a cannulated extrusion needle during vitreoretinal microsurgery. Retina 8:42–49

Foos RY (1973) Anatomic and pathologic aspects of the vitreous body. Trans Amer Acad Ophthal Otolaryng 77:171–183

Freedman SF, Seaber JH, Buckley EG, Enyedi LB, Toth CA (2000) Combined superior oblique muscle recession and inferior oblique muscle advancement and transposition for cyclotorsion associated with macular translocation surgery. J AAPOS 4:75–83

Freedman SF, Rojas M, Toth CA (2002) Strabismus surgery for large-angle cyclotorsion after macular translocation surgery. J AAPOS 6:154–162

Fricke J, Neugebauer A, Nobis H et al. (2000) Counterrotation of the globe in macular translocation. Graefe's Arch Clin Exp Ophthalmol 238:664–668

Fujii GY, Pieramici DJ, Humayun MS, Schachat AP, Reynolds SM, Melia M, De Juan E jr (2000) Complications associated with limited macular translocation. Am J Ophthalmol 130:751–762

Fujii GY, De Juan E, Thomas MA, Pieramici DJ, Humayun MS, Au Eong KG (2001) Limited macular translocation for the management of subfoveal retinal pigment epithelial loss after submacular surgery. Am J Ophthalmol 131:272–275

Fujikado T, Ohji M, Saito Y et al. (1998) Visual function after foveal translocation surgery with scleral shortening in patients with myopic neovascular maculopathy. Am J Ophthalmol 125:647–656

Glacet-Bernard A, Simon P, Hamelin N, Coscas G, Soubrane G (2001) Translocation of the macula for management of subfoveal choroidal neovascularization: comparison of results in age-related macular degeneration and degenerative myopia. Am J Ophthalmol 131:78–89

Glatt H, Machemer R (1982) Experimental subretinal hemorrhage in rabbits. Am J Ophthalmol 94:762–773

Gouras P, Flood MT, Kjeldbye H, Bilek MK, Eggers H (1985) Transplantation of cultured human retinal epithelium to Bruch's membrane of the owl monkey's eye. Curr Eye Res 4:253–265

Green WR, Enger CE (1993) Age-related macular degeneration histopathologic studies. Ophthalmology 100:1519–1535

Grossniklaus HE, Gass JD (1998) Clinicopathologic correlations of surgically excised type 1 and type 2 submacular choroidal neovascular membranes. Am J Ophthalmol 126:59–69

Hanscom TA, Diddie KR (1987) Early surgical drainage of macular subretinal hemorrhage. Arch Ophthalmol 105:1722–1723

Haupert CL, McCuen BW 2nd, Jaffe GJ, Steuer ER, Cox TA, Toth CA, Fekrat S, Postel EA (2001) Pars plana vitrectomy, subretinal injection of tissue plasminogen activator, and fluid-gas exchange for displacement of thick submacular hemorrhage in age-related macular degeneration. Am J Ophthalmol 131:208–215

He S, Wang HM, Odgen TE, Ryan SJ (1993) Transplantation of cultured human retinal pigment epithelium into rabbit subretina. Graefes Arch Clin Exp Ophthalmol 231:737–742

Heimann K (1995) The Hermann Wacker Prize Awarded to Prof. Franz Frankhauser, Switzerland. Graefes Arch Clin Exp Ophthalmol 233:188

Herriot W (1966) Intravitreal gas and t-PA: An outpatient procedure for submacular hemorrhage. Vail Vitrectomy Meeting, 10.-15. März

Hudson HL, Frambach DA, Lopez PF (1995) Relation of the functional and structural fundus changes after submacular surgery for neovascular age-related macular degeneration. Br J Ophthalmol 79:417–423

Kamei M, Misono K, Lewis H (1999) A study of the ability of tissue plasminogen activator to diffuse into the subretinal space after intravitreal injection in rabbits. Am J Ophthalmol 128:739–746

Kim T, Krishnasamy S, Meyer CH, Toth CA (2001) Induced corneal astigmatism after macular translocation surgery with scleral infolding. Ophthalmology 108:1203–1208

Kirchhof B (2002) Macular translocation. Improved prognosis for age-related macular degeneration. Ophthalmologe 99:143

Kociok N, Heppekausen H, Schraermeyer U, Esser P, Thumann G, Grisanti S, Heimann K (1998) The mRNA expression of cytokines in cultured iris pigment epithelial cells: a comparison with retinal pigment epithelial cells. Exp Eye Res 67:237–250

Lambert HM, Capone A, Aaberg TA, Sternberg P, Mandell BA, Lopez PF (1992) Surgical excision of subfoveal neovascular mebranes in age related macular degeneration. Am J Ophthalmol 113:257–262

Lappas A, Weinberger AW, Foerster AM, Kube T, Rezai KA, Kirchhof B (2000) Iris pigment epithelial cell translocation in exudative age-related macular degeneration. A pilot study in patients. Graefes Arch Clin Exp Ophthalmol 238:631–641

Lavail MM, Li L, Turner JE, Yasumura D (1992) Retinal pigment epithelial cell transplantation in RCS rats: normal metabolism in rescued photoreceptors. Exp Eye Res 55:555–562

Lewis H (2001) Macular translocation with chorioscleral outfolding: a pilot clinical study. Am J Ophthalmol 132:156–163

Lewis H, Van der Brug P, Medorp S (1997) Tissue plasminogen activator-assisted surgical excision of subfoveal choroidal neovascularization in age-related macular degeneration: a randomized, double-masked trial. Ophthalmology 104:1847–1851

Lewis H, Kaiser PK, Lewis S, Estafanous M (1999) Macular translocation for subfoveal choroidal neovascularization in age-related macular degeneration: a prospective study. Am J Ophthalmol 128:135–146

Li LX, Sheedlo HJ, Turner JE (1990) Long-term rescue of photoreceptor cells in the retinas of RCS dystrophic rats by RPE transplants. Prog Brain Res 82:179–185

Lin SB, Glaser BM, Gould DM et al. (2000) Scleral outfolding for macular translocation. Am J Ophthalmol 130:76–81

Lindsey PS, Personal communication

Little CW, Castillo B, DiLoreto DA, Cox C, Wyatt J, del Cerro C, de Cerro M (1996) Transplantation of human fetal retinal pigment epithelium rescues photoreceptor cells from degeneration in the Royal College of Surgeons rat retina. Invest Ophthalmol Vis Sci 37:204–211

Little CW, Cox C, Wyatt J, del Cerro C, del Cerro M (1998) Correlates of photoreceptor rescue by transplantation of human fetal RPE in the RCS rat. Exp Neurol 149:151–160

Lopez R, Gouras P, Brittis M, Kjeldbye H (1997) Transplantation of cultured rabbit retinal epithelium to rabbit retina using a closed-eye method. Invest Ophthalmol Vis Sci 28:1131–1137

Lund RD, Adamson P, Sauve Y et al. (2001) Subretinal transplantation of genetically modified human cell lines attenuates loss of visual function in dystrophic rats. Proc Natl Acad Sci USA 98:9942–9947

Machemer R, Steinhorst UH (1993a) Retinal separation, retinotomy, and macular relocation: I. Experimental studies in the rabbit eye. Graefe's Arch Clin Exp Ophthalmol 231:629–634

Machemer R, Steinhorst UH (1993b) Retinal separation, retinotomy, and macular relocation: II. A surgical approach for age-related macular degeneration? Graefe's Arch Clin Exp Ophthalmol 231:635–641

Macular Photocoagulation Study Group (1991) Subfoveal neovascular lesions in age-related macular degeneration. Guidelines for evaluation and treatment in the macular photocoagulation. Arch Ophthalmol 109:1242–1257

Macular Photocoagulation Study Group (1994) Laser photocoagulation for juxtafoveal choroidal neovascularization. Five-year results from randomized clinical trials. Arch Ophthalmol 112:500–509

Majji AB, de Juan E (2000) Retinal pigment epitheial autotransplantation: morphological changes in retina and choroid. Graefes Arch Clin Exp Ophthalmol 238:779–791

Mandelcorn MS, Menezes AV (1993) Surgical removal of subretinal hemorrhage and choroidal neovascular membranes in acute hemorrhagic age-related macular degeneration. Can J Ophthalmol 1:19–23

Merrill RT, LoRusso FJ, Lomeo MD, Saxe SJ, Khan MM, Lambert HM (1999) Surgical removal of subfoveal choroidal neovascularization in age related macular degeneration. Ophthalmology 106:782–789

Morizane Y, Shiraga F, Takasu I, Yumiyama S, Okanouchi T, Ohtsuki H (2002) Selection for inferior limited macular translocation on the basis of distance from the fovea to the inferior edge of the subfoveal choroidal neovascularization. Am J Ophthalmol. 133:848–850

Ohji M, Saito Y, Hayashi A, Lewis JM, Tano Y (1998) Pneumatic displacement of subretinal hemorrhage without tissue plasminogen activator. Arch Ophthalmol 116:1326–1332

Ohji M, Fujikado T, Kusaka S, Hayashi A, Hosohata J, Ikuno Y, Sawa M, Kubota A, Hashida N, Tano Y (2001) Comparison of three techniques of foveal translocation in patients with subfoveal choroidal neovascularization resulting from age-related macular degeneration. Am J Ophthalmol. 132:888–896

Ohtsuki H, Shiraga F, Hasebe S, Kono R, Yamane T, Fujiwara H (2001) Correction of cyclovertical strabismus induced by limited macular translocation in a case of age-related macular degeneration. Am J Ophthalmol 131:270–272

Petersen J (1995) Endoscopic subretinal operation in hemorrhagic age related macular degeneration. Age related macular degeneration, Symposium Baden Baden, Sept. 8–9

Peyman GA, Blinder KJ, Paris CJ, Alturki W, Nelson NC, Desai U (1991) A technique for retinal pigment epithelium transplantation for age-related macular degeneration secondary to extensive subfoveal scarring. Ophthal Surg 22:102–108

Pieramici DJ, De Juan E jr, Fujii GY, Reynolds SM, Melia M, Humayun MS, Schachat AP, Hartranft CD (2000) Limited inferior macular translocation for the treatment of subfoveal choroidal neovascularization secondary to age-related macular degeneration. Am J Ophthalmol 130:419–428

RAD Study Group (1999) A prospective, randomized, double-masked trial on radiation therapy for neovascular age-related macular degeneration. Ophthalmology 106:2239–2247

Rezai KA, Lappas A, Farrok-siar L, Kohen L, Wiedemann P, Heimann K (1997) Iris pigment epithelial cells of long Evans rats demonstrate phagocytic activity. Exp Eye Res 65:23–29

Scheider A, Gundisch O, Kampik A (1999) Surgical extraction of subfoveal choroidal new vessels and submacular haemorrhage in age-related macular degeneration: results of a prospective study. Graefes Arch Clin Exp Ophthalmol 237:10–15

Schraermeyer U, Kayatz P, Thumann G, Luther TT, Szurman P, Kociok N, Bartz-Schmidt KU (2000) Transplantation of iris pigment epithelium into the choroid slows down the degeneration of photoreceptors in the RCS rat. Graefes Arch Clin Exp Ophthalmol 238:979–984

Seaber JH, Machemer R (1997) Adaptation to monocular torsion after macular translocation. Graefes Arch Clin Exp Ophthalmol 235:76–81

Slusher MM (1989) Evacuation of submacular hemorrhage: technique and timing. In: Thorofare NJ (ed) Vitreoretinal surgery and technology. Slack 1:2–38

Submacular Surgery Trials Research Group (1998) SST manual of procedures. National Technical Information Service, Springfield, VA, NTIS Assession No. PB98–166648

TAP Study Group (1999) Photodynamic therapy of subfoveal choroidal neovascularization in age-related-macular degeneration with verteporfin: one-year results of 2 randomized clinical trials-TAP report. Treatment of age-related macular degeneration with photodynamic therapy (TAP Study Group). Arch Ophthalmol 117:1329–1345

Thomas MA, Kaplan HJ (1991) Surgical removal of subfoveal neovascularization in the presumed ocular histoplasmosis syndrome. Am J Ophthalmol 111:1–7

Thomas MA, Lee CM, Pesin SR, Lowe MA (1991) New instruments for submacular surgery. Am J Ophthalmol 112:733–734

Thomas MA, Grand MG, Williams DF, Lee CM, Pesin SR, Lowe MA (1992) Surgical management of subfoveal choroidal neovascularization. Ophthalmology 99:952–968, discussion 975–976

Thumann G (2001) Development and cellular functions of the iris pigment epithelium. Surv Ophthalmol 45:345–354

Thumann G, Bartz-Schmidt KU, Heimann K, Schraermeyer U (1998) Phagocytosis of rod outer segments by human iris pigment epithelial cells in vitro. Graefes Arch Clin Exp Ophthalmol 236:753–757

Thumann G, Aisenbrey S, Schraermeyer U, Lafaut B, Esser P, Walter P, Bartz-Schmidt KU (2000) Transplantation of autologous iris pigment epithelium after removal of choroidal neovascular membranes. Arch Ophthalmol 118:1350–1355

Toth CA, Machemer R (1999) Macular translocation. In: Fine SL, McGuire MG, Berger JW (eds) Age-related macular degeneration. Mosby, St.Louis, pp 353–362

Toth CA, Freedman SF (2001) Macular translocation with 360-degree peripheral retinectomy impact of technique and surgical experience on visual outcomes. Retina 21:293–303

Toth CA, Benner JD, Hjelmeland LM, Landers MB, Morse LS (1992) Ultramicrosurgical removal of subretinal hemorrhage in cats. Am J Ophthalmol 113:175–182

Treister G, Machemer R (1977) Results of vitrectomy for rare proliferative and haemorrhgic diseases. Am J Ophthalmol 84:394–412

Wade EC, Flynn HW, Olsen KR, Blumenkranz MS, Nicholson DH (1990) Subretinal hemorrhage management by pars plana vitrectomy and internal drainage. Arch Ophthalmol 108:973–978

Weisz JM, Humayun MS, De Juan E jr, Del Cerro M, Sunness JS, Dagnelie G, Soylu M, Rizzo L, Nussenblatt RB (1999) Allogenic fetal retinal pigment epithelial cell transplant in a patient with geographic atrophy. Retina 19:540–545

Wolf S, Lappas A, Weinberger AW, Kirchhof B (1999) Macular translocation for surgical management of subfoveal choroidal neovascularizations in patients with AMD: first results. Graefes Arch Clin Exp Ophthalmol 237:51–57

Wong D, Lois N (2000) Foveal relocation by redistribution of the neurosensory retina. Br J Ophthalmol 84:352–357

Yamamoto S, Du J, Gouras P, Kjeldbye H (1993) Retinal pigment epithelial transplants and retinal function in RCS rats. Invest Ophthalmol Vis Sci 34:3068–3075

Zilis JD, Machemer R (1991) Light damage in detached retina. Am J Ophthalmol 111:47–50

Strahlentherapie choroidaler Neovaskularisationen

F. Schütt, C. Bellmann, A. Bindewald, R. Engenhart-Cabillic,
J. Debus, F.G. Holz

13.1   Grundlagen

Sowohl experimentelle als auch klinische Befunde weisen darauf hin, dass ionisierende Strahlen mature und neu entstehende Gefäße beeinflussen können. Auf dieser Grundlage wurde die Strahlentherapie bei den Formen der AMD erwogen, die mit Gefäßneubildungen einhergehen, also Spätstadien der AMD mit choroidalen Neovaskularisationen. Dabei wurde davon ausgegangen, dass die Wirkung der Bestrahlung auf die verschiedenen okulären Gewebeanteile sehr unterschiedlich ist. Entsprechend der Differenzierung der einzelnen Zellsysteme weisen **proliferierende Endothelzellen** eine sehr hohe **Strahlensensibilität** auf.

Sowohl der eigentliche Effekt ionisierender Strahlen auf das Gewebe wie auch die Latenzzeit bis zum Wirkungseintritt sind dosisabhängig. So nimmt die Latenzphase mit steigenden Strahlendosen ab. In-vitro-Untersuchungen haben gezeigt, dass Einzeldosen von 8 Gy die Proliferation der Endothelzellen inhibieren (Johnson et al. 1982). Bereits innerhalb von Stunden nach einer Einzelbestrahlung mit 8,7 Gy zeigen normale Kapillaren eine Vasodilatation sowie eine Schwellung und Vakuolisierung des Zytoplasmas der Endothelzellen (Reinhold 1988). Einige Wochen nach Bestrahlung werden ein Verlust von Nukleoli, eine Reduktion der Zahl und Länge der Kapillaren sowie okklusive Veränderungen beobachtet. In humanen Endothelzellkulturen erkennt man eine eindeutig Hemmung der Zellteilung (Johnson et al. 1982; De Gowin et al. 1974; Joussen et al. 2000). Darüber hinaus wurde bei fokaler Bestrahlung mit 125-J-Plaques gezeigt, dass Dosen über 9,5 Gy die Vaskularisation perforierender skleraler Wunden verhindern kann (Chakravarthy et al. 1989).

Bei benignen Gefäßtumoren wie arteriovenösen Angiomem wurde ebenfalls die selektive Empfindlichkeit der Endothelzellen gegenüber Einzeitbestrahlungen belegt. In Abhängigkeit der Größe der Gefäßmissbildungen werden Heilungsraten von über 80 % angegeben (Engenhart et al. 1994). Die perkutane fraktionierte Bestrahlung von Aderhauthämangiomen wurde erstmals von Alberti (1986) durchgeführt. Die Wirksamkeit einer Bestrahlung in Dosen von 12,5–20 Gy bei diffusen choroidalen Hämangiomen wurde von Scott et al. (1991) demonstriert.

Auf diesen Befunden stützt sich die Annahme, dass durch ionisierende Strahlen auch die Proliferation von Endothelzellen in Kapillaren choroidaler neovaskulärer Membranen gehemmt werden kann, okklusive Veränderungen hervorgerufen und so möglicherweise die deletären Auswirkungen auf die Sehfunktion verhindert werden können.

Die Behandlungsmöglichkeiten subfovealer choroidaler Neovaskularisationen sind insgesamt noch unbefriedigend. Hinzu kommt, dass Verfahren wie etwa die photodynamische Therapie nur bei bestimmten Voraussetzungen einschließlich Membrangröße und angiographischen Merkmalen wirksam ist. Dabei besitzt die Strahlentherapie gegenüber verschiedenen anderen Therapieansätzen zahlreiche potenzielle Vorteile.

Gegenüber einer systemischen medikamentösen Therapie stellen ionisierenden Strahlen eine lediglich lokale Therapiemaßnahme dar, ohne dass systemische Nebenwirkungen damit verbunden wären und daher Patienten mit etwaigen internistischen Vorerkrankungen nicht ausgeschlossen werden müssten. Ein weiterer Vorteil wäre, dass die Therapie entweder in einer Sitzung oder fraktioniert über einen relativ kurzen Zeitraum erfolgt. Damit wäre die Strahlentherapie weitaus kostengünstiger als eine über einen längeren Zeitraum durchzuführende medikamentöse Therapie, welche ein zusätzliches internistisches Monitoring erfordert. Gegenüber der Laserbehandlung subfovealer Membranen wäre der Vorteil darin zu sehen, dass weder die neurosensorische Netzhaut noch das retinale Pigmenteptihel oder die Aderhaut bei Strahlendosen unterhalb kritischer Schwellen eine nennenswerte Funktionseinschränkung erfahren würden.

13.2   Bestrahlungstechniken

Die Bestrahlung choroidaler Neovaskularisationen erfordert spezielle Bestrahlungstechniken, die eine kleinvolumige Bestrahlung unter Schonung der ipsilateralen Linse und anderer strahlenempfindlicher Strukturen des vorderen Augensegments sowie des kontralateralen Partnerauges ermöglichen. Methodisch kommen im Prinzip die folgenden beiden Applikationsformen in Frage:

- perkutane Teletherapie,
- radioaktive Applikatoren.

Bei der Therapie mit radioaktiven Applikatoren werden diese episkleral im Bereich der Makula aufgenäht und nach einigen Tagen wieder entfernt. Die Liegezeit hängt von der Aktivität des Strahlers und der gewünschten Bestrahlungsdosis ab. Trotz der optimalen Schonung der angrenzenden Strukturen durch Wahl eines Betastrahlers (z. B. Sr-90) mit sehr geringer Tiefenreichweite kommt dieser Technik eine untergeordnete Rolle zu. Verglichen mit der Teletherapie ist sie mit einem relativ hohen Aufwand und einer höheren Belastung für den Patienten verbunden.

Bei der perkutanen Teletherapie können Linearbeschleuniger mit Photonenenergien von 1–8 MV eingesetzt werden. Wegen der besonders strahlensensiblen Strukturen des Auges ist es sinnvoll, das Bestrahlungsfeld auf ein nötiges Minimum zu begrenzen, sodass die Strahlenintensität und damit die Wahrscheinlichkeit von Nebenwirkungen außerhalb der choroidalen Neovaskularisation minimiert werden.

Zur Anwendung kommen ein direktes temporales Bestrahlungsfeld der Größe 2,5–2,5 bis maximal 3–3 cm oder auch eine D-förmige individuelle Feldkonformation, welche die anatomische Bulbusform berücksichtigt. Hierbei wird zur Erfassung der Neovaskularisation die ventrale Grenze des Bestrahlungsfelds am lateralen knöchernen Orbitarand (äußerer Augenwinkel) eingestellt. Die Schonung der Linse des Partnerauges ist durch Kippung des Strahlengang um 5–10° nach dorsal möglich. Mit dieser Technik ist bei beidseitigem Befall prinzipiell auch eine bilaterale Bestrahlung über Gegenfelder möglich.

Desweiteren können bei der kleinvolumigen Bestrahlung der choroidalen Neovaskularisation Rotationstechniken oder Kombinationen eines ventralen und lateralen durch Keilfilter ausgeglichenen Bestrahlungsfelds angewendet werden. Eine Genauigkeit im Submillimeterbereich ist durch Anwendung der stereotaktischen Repositionierungstechniken gegeben (Engenhart et al. 1992). Nach Fixierung des Patientenkopfes und Therapieauges wird hierbei ein Computertomogramm zur rechnergestützten dreidimensionalen Bestrahlungsplanung durchgeführt. Die Einstellung des Zielvolumens erfolgt über die individuell ermittelten stereotaktischen Koordinaten. Bei Applikation der Dosis in einer Sitzung, der „Radiochirurgie", kann neben dem Linearbeschleuniger als alternative Strahlenquelle auch Kobalt-60 („gamma-knife") angewendet werden (Haas et al. 2000). Auch damit können steile Dosisgradienten im Randbereich des Zielgewebes erreicht und umliegendes Gewebe weitgehend geschont werden.

Aufwändiger und kostenintensiver sind Zyklotronanlagen, mit denen Protonenstrahlen generiert werden können. Protonen geben ihre Energie am sog. bragg peak sehr gut dosierbar im umschrieben Zielvolumen ab. Eine kürzlich veröffentlichte klinische Studie untersuchte den therapeutischen Effekt von 16-Gy-Protonenbestrahlung, wobei eine begrenzte Visusstabilisierung ohne statistische Signifikanz gezeigt wurde (Ciulla et al. 2002).

Alle genannten Techniken kamen bereits auch bei der Behandlung von Augen mit neovaskulärer AMD zum Einsatz, wobei die perkutane Teletherapie mit Photonen von Linearbeschleunigern in den vorliegenden Publikationen am häufigsten angewendet wurde, was auch mit ihrer relativ guten Verfügbarkeit in praktisch allen strahlentherapeutischen Abteilungen zusammenhängt. Gleichwohl gibt es hier auch z. T. erhebliche Unterschiede in der Bestrahlungsplanung und Dosierung, was die Vergleichbarkeit der jeweiligen Ergebnisse erheblich erschwert.

13.3 Bisherige Ergebnisse

13.3.1 Nichtrandomisierte klinische Studien

Erstmals haben Guyton u. Reese über den Einsatz ionisierender Strahlen am Auge berichtet (Guyton u. Reese 1948). Sie hatten mit Röntgenstrahlen eine Regression retinaler Neovaskularisationen im Rahmen eines Morbus Eales beobachtet. Die Anwendung bei choroidalen Neovaskularisationen bei AMD erfolgte in den 60er Jahren erstmals durch einen Doktoranden von Professor Sautter, Herrn Felten. Er behandelte 294 Patienten mit einer Gesamtdosis von 150–180 R, bei einer Einzeldosis von 25–30 R. Während des Beobachtungszeitraums von 6 Monaten bis 8 Jahren (Median 3 Jahre) konnten eine Verbesserung des Visus bei ca. 20 % und ein Status idem bei der Hälfte der Patienten beobachtet werden. Lediglich bei ca. 30 % kam es zu einem Fortschreiten der Erkrankung mit progredientem Visusverfall (Sutter u. Utermann 1973). Trotz dieses recht positiven Ergebnisses wurde zunächst die Behandlung mittels ionisierender Strahlen nicht weiter verfolgt.

◘ **Tabelle 13.1.** Zusammenfassung bisheriger Ergebnisse aus Untersuchungen zur Bestrahlung subfovealer choroidaler Neovaskularisationen (Auswahl)

	Gesamt-dosis [Gy]	Patienten-zahl	Beobachtungs-zeitraum	Ergebnisse/Bemerkungen
Fallserien				
Chakravarthy et al. 1993	10–15	19	12 Monate	Stabiler oder besserer Visus nach einem Jahr bei 63 %
Bergink et al. 1994, 1995	8–24	40	18 Monate	Keine Regression der Neovaskularisation. Teilweise Hemmung der Membranprogression
Holz et al. 1996	8-mal 2	19	6 Monate	Partielle CNV-Regressionen
Char et al. 1999	Einmal 7,5	27	17 Monate	Geringgradige Abschwächung des Visusverlustes mit grenzwertiger Signifikanz
Matsuhashi et al. 2000	10–20	14	22 Monate	Teilweise Hemmung kleiner Gefäßmembranen, keine Visusverbesserung
Haas et al. 2000	Einmal 10	10	12 Monate	Teilweise Visusverbesserung, keine Wachstumshemmung bei 6 Patienten
Schittkowski et al. 2001	2–20	118	36 Monate	Teilw. Effekt einer Low-dose-fraktionierten Teletherapie, keine Persistenz der Therapieeffekte
Eter et al. 2001	10-mal 2	27	6 Monate	Membranwachstum wird nicht beeinflusst. Therapieeffekte bei klassischen Membranen
Gripp et al. 2002	8-mal 2	39	12 Monate	Visus und Lesefähigkeit können nicht erhalten werden
Randomisierte kontrollierte Studien				
Stalmans et al. 1997	10-mal 2	111	12–30 Monate	Kein therapeutischer Effekt
Bergink et al. 1998	6-mal 4	74	12 Monate	Visusverlust bei 32 % in Behandlungsgruppe vs. 52 % in der Kontrollgruppe
Spaide et al. 1998	5-mal 2	91	12 Monate	Kein therapeutischer Effekt
RAD Study Group 1999	8-mal 2	205	12 Monate	Kein therapeutischer Effekt hinsichtlich Visus und Membrangröße (einzige Studie mit sham-treatment in der Kontrollgruppe)
Marcus et al. 2001	7-mal 2	42	12 Monate	Kein funktioneller Therapieeffekt, keine Nebenwirkungen
Hart et al. 2002	6-mal 2	203	24 Monate	Kein therapeutischer Effekt bzgl. des Visus. Signifikanter Effekt bei Kontrastsensitivität
Valmaggia et al. 2002	4-mal 0,25, 4-mal 2, 4-mal 4	161	18 Monate	Therapieeffekt bei 8 und 16 Gy kumulativer Dosis

13

1993 berichteten Chakravarthy et al. über ihre Ergebnisse einer Pilotstudie zur strahlentherapeutischen Intervention bei subfovealen choroidalen Neovaskularisationen im Rahmen der altersabhängigen Makuladegeneration (Chakravarthy et al. 1993). Sie haben 19 Patienten mit 6-MV-Photonen behandelt bei einer fraktionierten Gesamtdosis von 10–15 Gy. Die Kontrolluntersuchungen zeigten ein Gleichbleiben oder eine Verbesserung der Sehschärfe in 78 bzw. 63 % der behandelten Patienten nach 6 bzw. 12 Monaten. Eine Regression der Membran wurde bei 63 bzw. 77 % der Patienten der Behandlungsgruppe gegenüber keinem Patienten der Kontrollgruppe beobachtet.

In der Folge wurden zahlreiche weitere Studien durchgeführt (◘ Tabelle 13.1). Bergink et al. berichteten über Ergebnisse von insgesamt 40 Patienten mit okkulten und klassischen neovaskulären Membranen. In dieser Studie wurden 4 unterschiedliche Bestrahlungsdosen zwischen 8 und 24 Gy appliziert, wobei keine Kontrollgruppe existierte. In diesem Kollektiv wurde keine Regression der Neovaskularisationen gefunden, sondern lediglich bei einem Teil der Patienten eine Hemmung der Progression der Membran (Bergink et al. 1994, 1995).

In einer anderen Studie wurden 19 Patienten fraktioniert mit 8-mal 2 Gy stereotaktisch bestrahlt. Der Vorteil dieser Technik liegt in der Minimierung der Strahlendosis außerhalb des Zielvolumens am hinteren Augenpol (Holz et al. 1996). In einer rezenten Fallserie von 39 Patienten und einer Bestrahlung von 8-mal 2 Gy fanden Gripp et al. (2002) keinen Therapieeffekt. Dies war auch bei einer höheren Strahlendosis von 10-mal 2 Gy in einer Fallserie über 27 Patienten der Fall (Eter et al. 2001).

Wie bereits oben erwähnt, können auch andere Bestrahlungsmodalitäten angewendet werden. Über die ersten Behandlungen mit radioaktiven episkleral aufgenähten Applikatoren wurde berichtet. Das größte Kollektiv von 20 Patienten wurde in Finnland mit Sr-90-Applikatoren therapiert (Immonen et al. 1995). Neben Sr-90- wurden bisher auch Ru-106- und Pd-103-Strahlenquellen als episklerale Applikatoren eingesetzt. In einer aktuellen Studie wurden 19 Augen mit exsudativer AMD mittels Sr-90-Applikatoren therapiert und über 12 Monate beobachtet (Jaakkola et al. 2001). Bei 12 auswertbaren Augen gingen in 67 % CNV-Größe und Leckage zurück. Eine Kontrollgruppe war bei dieser Studie jedoch nicht vorgesehen.

13.3.2 Randomisierte klinische Studien

Die Resultate aus den nichtrandomisierten publizierten Fallserien lassen keinen eindeutigen Rückschluss auf die Wirksamkeit der Strahlentherapie bei AMD gerade auch bei der hohen Variabilität ihres natürlichen Verlaufs zu. Daher wurden randomisierte, kontrollierte Studien initiiert und z. T. bereits abgeschlossen. Bergink et al. (1998) untersuchten 74 Patienten mit klassischen, gemischten und okkulten subfovealen CNV. Die Dosierung betrug 6-mal 4 Gy. Nach einem Jahr verloren 52 % der Kontrollgruppe gegenüber 32 % der Behandlungsgruppe 3 oder mehr Zeilen an Visus, allerdings war der Unterschied nicht signifikant (p = 0,08). Weiterhin erfolgte keine Maskierung der Untersucher und Patientengruppe.

Eine weitere multizentrische, prospektive, randomisierte Studie (The Radiation Therapy for Agerelated Macular Degeneration (RAD) Study Group 1999) beinhaltete erstmals ein Vergleich mit einer Kontrollgruppe, bei der eine Scheinbestrahlung (sham-treatment) durchgeführt wurde. Dabei wurden die Kontrollpatienten ebenfalls auf dem Strahlentisch in zeitgleicher Abfolge wie die eigentlich Bestrahlten platziert und ein Geräusch generiert, um akustisch eine Bestrahlung zu simulieren. Es handelte sich insofern um eine Doppelblindstudie, als die Patienten und der untersuchende Ophthalmologe nicht über die Gruppenallokation informiert waren. Damit sollte die zahlreichen Biasfaktoren gerade beim Hauptauswertungskriterium, der zentralen Sehschärfe, minimiert werden. Insgesamt wurden 205 Patienten mit subfovealer klassischer, gemischter oder okkulter CNV eingeschlossen. In der Behandlungsgruppe wurden fraktioniert 8-mal 2 Gy appliziert. Die Kontrollgruppe wurde ebenfalls in 8 Fraktionen mit jedoch 0 Gy therapiert. Nach einem Jahr zeigte sich ein Visusverlust von 3 oder mehr Zeilen bei 51,1 % in der Behandlungsgruppe und 52,6 % in der Kontrollgruppe (p = 0,88) (◘ Tabelle 13.2). Auch bzgl. der Größenausdehnung bestand kein Unterschied zwischen Behandlungs- und Kontrollgruppe. Die Zweijahresauswertung zeigte ebenfalls keinen signifikanten Unterschied. Aus diesen Ergebnissen wurde der Schluss gezogen, dass eine Strahlentherapie mit 8-mal 2 Gy bei neovaskulärer AMD nicht wirksam ist.

Eine weitere multizentrische prospektive Studie von Hart et al. (2002), bei der 203 Patienten entwe-

◻ **Tabelle 13.2.** Ergebnisse der RAD-Studie: Visusverlust [%] von 3 oder mehr Zeilen nach einem Jahr

	n	Visusverlust = >3 Zeilen [%]	p
Alle Patienten			
Kontrolle	95	52,6	0,88
Behandlung	88	51,1	
Okkulte Membranen			
Kontrolle	59	49,2	0,85
Behandlung	55	47,3	
Klassische Membranen			
Kontrolle	36	58,3	1,00
Behandlung	33	57,6	

der in eine Behandlungsgruppe von 6-mal 2 Gy oder in eine Kontrollgruppe (0 Gy) randomisiert wurden, erfolgte in Großbritannien. Ein sham-treatment in der Kontrollgruppe erfolgte hier nicht. Zu den Einschlusskriterien gehörten subfoveale Membranen von Patienten, 60 Jahre oder älter mit einer Mindestsehschärfe von 0,1 auf dem betroffenen Auge. Im follow-up nach 1 und 2 Jahren erfolgten die Erfassung des Nah- und Fernvisus und die Messung der Kontrastsensitivität. Sowohl für Nah- und Fernvisus konnte kein signifikanter Therapieeffekt beobachtet werden. Nach 2 Jahren zeigte sich lediglich ein statistisch signifikanter Effekt für die Kontrastsensitivität. Auch diese Autoren kamen zu dem Schluss, dass Strahlentherapie zumindest in dieser Dosierung nicht als Routinetherapie in Frage kommt.

Eine prospektive, doppelt verblindete, randomisierte 3-armige Studie von Valmaggia et al. (2002) zeigte hingegen eine therapeutische Wirksamkeit. 161 Patienten wurden entweder in eine Kontrollgruppe von 4-mal 0,25 Gy oder in Behandlungsgruppen mit 4-mal 2 oder 4-mal 4 Gy randomisiert. Visus, Lesefähigkeit und Membrangröße wurden nach 6, 12 und 18 Monaten verglichen. Die Studie ergab einen signifikant geringeren Visusverlust in beiden Behandlungsgruppen im Vergleich zur Kontrollgruppe. Keine Signifikanz lag für Lesefähigkeit und CNV-Größe vor. Bei den Ergebnissen zu dieser Studie ist zu berücksichtigen, dass auch die Kontrollgruppe eine Therapie erhielt. Für die Inkonsistenz der Ergebnisse im Vergleich zu den beiden randomisierten Studien kann auch das unterschiedliche Design der Studie mit geringerer Power sowie das geänderte Fraktionierungsschema eine Erklärung darstellen.

13.4 Potenzielle Nebenwirkungen

Trotz sorgfältiger Planung der Bestrahlung ist es unvermeidlich, dass Augenstrukturen außerhalb der neovaskulären Membran in das Bestrahlungsvolumen einbezogen werden. Daher ist es notwendig, die Toleranzdosen der okulären Gewebe zu kennen, um den Risikobereich für Komplikationen abschätzen zu können. Die Strahlenempfindlichkeit der verschiedenen Gewebestrukturen des Auges ist sehr unterschiedlich. Neben der Strahlendosis, Fraktionierung und Strahlenqualität hängt sie auch von individuellen Faktoren wie dem Alter des Patienten und internistischen Begleiterkrankungen ab.

Die in der Vergangenheit häufig berichteten Komplikationen bei Bestrahlungen im okulären Bereich sind der ungünstigen Tiefendosisverteilung und starken Seitenstreuung der Orthovoltstrahlung zuzuschreiben. Mit der Einführung der Hochvolttherapie und geeigneter neuer Bestrahlungstechniken konnte die Komplikationsrate erheblich reduziert werden. Heute sind gravierende Nebenwirkungen sehr selten geworden. Sie sind meist passager und beeinträchtigen den Visus nicht. Bei Nichtbeachtung der Toleranzdosen können sie jedoch potenziell bleibend bzw. progredient verlaufen.

Während der Behandlung klagen manche Patienten über vorübergehend auftretenden vermehrten Tränenfluss oder die Wahrnehmung von Phosphenen. Von größerer Bedeutung bei den Nebenwirkungen sind jedoch die sekundäre Kataraktbildung, die Strahlenretinopathie, die Optikusneuropathie sowie Sicca-Probleme. Diese Komplikationen treten nach einer Latenz von Monaten bis Jahren auf und erfordern fast ausnahmslos höhere Bestrahlungsdosen als die, die zur Bestrahlung subfovealer choroidaler Neovaskularisationen Anwendung finden. Dennoch sollte die Durchführung dieser Therapieform immer in Kenntnis dieser potenziellen Nebenwirkungen erfolgen. Die 3 randomisierten, groß angelegten Studien konnten keine direkten akuten wie späten Nebenwirkungen innerhalb von Beobachtungszeiträumen von bis zu 2 Jahren zeigen (RAD Study Group 1999; Hart et al. 2002 Valmaggia et al. 2002).

13.4.1 Katarakt

Die Linse besitzt von allen Strukturen am Auge die höchste Strahlensensibilität. Somit stellt die Katarakt eine bekannte und häufig beobachtete Folge nach Bestrahlungen dar (Macfaul u. Bedford 1970). Gleichwohl bestehen über die Pathogenese und Schwellendosis noch kontroverse Ansichten. Besondere Bedeutung bei der Pathogenese des Strahlenkatarakts besitzt die germinative Zone des Linsenepithels am Äquator mit ihrer besonders hohen mitotischen Aktivität. Von dort können geschädigte Epithelzellen zum hinteren Augenpol wandern und die normale Struktur und Transparenz der Linse zerstören (Rubin 1968). Klinisch wie tierexperimentell konnte eine Dosis-Zeit-Beziehung ermittelt werde. So entwickeln sich Linsentrübungen nach hohen Dosen innerhalb von Monaten und neigen zu rascher Progredienz, während bei geringeren Dosen nur geringfügige Trübungen mit keiner oder einer nur geringen Visusbeeinträchtigung nach einer Latenzzeit von Jahren auftreten.

Mit einer nicht therapiebedürftigen Sehverschlechterung durch einen Strahlenkatarakt ist ab einer Einmaldosis von 2 Gy und einer fraktionierten Bestrahlung bis 8 Gy zu rechnen. Ab 11 Gy ist ein Strahlenkatarakt bei allen Patienten nachweisbar. Nach 15 Gy ist von einer progressiven Linsentrübung des gesamten hinteren Linsenpols auszugehen.

Die beste Kataraktprophylaxe stellt eine sorgfältige Bestrahlungsplanung dar. Alle zur Strahlentherapie neovaskulärer Membranen derzeit angewendeten Verfahren und Techniken sollten daher die Strahlendosis im Bereich der Linse gering halten. Trotz sorgfältiger Planung lässt sich eine zusätzliche radiogen bedingte Progression bei den meist ohnehin schon vorhandenen Linsentrübungen der Patienten dieser Altersklasse nicht mit Sicherheit ausschließen. Eine solche kann jedoch auch schwer abgrenzbar sein vom natürlichen Verlauf. Im Nachbeobachtungszeitraum von 2 Jahren war in den Doppelblindstudien mit 8-mal 2 Gy bzw. 6-mal 2 Gy keine erhöhte Rate an sekundären Katarakten beobachtet worden. Die Gefahr der radiogen induzierten Kataraktbildung stellt auch keinesfalls eine Kontraindikation für diese Behandlung dar, da mit der modernen Kataraktchirurgie ein sehr einfaches, bewährtes Therapieverfahren zur Verfügung steht.

13.4.2 Strahlenretinopathie

Die Strahlenretinopathie stellt eine langsam progressive Mikroangiopathie dar, welche erstmals im Jahr 1933 durch Stallard beschrieben wurde (Stallard 1933). Während sich die neuronalen Zellen der Netzhaut – insbesondere die Photorezeptoren – durch eine hohe Strahlenresistenz auszeichnen, sind die retinalen Blutgefäße relativ strahlensensibel. Histologische Untersuchungen zeigten, dass es dosisabhängig zunächst zum Verlust kapillärer Endothelzellen und Perizyten kommt. Bei höheren Bestrahlungsdosen sind jedoch auch größere Gefäße betroffen. Visusminderung bzw. -verlust sind durch ein Makulaödem, Exsudation, retinale Ischämie und in den Spätstadien durch **sekundäre ischämische Komplikationen** wie Glaskörperhämorrhagie, Neovaskularisationsglaukom und Traktionsamotio verursacht. Neben den Veränderungen im Bereich der inneren Netzhaut kann es auch zu Gefäßverschlüssen auf der Ebene des Choriokapillaris kommen.

Wie bei allen radiogen bedingten Nebenwirkungen hängen die Inzidenz und der Schweregrad der Strahlenretinopathie von der Höhe der Gesamtdosis und der Größe der Einzelfraktionen ab. Weitere Risikofaktoren sind jedoch eine bereits bestehende Mikroangiopathie im Rahmen eines Diabetes mellitus sowie eine gleichzeitige Verabreichung von Chemotherapeutika (Parsons et al. 1994a).

Histologisch wurde gezeigt, dass mature retinale und choroidale Gefäße eine kumulative Dosis von bis zu 25 Gy ohne erkennbaren Defekt tolerieren (Archer et al. 1991). Dies wird durch eine Vielzahl klinischer Ergebnisse gestützt: Peterson et al. haben 311 Patienten wegen einer endokrinen Orbitopathie bestrahlt. Bei 2 Gy/Fraktion applizierten sie eine Gesamtdosis von 20 bzw. 30 Gy. Während der Nachbeobachtungszeit von bis zu 21 Jahren wurde bei keinem der Patienten eine Strahlenretinopathie beobachtet (Peterson et al. 1990). Auch Bessell et al. haben bei 59 Patienten, welche mit 25–40 Gy Gesamtdosis und konventioneller Fraktionierung behandelt wurden, keine Veränderungen an retinalen Gefäßen beobachtet (Bessell et al. 1987). Mit dem Auftreten einer Strahlenretinopathie ist im Allgemeinen erst ab Gesamtdosen von mehr als 45 Gy bzw. höherer Einzelfraktion zu rechnen (Parsons et al. 1994b). Die Erfahrungen mit Patienten, die eine Teletherapie für orbitale, paranasale oder nasopharyngeale Tumoren mit Exposition der Augen erhalten haben, zeigen, dass im Dosisbereich von 50 Gy die Inzidenz der radiogenen Retinopathie bei ca. 20–50 % liegt (Parsons et al. 1994b). Im Dosisbereich und den Fraktionierungen, wie sie bei choroidalen Neovaskularisationen bislang üblich sind, ist eine Strahlenretinopathie als Spätfolge auszuschließen.

13.4.3 Optikusneuropathie

Allgemein entwickelt sich eine Optikusatrophie infolge solcher Einwirkungen, die eine Degeneration der Axone peripher des Corpus geniculatum laterale hervorrufen. Eine Optikusneuropathie nach Strahlentherapie wurde sowohl in Form einer vorderen als auch einer hinteren ischämischen Optikusneuropathie beobachtet. Es wird angenommen, dass beide Formen dabei durch strahleninduzierte Gefäßverschlüsse hervorgerufen werden, die eine Unterbrechung der Blutversorgung entweder im Bereich der Papille oder des retrobulbären Anteils des N. opticus verursachen. Demzufolge ist die Latenzzeit oft mehrere Jahre. Patienten mit vorbestehenden okklusiven Gefäßerkrankungen wie Diabetes mellitus besitzen wie auch bei der Strahlenretinopathie ein höheres Risiko für die Ausbildung einer Strahlenretinopathie.

Klinisch ist die akute vordere ischämische Optikusneuropathie erkennbar an einer Schwellung und Blässe der Papille mit umgebenden Blutungen in der Nervenfaserschicht. Demgegenüber geht die hintere ischämische Optikusneuropathie zunächst oft nicht mit sichtbaren Fundusveränderungen einher, führt aber ebenso wie die vordere Ischämie zu Gesichtsfeldausfällen. Die Patienten klagen typischerweise über eine plötzlich schmerzlose Visusminderung auf dem betroffenen Auge. Nach ca. 6–8 Wochen entwickelt sich eine funduskopisch erkennbare Optikusatrophie. Eine wirkungsvolle Behandlung ist für beide Formen nicht bekannt.

Erstmals wurde von einer Schädigung des Sehnerven in den 50er Jahren nach Implantation radioaktiver „seeds" als auch nach externer Bestrahlung berichtet (Forrest et al. 1956; Buys et al. 1957). Eine klare Schwellendosis ist bisher nicht bekannt. Obwohl in Einzelfällen bereits bei Gesamtdosen von 40–49 Gy Veränderungen hervorgerufen wurden, sind im Allgemeinen Dosen von mehr als 50 Gy erforderlich (Appen u. Bosch 1983; Wilson et al. 1987). Parsons et al. hatten in einer Studie 131 Patienten untersucht. Bei Gesamtdosen unter 60 Gy beobachteten sie keine Optikusneuropathie. Im höheren Dosisbereich lag die Inzidenz bei 8 % und war wiederum von der Höhe der Einzeldosis/Fraktion abhängig. Der Zeitpunkt des Auftretens variierte und lag im Mittel bei 32 Monaten (2 und 4 Jahre) nach Bestrahlung (Parsons et al. 1994a).

Diese Ergebnisse lassen den Schluss zu, dass mit einer Optikusneuropathie nach Bestrahlung mit Dosen von bis zu 40 Gy, fraktioniert in 2-Gy-Einzeldosen, nicht zu rechnen ist. Die bei Patienten mit choroidalen Neovaskularisationen angewendete Dosis liegt somit weit unter dieser Schwelle.

13.4.4 Sicca-Syndrom

Eine weitere potenzielle Nebenwirkung der Strahlentherapie am Auge stellt die Sicca-Problematik dar (Eter et al. 2001). Der Tränenfilm wird aus Sekretionen 5 verschiedener Drüsen gebildet: die Tränendrüse, akzessorische Tränendrüsen, Krause und Wolfring, Meibom-Talgdrüsen und akzessorische Talgdrüsen (Zeis und Moll). Nach Bestrahlung wurde histologisch eine Atrophie sowohl der Meibom-Drüsen (Karp et al. 1979) als auch der Tränendrüse gezeigt. Hierfür sind jedoch Bestrahlungsdosen von mehr als 50 Gy erforderlich. Jedoch ab 30 Gy ist mit einem reversiblen Verlust bzw. einer reduzierten Tränensekretion infolge einer Funktionsstörung der Tränendrüse zu rechnen. Im Extremfall kann dies Komplikationen wie Hornhautulzera und Vernarbungen nach sich ziehen (Parsons et al. 1994b).

Fazit

Experimentelle Ergebnisse zeigen die Strahlensensibilität von Gefäßneubildungen. Gleichwohl das Konzept einer Strahlenbehandlung choroidaler Neovaskularisationen schlüssig und attraktiv erscheint, fehlt bislang ein eindeutiger Wirksamkeitsnachweis hinsichtlich des Einflusses auf die Visusprognose bei Patienten mit neovaskulärer AMD. Abgeschlossene randomisierte klinische Studien zeigen keinen Effekt perkutaner Strahlentherapie mit Dosierungen/Fraktionierungen von 6-mal 2 oder 8-mal 2 Gy. Es ist theoretisch denkbar, dass ein therapeutisches Fenster bei anderen Dosisverschreibungen existiert. Mittels andere Fraktionierungs- und Dosierungsschemata, neuerer Strahlqualitäten wie der Protonenstrahltherapie sind möglicherweise positive Therapieeffekte ohne relevante strahlentoxische Nebenwirkungen zu erzielen. Hierzu stehen jedoch schlüssige Ergebnisse aus klinischen Studien aus. In jedem Fall besteht gegenwärtig keine Grundlage im Sinne einer Evidenz-basierten Medizin, um eine Strahlentherapie außerhalb von klinischen Studien routinemäßig durchzuführen.

Literatur

Alberti W (1986) Radiotherapy of choroidal hemangioma. Int J Radiat Oncol Biol Phys 12:122

Appen RE, Bosch A (1983) Bilateral loss of vision following radiation therapy. Neuroophthalmology 3:97

Archer DR, Amoaku WMK, Gardiner TA (1991) Radiation retinopathy – clinical, histopathological, ultrastructural and experimental correlations. Eye 5:239–251

Berginck GJ, Deutman AF, van den Brock JFCM, Daal WAJ, van der Maazen RWM (1994) Radiation therapy for subfoveal choroidal membranes in age-related macular degeneration. Graefe's Arch Clin Exp Ophthalmol 232:591–598

Berginck GJ, Deutman AF, Van den Broek JECM, Van Daal WAJ, van der Maazen RMW (1995) Radiation therapy for age-related subfoveal choroidal neovascular membranes. Documenta Ophthalmol 90:67–74

Berginck GJ, Hoyong CB, van der Maazen RWM, Vingerling JR, van Daal WA, Deutman AF (1998) A randomized controlled clinical trial on the efficacy of radiation therapy in the control of subfoveal choroidal neovascularization in age-related macular degeneration: radiation versus observation. Graefes Arch Clin Exp Ophthalmol 236:321–325

Bessell AM, Henk JM, Whitelocke RA, Wright JE (1987) Ocular morbidity after radiationtherapy of orbital and conjunctival lymphoma. Eye 1:90–96

Buys NS, Kerns TC, Sanborn G (1957) Irradiation damage to the chiasm. Am J Ophthalmol 44:483

Chakravarthy U, Biggart JH, Gardiner TA, Archer DB, Maguire CJF (1989) Focal irradiation of perforating eye injuries. Curr Eye Res 8:1241–1250

Chakravarthy U, Houston RF, Archer DB (1993) Treatment of age-related subfoveal neovascular membranes by teletherapy: a pilot study. Br J Ophthalmol 77:265–273

Chan RC, Shukovsky LJ (1976) Effects of irradiation on the eye. Radiology 120:673–675

Char DH, Irvine AI, Posner MD, Quivey J, Philips TL, Kroll S (1999) Randomized trial of radiation for age-related macular degeneration. Am J Ophthalmol 127:574–578

Ciulla TA, Danis RP, Klein SB, Malinosvsky VE, Soni PS, Pratt LM, Pugh NO, Morphis JG, Bloch C, Cameron J (2002) Proton therapy for exsudative age-related macular degeneration: a randomized, sham-controlled trial. Am J Ophthalmol 134:905–906

De Gowin RL, Lewis JL, Hoak JC, Mueller AL, Gibson DP (1974) Radiosensitivity of human endothelial cells in culture. J Lab Clin Med 84:42–48

Engenhart R, Wowra B, Kimmig B, Höver KH, Kunze S, Wannenmacher M (1992) Stereotaktische Konvergenzbestrahlung: Aktuelle Perspektiven auf der Grundlage klinischer Ergebnisse. Strahlenther Onkol 168:245–259

Engenhart R, Wowra B, Debus J, Kimmig B, Höver KH, Lorenz WJ, Wannenmacher M (1994) The role of high dose single fraction irradiation in small and large intracranial arteriovenous malformations. Int J Radiat Oncol Biol Phys 30:521–529

Eter N, Schuller H (2001) External beam radiotherapy for age-related macular degeneration causes transient objective changes in tear-fil function. Graefes Arch Clin Exp Ophthalmol 239:923–926

Eter N, Schuller H, Spitznas M (2001) Radiotherapy for age-related macular degeneration: is there a benefit for classic CNV? Int Ophthalmol 24:13–19

Finger PT, Balkin RA, Berson A, Sherr D, Bosworth JL (1995) Low-dose radiation therapy for subretinal neovascularization. Ophthalmology 102:S94

Forrest APM, Brown DAP, Morris SR, Illingworth CW (1956) Pituitary radon implant for advanced cancer. Lancet 270:399

Gripp S, Stammen J, Petersen C, Hartmann A, Willers R, Althaus C (2002) Radiotherapy in age-related macular degeneration. Int J Radiation Oncology Biol Phys 52:489–495

Guyton JS, Reese AB (1948) Use of roentgen therapy for retinal diseases characterized by new-formed blood vessels. Arch Ophthalmol 40:389

Haas A, Papaefthymiou G, Langmann G, Schrottner O, Feigl B, Leber KA, Hanselmayer R, Pendl G (2000) Gamma knife treatment of subfoveal, classic neovascularization in age-related macular degeneration: a pilot study. J Neurosurg 93:172–176

Hart PM, Chakravarthy U, Mackenzie G et al. (2002) Visual outcomes in the subfoveal radiotherapy study: a randomized controlled trial of teletherapy for age-related macular degeneration. Arch Ophthalmol 120:1029–1038

Holz FG, Bellmann C, Engenhart R, Völcker HE (1996) External stereotactic focal irradiation therapy for subfoveal choroidal neovascularization. Invest Opthalmol Vis Sci 37:S116

Immonen I, Jaakkola A, Heikkonen J (1995) Treatment of subfoveal choroidal neovascular membranes using strontium plaque irradiation. Invest Opthalmol Vis Sci 36:S224

Jaakkola A, Tommila P, Laatikainen L, Immonen I (2001) Grading choroidal neovascular membrane regression after strontium plaque radiotherapy; masked subjective evaluation vs planimetry. Eur J Opthalmol 11:269–276

Johnson LK, Longenecker JP, Fajardo LF (1982) Differential radiation response of cultured endothelial cells and smooth myocates. Anal Quant Cytol 4:188–198

Joussen AM, Kruse FE, Oetzel D, Voelcker HE (2000) Irradiation for inhibition of endothelial cell growth in vitro. Ophthalmic Res 32:222–228

Karp LA, Streeten BW, Cogan DG (1979) Radiation-induced atrophy of the Meibomian glands. Arch Ophthalmol 97:303–305

Macfaul PA, Bedford MA (1970) Ocular complications after therapeutic irradiation. Br J Ophthalmol 54:237–247

Marcus DM, Sheils W, Johnson MH, McIntosh SB, Leibach DB, Maguire A, Alexander J, Samy CN (2001) External beam irradiation of subfoveal choroidal neovascularization complicating age-related macular degeneration: one-year results of a prospective, double-masked, randomized clinical trial. Arch Ophthalmol 119:171–180

Matsuhashi H, Noda Y, Takahashi D, Mariya Y (2000) Radiation therapy for small choroidal neovascularizations in age-related macular degeneration. Jpn J Ophthalmol 44:653–660

Mendelsohn ME, Spaide RF, Abrahamson DH, Yannuzzi LA (1995) Radiation therapy for wet macular degeneration. Ophthalmology 102:S94

Parsons JT, Fitzgerald CR, Hood CI, Ellingwood KE, Bova FJ, Million RR (1983) The effects of irradiation on the eye and optic nerve. Int J Radiat Oncol Biol Phys 9:609–622

Parsons JT, Bova FJ, Fitzgerald CR, Mendenhall WM, Million RR (1994a) Radiation optic neuropathy after megavoltage external-beam irradiation: analysis of time-dose factors. Int J Oncology Biol Phys 30:755–763

Parsons JT, Bova FJ, Fitzgerald CR, Mendenhall WM, Million RR (1994b) Radiation retinopathy after external-beam irradiation: analysis of time-dose factors. Int J Oncology Biol Phys 30:765–773

Peterson IA, Kris JP, McDougall IR, Donaldson SS (1990) Prognostic factors in the radiotherapy of Graves' ophthalmopathy. Ont J Radiat Oncol Biol Phys 19:259–264

Reinhold HS (1988) Vasculoconnective tissue. In: Scherer E, Streffer C, Trott KR (eds) Radiopathology of organs and tissues. Springer, Berlin Heidelberg New York, p 263

Rubin P, Casarett GW (1968) Clinical radiation pathology, Vol. 1. Saunders, Philadelphia

Schittkowski M, Schneider H, Gruschow K, Ziegler PG, Guthoff R, Fietkau R (2001) 3 years experience with low dosage fractionated percutaneous teletherapy in subfoveal neovascularization. Clinical results. Strahlenther Onkol 177:345–353

Scott TA, Augsburger JJ, Brady LW, Hernandez C, Woodliegh R (1991) Low-dose ocular irradiation for diffuse choroidal hemangiomas associated with bullous nonrhegmatogenous retinal detachment. Retina 11:389–393

Spaide RF, Guyer DR, Mc Cormick B, Yannuzzi LA, Burke K, Mendelsohn M, Haas A, Slakter JS, Sorenson JA, Fisher YL, Abramson D (1998) External beam radiation therapy for choroidal neovascularization. Ophthalmology 105:24–30

Stallard HB (1933) Radiant energy as (a) a pathogenic and (b) a therapeutic agent in ophthalmic disorders. Br J Ophthalmol 6:1

Stalmans P, Leys A, Van Limbergen E (1997) External beam radiotherapy (20 Gy, 2 Gy fractions) fails to control the growth of choroidal neovascularizations in age-related macular degeneration: a review of 111 cases. Retina 17:481–492

Sutter H, Utermann D (1973) Gesichtspunkte zur medikamentösen Behandlung der degenerativen „senilen" Maculaaffektionen. Ber Dt Ophthalmol Ges 573

The Radiation Therapy for Age-related Macular Degeneration (RAD) Study Group (1999) A prospective randomized double-masked trial on radiation therapy or neovascular age-related macular degeneration (RAD Study). Ophthalomology 106:2239–2247

Valmaggia C, Ries G, Ballinari P (2002) Radiotherapy for subfoveal choroidal neovascularization in age-related macular degeneration: a randomized clinical trial. Am J Ophthalmol 133:521–529

Wilson WB, Perez GM, Kleinschmidt-Demasters BK (1987) Sudden onset of blindness in patients treated with oral CCNU and low-dose cranial irradiation. Cancer 59:901–907

Pharmakologische Therapie

D. Miller, M. Stur, F.G. Holz

Für die Mehrzahl der Patienten mit AMD bestehen heute noch keine Therapiemöglichkeiten. Der Nachteil existierender Therapieformen wie der Laserkoagulation oder der Chirurgie liegt u. a. darin, dass sie teils destruktiv bzw. traumatisch sind. Auf die photodynamische Therapie spricht ein Teil der Patienten mit neovaskulärer AMD nicht an, und auch bei gegebenen Indikationen kann ein Sehverlust in der Regel nicht aufgehalten werden. Hinzu kommt, dass bestehende Ansätze fast ausschließlich auf die neovaskuäre AMD zielen, während beispielsweise für die geographische Atrophie noch keine wirksame Therapie existiert.

Insofern werden dringlich neue Therapieformen benötigt. Eine pharmakologische Prophylaxe bzw. Therapie erscheint als potenziell „minimal-invasive" Interventionsstrategie bei der AMD besonders attraktiv. Aufgrund ihres chronischen Verlaufs wäre dabei auch eine länger dauernde Therapie denkbar. Bezüglich der Applikation bietet das Auge den Vorteil der lokalen (intravitralen oder parabulbären) Applikation und damit der Vermeidung systemischer Nebenwirkungen gerade bei den älteren und zum Teil multimorbiden Patienten. Präventive medikamentöse Maßnahmen könnten neben der Entwicklung von Frühmanifestationen der Erkrankung einschließlich Lipofuszin- und Drusenbiogenese die Progression von Früh- in Spätmanifestationsionsformen beeinflussen (Holz u. Miller 2003). Bei der neovaskulären AMD zielte die Therapie auf das Gefäßwachstum und die Permeabilität der neu gebildeten Gefäße, bei der atrophischen Manifestationsform auf die Progression und damit die Größenausdehnung atrophischer Areale.

Auch aufgrund eines besseren Verständnisses der zugrundeliegenden molekularen Mechanismen haben sich gerade im Bereich der pharmakologischen Intervention in letzter Zeit neue Perspektiven ergeben. In den Vordergrund ist dabei die Anwendung von Substanzen gerückt, mit denen choroidale Neovaskularisationen beeinflusst werden. Die meist industriell getragenen Projekte haben v. a. Hemmstoffe für oder Antikörper gegen proangiogene Faktoren zum Gegenstand. Diese Strategie beruht auf der Annahme, dass choroidale Neovaskularisationen aus einer Verschiebung der Balance negativer und positiver Regulatoren der Angiogenese resultieren. Proangiogenesefaktoren, die hier angegangen werden können, umfassen derzeit u. a. VEGF, FGF, Plazentawachstumsfaktor und PEDF (s. u.).

Andere pharmakologische Therapiestrategien haben den Einsatz neurotropher/neuroprotekiver Faktoren zum Gegenstand, die das „Überleben" retinaler Pigmentepithelzellen und neuronaler Zellen der Netzhaut sowohl bei trockener als auch bei neovaskulärer AMD begünstigen sollen. Ein weiterer Ansatz stellt das Unschädlichmachen toxischer Substanzen in retinalen Pigmentepithelzellen dar. Mit dem Alter akkumulierende Lipofuszingranula im RPE enthalten Substanzen wie A2-E und durch Lichteinfluss modifizierte Proteine, die mit dem normalen Zellmetabolismus interferieren und toxische Eigenschaften besitzen (Holz et al. 1999; Schütt et al. 2000). Mit dem Wissen um die molekularen Mechanismen können Strategien entwickelt werden, um die Bildung solcher Substanzen zu verhindern oder zumindest zu verlangsamen. Allerdings bestehen noch Wissenslücken hinsichtlich des kausalen Zusammenspiels sowohl von Lipofuszinakkumulationen als auch von fokalen und diffusen Drusen und den neovaskulären und atrophischen Spätformen der Erkrankung.

14.1 Vitamine und Spurenelemente

Das Alter stellt den wichtigsten bislang bekannten Risikofaktor für die AMD dar. Daher wurde angenommen, dass prinzipiell bei den zugrundeliegenden degenerativen Prozessen auch eine relative Unterversorgung der Zellen mit essentiellen Molekülen eine Rolle spielen könnte. So wäre es denkbar, dass die Ernährung gerade bei älteren Menschen einen Mangel an bestimmten Elementen aufweist, die u. a. reparative und antioxidative Enzyme unterstützen.

Die Gabe von **Antioxidanzien** fußt auf der Annahme, dass durch Lichtexposition erzeugte freie Radikale im Bereich der äußeren Netzhaut eine Peroxidation von Membranlipiden in Gang setzen, welche mit zur Entwicklung der AMD beitragen könnten. Der Befund, dass das Rauchen einen signifikanten Risikofaktor bei der AMD darstellt, spricht für die Beteiligung solcher Prozesse (Klein et al. 1993). Würde die Balance zwischen **prooxidativen** und **antioxidativen Faktoren** durch präventive exogene Zufuhr entsprechender Substanzen zugunsten der prooxidativen Faktoren beeinflusst werden, könnten dadurch, so die Hypothese, Auswirkungen des **oxidativen Stresses** gemindert werden.

Zu den Substanzen mit antioxidativer Wirkung zählen Vitamin C, E, Karotinoide, Flavonoide, Polyphenole und möglicherweise noch andere unbekannte Nahrungskomponenten.

Zum endogenen antioxidativen System gehören bestimmte Enzyme und Substanzen wie Glutathion. Insgesamt bestehen hinsichtlich der genauen – sehr komplexen – molekularen Mechanismen noch erhebliche Wissenslücken. In den von der ARED-Studie (s. u.) durchgeführten Studien wurde u. a. untersucht, inwieweit die

- Höhe der Plasmakonzentration antioxidativer Substanzen (biochemische Analyse),
- der Gehalt dieser Substanzen in der zugeführten Nahrung (detaillierter Fragebogen),
- oder die Substitution mit Vitaminpräparaten (Anamnese)

einen Einfluss auf die Ausbildung der AMD haben. Die Ergebnisse waren z. T. widersprüchlich, und wenn ein präventiver Einfluss erkennbar wurde, war dieser allenfalls gering ausgeprägt. Eine Untersuchung fand z. B. keinen Einfluss der Serumkonzentration von Vitamin E und C oder der Aufnahme von Vitamin E mit der Nahrung (Seddon et al. 1994). Hingegen hatte die Vitamin-C-Aufnahme einen geringfügigen Effekt, während die Schutzfunktion am stärksten ausgeprägt war bei hohen Plasmakonzentrationen von verschiedenen Karotinoiden und einer hohen Zufuhr an karotinoidhaltigen Lebensmitteln wie tiefgrünem Blattgemüse (z. B. Spinat).

Flamm (1987) hat über eine Kombinationstherapie mit Vitamin A und E bei 345 Augen von 173 Patienten mit altersabhängiger Makuladegeneration berichtet. Die Befunde wurden basierend auf Visus- und Gesichtsfeldbefunden als positiver Therapieeffekt gedeutet. Allerdings betrug die Therapiedauer lediglich maximal 2 Jahre, und ein erheb-

licher Anteil der Patienten (25 %) wurde nur 6–12 Monate lang beobachtet. Hinzu kommt, dass keine Kontrollgruppe bestand. Auch wurden Patienten mit unterschiedlichsten Krankheitsstadien eingeschlossen, wodurch die Aussagekraft der Ergebnisse weiter beeinträchtigt wird.

Mehrere Untersuchungen wurden zur Wirksamkeit von **Zink** durchgeführt. Zink findet sich in sehr hohen Konzentrationen im menschlichen Aderhaut-Pigmentepithel-Retina-Komplex und ist Koenzym der Karboanhydrase, der Alkoholdehydrogenase sowie zahlreicher lysosomaler Enzyme des retinalen Pigmentepithels (Karciouglu 1982). In einer randomisierten Doppelblindstudie über die Wirkung einer Zinksubstitution bei 151 Patienten mit verschiedenen Stadien der AMD fanden Newsome et al. (1988) nach maximal 24-monatiger Nachbeobachtungszeit eine signifikant geringere Verschlechterungsquote bei den Augen der Gruppe, die täglich 200 mg Zinksulfat erhalten hatte (Placebo 34 % vs. Therapie 13,75 %). Obwohl die Autoren davor warnten, ihre Publikation als Empfehlung einer Therapie mit Zinksulfat bei Makuladegeneration zu werten, waren unmittelbar nach Publikation Kombinationspräparate von Zink mit Vitaminen und anderen Spurenelementen erhältlich (Kaminski et al. 1993). Andere Interventionsstudie mit Zink fanden keinen Effekt auf den Verlauf der Makuladegeneration (Holz et al. 1993; The Eyetech Study Group 2002a).

14.1.1 ARED-Studie

In der „Age-related Eye Disease Study" (AREDS) wurde bei 3600 Probanden im Alter zwischen 55–80 Jahren in einem Zeitraum von durchschnittlich 6,3 Jahren die Wirkung antioxidativer Vitamine in hohen Dosierungen (500 mg Vitamin C, 15 mg β-Karotin, 400 IE Vitamin E) und Zink (80 mg Zink kombiniert mit 2 mg Kupfer zur Mangelprophylaxe) auf das Fortschreiten der AMD untersucht (Age-related Eye Disease Study Research Group 2001; Schütt et al. 2002; Stokes et al. 1990). Danach zeigte sich ein Effekt hinsichtlich Progression und Visusentwicklung bei bestimmten Ausgangssituationen:

- Patienten mit einer großen Druse (Durchmesser >125 μm) oder multiplen mittelgroßen Drusen bestimmter Ausdehnung (Durchmesser 63–124 μm) oder einer nicht zentral gelegenen geographischen Atrophie bzw. einer späten AMD (exsudative AMD oder zentrale geographische Atrophie des RPE) in einem Auge zeigten nach der täglichen Einnahme der oben genannten Substanzen nach 5 Jahren ein Risiko von 20 %, eine späte AMD (exsudative AMD oder geographische Atrophie des RPE) mit Visusverlust zu entwickeln, während die Kontrollgruppe ohne Medikation ein Risiko von 28 % aufwies. Dies entspricht einer Reduktion des Risikos um 25 %, und dieser Unterschied war statistisch signifikant.

- Für Personen ohne AMD oder mit einzelnen harten Drusen konnte kein eindeutig positiver Effekt nachgewiesen werden, da auch die Inzidenz einer späten AMD sehr gering und durch die Medikation nicht beeinflussbar war.
- Patienten mit beidseitiger später AMD wurden in der ARED-Studie nicht untersucht.

Der prophylaktische Effekt der AREDS-Medikation wurde v. a. durch eine signifikant niedrigere Inzidenz choroidaler Neovaskularisationen in der Gruppe mit Antixodanzien+Zink-Therapie erreicht, während die Inzidenz einer geographischen Atrophie in dieser Gruppe nicht signifikant geringer war als in den anderen 3 Gruppen. Zudem waren Veränderungen der Drusen und der PE-Veränderungen in allen 4 Gruppen nicht signifikant unterschiedlich. Die hohen Dosierungen in der ARED-Studie wurden bei der Studienplanung relativ willkürlich gewählt und verfolgten primär das Ziel, dem Organismus auf alle Fälle genügend Substanzen zur Verfügung zu stellen. Aus pathogenetischer Sicht ist nicht auszuschließen, dass als Wirkungsprinzip der eingesetzten Substanzen bei dieser Hochrisikogruppe der ARED-Studie keine nutritive Wirkung, sondern ein Hochdosis- pharmakologischer Effekt auf die Entwicklung choroidaler Neovaskularisationen vorliegt. Deshalb gibt es bisher aus ernährungswissenschaftlicher Sicht keinen Hinweis, dass mit niedrigeren Dosierungen ein ähnlicher prophylaktischer Effekt wie in der ARED-Studie zu erreichen ist. Für andere Inhaltsstoffe oder Dosierungen liegen bisher keine Wirksamkeitsnachweise bei diesen Risikogruppen vor. Weiterhin ist zu berücksichtigten, dass die Dosierungen der ARED-Studie nicht über die Ernährung zu erreichen sind. Hinsichtlich der Studienplanung und der Auswertung der ARED-Studie gab es auch kritische Anmerkungen, welche die

Zulässigkeit der Schlussfolgerungen in Zweifel zogen (Seigel 2002).

Nach Studienangaben gab es keine statistisch sig-nifikanten Nebenwirkungen. Über folgende prin-zipiell möglichen Nebenwirkungen dieser Dosis bei Langzeittherapie wurden die Patienten informiert:

- **Vitamin E:** Müdigkeit, Muskelschwäche, verminderte Schilddrüsenfunktion, evtl. erhöhtes Schlaganfallrisiko.
- **Vitamin C:** gastrointestinale Irritation, Sodbrennen.
- **Zink:** Anämie, Verringerung des HDL-Spiegels, Magenprobleme. Unter der Einnahme von Zink kam es bei 7,5 % der Patienten u. a. zu Entzündungen der Harnwege, Nierensteinen, Inkontinenz und Prostatavergrößerung mit Krankenhausaufenthalt, wobei jedoch auch bei 5 % der nicht mit Zink behandelten Patienten solche Probleme auftraten.
- **β-Karotin:** leichte Gelbfärbung der Haut. Aus anderen Studien gibt es Hinweise darauf, dass die Einnahme hoher Dosen von β-Karotin bei Rauchern und auch bei Exrauchern (kürzer als 3 Jahre) das Risiko erhöhen könnte, an Lungenkrebs zu erkranken. β-Karotin sollte deshalb bei diesen Fällen nicht eingenommen werden. Zum Ersatz des β-Karotins durch andere Karotinoide wie z. B. Lutein oder Zeaxanthin sowie deren Wechselwirkungen mit der übrigen Medikation in dieser Studie gibt es keine zuverlässigen Informationen. Jedenfalls ist für Raucher und ehemalige Raucher (kürzer als 3 Jahre) β-Karotin kontraindiziert.
Eventuelle Wechselwirkungen mit anderen eingenommenen Medikamenten sind nicht auszuschließen. Langzeiteffekte, die über die durchschnittlichen 6,3 Jahre Beobachtungszeitraum der Studie (mit einem Maximum von 8 Jahren) hinausreichen, sind unbekannt.

Patienten mit chronischen Erkrankungen wie Krebs, Herzerkrankungen oder Diabetes mellitus, sollten unbedingt vor der Einnahme des hochdosierten Präparates mit ihrem behandelnden Hausarzt sprechen. Dabei sollten auch eventuelle Wechselwirkungen mit anderen eingenommenen Medikamenten vorher geklärt werden.

14.1.2 Lutein und Zeaxanthin

Da das makuläre Pigment, bestehend aus Lutein und Zeaxanthin, durch seinen filternden Effekt und seine direkte antioxidative Wirkung mit der effektivste Lichtschutz in der zentralen Netzhaut ist („natürliche Sonnenbrille"), wird angenommen, dass ihm bei der Reduktion oxidativer Lichtschäden eine zentrale Bedeutung zukommt. Die Beobachtung, dass mit zunehmendem Lebensalter und insbesondere bei AMD-Patienten niedrigere Konzentrationen an makulärem Pigment gefunden wurden (Hammond u. Caruso-Avery 2000), deutet darauf hin, dass ein niedriger Gehalt an makulärem Pigment mit einem erhöhten Risiko für eine AMD einhergehen könnte (Beatty et al. 2001). Da Lutein und Zeaxanthin nur exogen aufgenommen werden können und insbesondere durch eine entsprechende Ernährung, evtl. auch durch eine Supplementation dieser Karotenoide, eine Erhöhung der makulären Pigmentkonzentrationen erreicht werden kann (Berendschot et al. 2000), ist hier möglicherweise ein prophylaktischer Ansatz gegeben (Pauleikhoff et al. 2001). Allerdings liegen noch keine Ergebnisse aus prospektiven, randomisierten Interventionsstudien vor, d. h. es gibt noch keinen Beleg für den Sinnreichtum einer Supplementation mit Lutein oder Zeaxanthin bei Patienten mit AMD, und insbesondere keine Hinweise darauf, wann und in welchem Stadium einer AMD eine derartige Prophylaxe begonnen werden sollte.

14.2 Antiangiogenetische Therapie

Unter **Angiogenese** versteht man das Wachstum neuer Kapillaren, welche von bestehenden Kapillaren aussprossen. Sie stellt einen normalen Vorgang in verschiedenen physiologischen Situationen dar, wie beispielsweise bei der Wundheilung. Unter dem Überbegriff „angiogenetische Erkrankungen", bei denen ein pathologisches Gefäßwachstum eine zentrale Rolle spielt, lassen sich neben zahlreichen extraokulären Erkrankungen auch viele Veränderungen am Auge subsumieren, wie Rubeosis iridis, Frühgeborenenretinopathie, proliferative diabetische Retinopathie, und eben die neovaskuläre AMD.

Die Bildung choroidaler Neovaskularisationen verursacht oft eine relativ rasche und ausgeprägte Visusminderung. Subretinale Neovaskularisatio-

nen können bereits in frühen Stadien der Makuladegeneration auftreten, sodass auch relativ junge Patienten innerhalb kurzer Zeit auf beiden Augen einen Verlust des zentralen Sehens erleiden können (Ferris et al. 1984).

Das Konzept der **Antiangiogenese** wurde bereits in den 70er Jahren vor dem Hintergrund der Annahmeentwickelt, dass eine solche Therapie auch eine potenzielle Therapie für maligne Tumoren allgemein darstellen könnte. Die Strategie beruht hierbei auf dem Prinzip, dass Neovaskularisationen aus einem Ungleichgewicht zwischen negativen und positiven Regulatoren der Angiogenese beruhen. Faktoren, welche genutzt werden könnten, um die Balance weg von der Bildung neuer Gefäße bei der AMD zu bewirken, umfassen VEGF, FGF's, Plazentawachstumsfaktor, PEDF, Tumorwachstumsfaktoren, Angiogenin u. a. (s. Kap. 3) (Amin et al. 1994; Baird u. Walicke 1989; Fett et al. 1987; Knighton et al. 1990; Montesano et al. 1986; Risau 1990; Schweigerer 1988). Darüber hinaus können auch proteolytische Fragmente oder kryptische Domänen einiger Proteine die Angiogenese inhibieren.

Ein zentrales Problem bei der Applikation solcher Substanzen stellt die Gabe mit einem idealer Weise selektiven Effekt auf das Zielgewebe dar. Die Injektion direkt ins Auge, die hierbei zumeist zum Einsatz kommt, ist in der klinischen Anwendung mit Akzeptanzproblemen und potenziellen Komplikationen behaftet. Bei der oralen Applikation besteht andererseits die Gefahr systemischer Nebenwirkungen. Neue Verfahren der Applikation umfassen die pharmazeutische Gentherapie, eine enkapsulierte Zellapplikation oder die transsklerale Applikation. Weitere Bedenken beziehen sich auf die potenzielle Inhibition der physiologischen Angiogenese und der Wundheilung, wenn diese Substanzen die Blut-Netzhaut-Schranke passieren. Dieser Aspekt ist besonders bei den hier in Frage kommenden älteren Patienten zu berücksichtigen, bei denen in Gegenwart von Herzerkrankungen die Angiogenese auch positive Effekte besitzt.

14.2.1 Anti-VEGF-Therapien

Wie bereits in Kap. 3 ausgeführt, spielt VEGF eine zentrale Rolle bei der Entwicklung choroidaler Neovaskularisationen (Miller et al. 1995). Dieses Molekül alleine kann bereits eine CNV induzieren

(◘ Abb. 14.1) (Spilsbury et al. 2000) und seine Blockade kann die CNV-Bildung in experimentellen Modellen hemmen (◘ Abb. 14.2) (Garrett et al. 2001; Krzystolik et al. 2002). Zur Zeit werden klinische Prüfungen von 2 Substanzen, welche VEGF inhibieren, durchgeführt. Die Firma **Eyetech** führt eine Phase-II/III-Studie unter Verwendung eines intravitreal applizierten Anti-VEGF-Aptamers, genannt **Pegaptanib** (Macugen™) durch. **Genentech** führt eine Phase-I/II-Studie mit monatlichen intravitrealen Injektionen des Antikörperfragments RhuFab V2 (Lucentis™)durch.

Anti-VEGF-Aptamer

Die Behandlung subfovealer CNV bei AMD mit einem Oligoneukleotid, welches VEGF inhibiert, zeigte erste positive Resultate in einer Phase-I-A/I-B-Studie (The Eyetech Study Group 2002a,b) (◘ Tabelle 14.1). Nach einer einmaligen intravitrealen Injektion des VEGF-Aptamers zeigten nach 3 Monaten 82,6 % von 22 behandelten Patienten eine stabilisierte oder verbesserte zentrale Sehschärfe, wobei 26,1 % der Patienten eine Sehverbesserung von mehr als 3 Zeilen aufwiesen. In Kombination mit photodynamischer Therapie (PDT) hatten sogar 90 % von 11 Patienten eine unveränderte Sehschärfe nach 3 Monaten und 60 % einen Funktionsgewinn von mehr als 3 Zeilen verglichen mit 44 % Stabilisierung, und 2 % Dreizeilengewinn nach 3 Monaten bei alleiniger PDT. ◘ Abbildung 14.3 zeigt ein Beispiel des Fundusbefundes vor und 3 Monate nach kombinierter Behandlung mit MacugenTM und PDT. In diesen Studien wurden keine nennenswerten Nebenwirkungen des

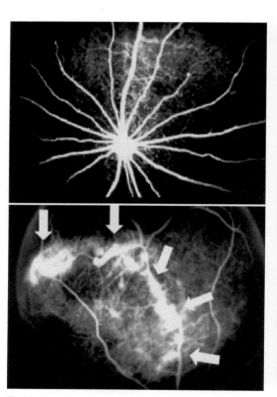

◘ **Abb. 14.1.** Fluoreszenzangiogramme von Rattenaugen nach subretinaler Injektion von Adenoviren, die ein Kontrollprotein (*oben*) oder VEGF (*unten*) exprimiert haben. *Pfeile* zeigen Stellen mit erhöhter Gefäßleckage, analog zur CNV bei AMD. (Mit freundlicher Genehmigung von Spilsbury et al. 2000

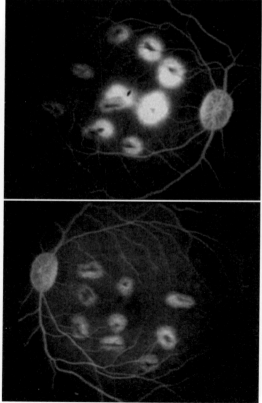

◘ **Abb. 14.2.** Fluoreszenzangiogramme von einem laserinduzierten CNV-Modell im Affen ohne (*oben*) Behandlung gegen VEGF und mit (*unten*). Die Bilder zeigen eine deutliche Regression der CNV-Membran. (Mit freundlicher Genehmigung von Krzystolik et al. 2002)

VEGF-Aptamers beobachtet. In einer laufenden prospektiven, placebokontrollierten randomisierten Phase-II/III-Studie wurden bereits über 1200 Patienten rekrutiert, und es ist noch in diesem Jahr mit aussagekräftigen Ergebnissen hinsichtlich Wirksamkeit und Sicherheit zu rechnen.

RhuFab V2

Analog zu dem Anti-VEGF-Aptamer hat Genentech ein Antikörperfragment entwickelt, welches VEGF hemmen kann. Initiale Untersuchungen mit dem sog. RhuFab V2 in einem experimentellen Primatenmodell zeigten sowohl eine Hemmung der CNV-Bildung als auch der CNV-assoziierten Hyperpermeabilität (s. ◘ Abb. 14.2) (Krzystolik et al. 2002).

In einer kürzlich durchgeführten Phase-I-B/II-Studie, in der 53 Patienten entweder mit minimal klassischer, überwiegend klassischer CNV oder vor PDT-Behandlung eingeschlossen wurden, zeigten von 94 Patienten, die intravitreale Injektion von RhuFAB in Viermonatsabständen erhielten, eine stabile (68 %) oder verbesserte (96 %) Sehschärfe (Heier et al. 2002). Dabei wurde ein „stabiler Visus" definiert als eine Veränderung der Sehschärfe von 15 Buchstaben auf der EDTRS-Visustafel. Durchschnittlich gewannen behandelte Patienten 9 Buchstaben, 98 Tage nach Beginn der Behandlung, während die Kontrollpatienten im Durchschnitt 4,9 Buchstaben Visus verloren. Die häufigste beobachtete Nebenwirkung dieser Behandlung war eine milde, vorübergehende Entzündungsreaktion. Gleichwohl diese Phase-I-B/II-Resultate nicht weiter hinsichtlich des Typs der CNV aufgeschlüsselt wurden, wird bereits eine größere Phase-III-Studie durchgeführt, die nähere

◘ **Tabelle 14.1.** Resultate einer Phase-IA/IB-Studie von Anti-VEGF-Aptamer. (Mit freundlicher Genehmigung von Eyetech Pharmaceuticals)

Sehschärfe 3 Monate nach Anti-VEGF-Aptamer-Gabe			
	Stabilisiert oder Verbessert [%]	≥ 3 Zeilen Verbesserung [%]	PDT-Wiederholung nach 3 Monaten [%]
Phase IA/IB	82,6	26,1	–
Anti-VEGF-Aptamer kombiniert mit PDT	90	60	40
PDT allein	44	2,2	93

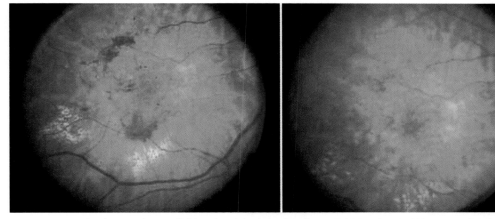

◘ **Abb. 14.3.** Fundusphotographie vor (*links*) und nach (*rechts*) Behandlung mit PDT und Anti-VEGF-Aptamer. (Mit freundlicher Genehmigung von Eyetech Pharmaceuticals)

Informationen zur Bedeutung der Substanz liefern wird.

14.2.2 Pigment epithelium-derived factor (PEDF)

Das erst kürzlich entdeckte Zytokin „Pigment epithelium-derived factor (PEDF)" zeigte antiangiogene Eigenschaften sowohl in einem Modell für Frühgeborenenretinopathie als auch in einem Tiermodell mit laserinduzierter CNV (Mori et al. 2002a,b; Pauleikhoff et al. 2001; Stellemach et al. 2001). Wie im vorherigen Beitrag ausgeführt, liegen die Konzentrationen dieses antiangiogenen Moleküls bei Patienten mit CNV (Holekamp 2001) und Tiermodell mit laserinduzierter CNV (Renno et al. 2002) unter dem Normbereich. Darauf gründet die Hypothese, dass der Einsatz der Substanz sinnvoll sein könnte, um das Wachstum choroidaler Neovaskularisationen im menschlichen Auge zu beeinflussen. **Genvec** hat bereits bei der FDA die Durchführung einer klinischen Phase-I-Studie zur intravitrealen Injektion eines PEDF-enthaltenden Adenovirus beantragt (Rasmussen et al. 2001).

14.2.3 Matrix-Metallo-Proteinase-Inhibitoren

In der molekularen Kaskade der Angiogenese stellt die Invasion und Migration von Endothelzellen durch extrazelluläre Matrix einen wichtigen Schritt dar. Dieser Vorgang ist abhängig von sog. Matrix-Metallo-Proteinasen (MMP's) und wird durch „tissue inhibitors of metallo proteinases (TIMPs)" moduliert. Zahlreiche MMPs konnten in CNV-Membranen von Patienten mit AMD nachge-

wiesen werden (Kadonosono et al. 1999; Steen et al. 1998). **Prinonmastat** ist ein oral zu applizierender Inhibitor der MMPs und zeigt inhibitorische Effekte der Angiogenese in verschiedenen präklinischen Studien (Shalinsky et al. 1999). Allerdings zeigte sich bei einer Phase-II-Studie mit AMD-Patienten keine Wirksamkeit, wohingegen schwere und nicht tolerable Nebenwirkungen auftraten (Blodi 2001). Ein anderer potenzieller MMP-Inhibitor, das sog. **Neovastat**, ein ebenfalls oral zu applizierendes Extrakt von Haifischknorpel, besitzt ebenfalls antiangiogene Eigenschaften und wird z. Z. in einer Phase-II-Studie der Fa. **Eterna** geprüft.

14.2.4 Steroide

Kortikosteroide mit antiangiogenen Eigenschaften – sog. „angiostatische Steroide" – welche diese Wirkung unabhängig von ihrer Glukokortikoidwirkung entfalten, stehen schon seit einiger Zeit zur Verfügung (Crum et al. 1985). Laufende Studien prüfen solche Substanzen als potenzielle Therapie bei der neovaskulären AMD.

Für Anecortave-Azetat wurde eine antiangiogene Wirkung in mehreren Modellen der Neovaskularisation gezeigt, wobei der zugrundeliegende Mechanismus wahrscheinlich eine Hochregulation des Plasminogen-Aktivator-Inhibitors ist (Ben Ezra et al. 1997; Clark et al. 1999; McNatt et al. 1992, 1999; Oikawa et al. 1988; Penn et al. 2001; Proia et al. 1993). Interessanterweise zeigte sich bei Mäusen mit geringerer Plasminogen-Aktivator-Inhibitor-Aktivität eine geringere Inzidenz laserinduzierter CNV-Membranen (Lambert et al. 2001). Darüber hinaus beeinträchtigte Anecortave-Azetat signifikant die Angiogenese in einem Frühgeborenen-Retinopathiemodell (◘ Abb. 14.4), während gleich-

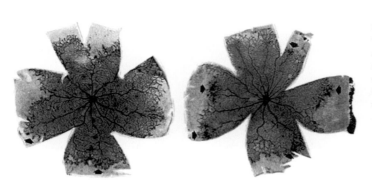

◘ Abb. 14.4. Retinal flat mounts von Tieren, behandelt mit Anecortave Acetate (*rechts*) oder einer Kontrollsubstanz (*links*) zeigen eine Inhibition der Angiogenese in einer ROP-Modell. (Mit freundlicher Genehmigung von Penn et al. 2001)

zeitig normale Netzhautgefäße nicht beinflusst wurden (Penn et al. 2001). Dieses Steroid ohne die konventionelle hormonelle Aktivität besitzt die wünschenswerte Eigenschaft, neue Gefäßbildung zu hemmen, ohne eine Erhöhung des intraokularen Druckes oder eine Kataraktbildung zu indizieren. Weiterhin kann diese Substanz lokal appliziert werden, und zwar retrobulbär mit einer speziell gebogenen Kanüle. Gegenüber einem Placebo zeigt eine kürzlich durchgeführte Studie einen besseren Visusverlauf bei AMD-Patienten, die mit Anecortave-Azetat behandelt wurden (Slater et al. 2002). In dieser kontrollierten Phase-II-Studie fand sich bei 84 % der Patienten mit überwiegend klassischer CNV eine Visusstabilisierung innerhalb von 3 Zeilen gegenüber 50 % in der Placebogruppe, wobei die Wirkung bei einer Dosis von 15 mg interessanterweise wesentlich besser war als bei 30 mg. Gegenwärtig werden noch 2 Phase-III-Studien in den Vereinigten Staaten und in Europa durchgeführt, die entweder die Wirkung von Anecortave im Vergleich mit einem Placebo oder im Vergleich mit einer PDT mit Visudyne untersuchen.

Die bislang durchgeführten Daten bzgl. der intravitrealen Injektion von Triamcinolon-Acetonid sind ermutigend, aber noch sehr inkonsistent. Experimentelle Studien zeigten einen antiangiogenetischen Effekt in einem Mausmodell der Frühgeborenenretinopathie als auch in einem laserinduzierten CNV-Modell der Ratte (Ciulla et al. 2001; Spandau et al. 2002). In einer großen australischen Studie, bei der 139 Patienten mit 4 mg Triamcinolon behandelt wurden, zeigte sich nur ein geringfügiger Effekt auf die Größe der CNV nach 3 Monaten (Gillies et al. 2002). Die Effekte in kleineren Fallserien wurden als positiv interpretiert (Moon et al. 2002; Roth et al. 2002). Jonas et al. (2002) haben eine höhere Dosis von jeweils 25 mg z. T. mehrfach intravitreal injiziert und fanden in einer größeren Serie bei 71 behandelten Augen von 67 AMD-Patienten mit vorwiegend oder ausschließlich okkulter CNV eine statistisch signifikante Verbesserung der Sehschärfe von 0,16±0,11 auf 0,23±0,17 bei einer mittleren Beobachtungszeit von 7,46±3,5 Monaten. Weiterhin berichtete diese Arbeitsgruppe, dass 66,2 % der Patienten eine Visusbesserung und 15,5 % eine funktionelle Verschlechterung nach der Injektion zeigten. Die höhere Dosis von Triamcinolon bei AMD-Patienten ist bislang noch nicht in einer prospektiven, randomisierten klinischen Studie geprüft worden. Auch ist unklar, welche Dosis

im Falle der Wirksamkeit optimal wäre. Zu berücksichtigen ist bei Triamcinolon auch, dass bei einem Teil der Patienten therapiebedürftige Augeninnendrucksteigerungen auftreten können. Weiter kann die weißliche Lösung zu vorübergehenden störenden Sehwahrnehmungen führen.

14.2.5 Interferon-α-2A

Im Gegensatz zu zahlreichen experimentellen und klinischen Vorstufen (Brouta-Boyé u. Zetter; Engler et al. 1993; Ezekowitz et al. 1992; Fung 1991; Loughnan et al. 1992; Miller et al. 1993; Poliner et al. 1993; Sidky u. Borden 1987) zeigte eine prospektive randomisierte klinische Studie keine Wirksamkeit von Interferon-α-2A bei Patienten mit neovaskulärer AMD (Pharmacological Therapy for Macular Degeneration Study Group 1997). Dabei hatten verumbehandelte Patienten mit einer Interferondosis von 6 Mio. IE sogar einen rascheren Visusverlust als jene, bei denen Placebo appliziert wurde.

14.2.6 Thalidomid

Für Talidomid wurde eine Inhibition der Angiogenese in experimentellen Modellen gezeigt (D'Amato et al. 1994; Kaven et al. 2001). Allerdings fanden sich in einer klinischen Studie bei AMD-Patienten **erhebliche Nebenwirkungen** einschließlich schwerer peripherer Neuropathien (Maguire et al. 2001). Darüber hinaus zeigte sich klinisch kein antiangiogenetischer Effekt bei der relativ kleinen Anzahl von Patienten, die diese Therapie über längere Zeit erhielten.

14.2.7 Low-dose-Chemotherapie

Experimentelle Studien weisen auf die potenzielle Möglichkeit der Beeinflussung des angiogenetischen Prozesses durch zytotoxische Substanzen hin (Gasparini 2001). Möglicherweise könnten durch geringe Dosierungen solcher Agenzien die Entstehung von CNV-Membranen in Hochrisikopartneraugen von AMD-Patienten verhindert werden. Nach umfangreichen Erfahrungen in anderen Anwendungsbereichen wie der Rheumatologie besitzen solche niedrig dosierten Chemotherapeutika auch bei systemischer Applikation keine oder nur minimale Nebenwirkungen. Derzeit gibt es noch keine publizierte Information bei der Anwendung solcher Substanzen im Rahmen der AMD.

14.2.8 Antiangiogenetische Therapie in Abhängigkeit vom Typ der choroidalen Neovaskularisation?

Gegenwärtig erscheint die Inhibition der Gefäßneubildung leichter zu sein als die Destruktion präexistenter Gefäße. Hochrisikopartneraugen und frühzeitig detektierte Neovaskularisationen würden unter Annahme dieses Effekts einen vielversprechenden Angriffspunkt für antiangiogene Substanzen darstellen. Auch okkulte neovaskuläre Membranen, welche einen fibrovaskulären Prozess mit mehr immaturen Gefäßen darstellen, erscheinen potenziell beeinflussbar, zumal einige der Präparate nicht nur antiangiogenetische, sondern auch antifibrotische Eigenschaften besitzen. Demgegenüber könnten Augen mit klassischen choroidalen Neovaskularisationen mehr von dem Antipermeabilitätseffekt durch VEGF-Inhibitoren profitieren.

14.3 Sonstige medikamentöse Ansätze

14.3.1 Neuroprotektive Faktoren

Ein Bereich der Prophylaxe stellen neuroprotektive Substanzen dar, welche mit dem Ziel eingesetzt werden sollen, dass der Übergang von einer frühen in eine späte AMD verhindert oder zumindest verzögert wird. Diese Substanzen greifen in Prozesse ein, welche zum Tod von Photorezeptor-, retinalem Pigmentepithel- oder anderen Zellen der Netzhaut wie Müller-Zellen führen. Die ersten neurotrophen Faktoren, für die eine Verzögerung des retinalen Zelltodes gezeigt werden konnte, stammen aus der Familie der fibroblastischen Wachstumsfaktoren (fibroblastic growth factor, FGF). In Tiermodellen wurde für verschiedene Formen von FGF gefunden, dass ein früher Verlust von Photorezeptorzellen im Vergleich zu Kontrollen verhindert werden kann (Spencer et al. 2001). Für den ziliaren neurotrophen Faktor (ciliary neurotrophic factor, CNTF) wurde eine Verzögerung der Photorezeptordegeneration an Tiermodellen der Retinitis pigmentosa gezeigt (Fischer et al. 2000). Allerdings haben

bislang Nebenwirkungen wie die Aktivierung von Herpes-simplex-Viren die Durchführung einer klinischen Studie dieser neurotrophen Faktoren verzögert, und es wird an einer Technik gearbeitet, mit der nebenwirkungsfrei die Zielzellen der Netzhaut erreicht werden können. Ein vom Linsenepithel stammender Wachstumsfaktor (lens epithelium-derived growth factor, LEDGF) kann Neurone gegen den programmierten Zelltod (Apoptose) schützen (Ahuja et al. 2001). Weitere potenzielle Kandidaten für den Schutz retinaler Neurone beinhalten auch verschiedenen Antioxidantien wie Lutein, Docosahexaenoic-Säure (DAH) und Interleukine. DAH wird gegenwärtig schon in klinischen Studien bei Retinitis pigmentosa getestet. Neurotrophe Substanzen könnten in Zukunft beispielsweise Anwendung finden, um die Progression der geographischen Atrophie bei AMD zu verlangsamen. Zu bedenken ist bei den genannten Substanzen, dass ihre erwogene Anwendung z. T. noch auf ungeprüften Hypothesen fußt, weshalb eine routinemäßige Applikation zumindest nicht in naher Zukunft wahrscheinlich erscheint.

14.3.2 Etaretin

Zu dieser Substanz liegen 3 Studien mit sehr ähnlichem Inhalt vor (Hruby 1977; Hruby u. Wiesflecker 1983; Varga et al. 1986). Es wurden Patienten mit unterschiedlichen Makuladegenerationsstadien mit intramuskulären Injektionen von Phosphatiden behandelt, die aus Schweinenetzhäuten gewonnen wurden. Der Therapieerfolg wurde als Verbesserung des Visus nach undefinierter Behandlungsdauer (Varga et al. 1986) oder als Stabilisierung in mindestens einem Auge bei einer Nachbeobachtungsdauer von 1–9 Jahren (Hruby u. Wiesflecker 1983) definiert. Neben der fehlenden Kontrollgruppe, der Subjektivität der Untersuchungsmethoden und der Inhomogenität des Patientenkollektivs ist bei diesen Studien zu bemerken, dass auch eine theoretische Grundlagen für eine mögliche Therapiewirkung bei altersabhängiger Makuladegeneration fehlt. Die verwendeten Phosphatide sollen einen Teil jener Membranstrukturen darstellen, die Stäbchensegmente bilden. Es besteht jedoch kein Hinweis dafür, dass bei der AMD ein Defekt in Höhe der Photorezeptoren vorliegt. Ein wichtiger Pathomechanismus scheint nicht ein Mangel, sondern vielmehr eine Akkumulation lipoidaler Substanzen einschließlich Phosphatiden und Phospholipiden in den Zellen des retinalen Pigmentepithels und in der Bruch-Membran zu sein. Ein Nachweis für die Wirksamkeit dieser Präparategruppe steht aus.

14.3.3 Gingko-biloba-Extrakte

Verschiedene Präparate aus dem Blatt des Gingkobaums werden seit Jahren bei Patienten mit AMD verordnet (Lebuisson et al. 1986). Die einzige Studie zu dieser Indikation untersuchte den Effekt einer Therapie mit einem Extrakt von Gingko biloba an 10 Patienten, die über lediglich 6 Monate beobachtet wurden. Obwohl diese Studie doppelblind durchgeführt wurde, kann aufgrund der geringen Zahl von Patienten und der sehr kurzen Beobachtungszeit kein Rückschluss auf eine Wirksamkeit von Gingko biloba hinsichtlich des Verlaufs der Makuladegeneration getroffen werden.

14.3.4 Jod

Ähnliches wie für die bereits beschriebenen Therapiemethoden gilt auch für die Balneotherapie mit Jodsalzen, die in Form einer Iontophorese durchgeführt wird (Rieger 1975, 1988, 1992). Jod soll eine antioxidative Wirkung besitzen und den schädlichen Effekt freier Radikale verhindern. Die bisher durchgeführten Studien wurden aber entweder ohne oder mit einer ungeeigneten Kontrollgruppe durchgeführt. Die als Wirkung der Jod-Iontopherese angeführten Verbesserungen sind eher auf die Schwankungsbreite und Lerneffekte subjektiver Testmethoden zurückzuführen und erlauben keinen Rückschluss auf eine therapeutische Wirkung.

14.3.5 Durchblutungsfördernde Medikamente

Die Frage, ob die Aderhautperfusion primär eine pathogenetische Rolle bei der Entwicklung der AMD spielt, wird kontrovers diskutiert. In älteren Lehrbüchern wird die AMD oft als Folge einer „sklerotischen" Veränderung der Aderhautgefäße verstanden, die zu einer Mangeldurchblutung und zu retinaler Ischämie führt. Mit zu dieser Annahme beigetragen hat möglicherweise die Beobachtung, dass bei Patienten mit primären choroidalen Perfusionsstörungen auch subretinale Neovaskularisationen auftreten können (Melrose et al. 1987), jedoch ohne die typischen Veränderungen im Bereich der äußeren Netzhaut wie z. B. Drusen der Bruch-Membran. Eine primäre choroidale Perfusionsstörung erscheint auch deswegen unwahrscheinlich, da der Blutfluss und das Angebot an Sauerstoff und anderen nutritiven Faktoren im Bereich der Choroidea weit über dem liegt, was für eine regelrechte Funktion der äußeren Netzhautschichten erforderlich ist. Nach neueren Erkenntnissen wird die Verminderung der choroidalen Perfusion bzw. die ultrastrukturell erkennbare Atrophie der Choriokapillaris vielmehr als Folge der primären Erkrankung in Höhe der Bruch-Membran und des retinalen Pigmentepithels gedeutet (Holz et al. 1994; Pauleikhoff et al. 1990; Scheider u. Neuhauser 1992). In der Folge korreliert mit der sekundären Perfusionsstörung in der Aderhaut auch eine sekundäre Funktionsstörung der Retina (Remulla et al. 1995). Es liegen jedenfalls keine Belege dafür vor, dass eine „Durchblutungsstörung" der Aderhaut primär an der Pathogenese der altersabhängigen Makuladegeneration beteiligt wäre. Deshalb erscheint es auch unwahrscheinlich, dass eine „durchblutungsfördernde" Therapie in der Lage wäre, die Veränderungen im Rahmen der altersabhängigen Makuladegeneration zu beeinflussen. Weder für rheologisch wirksame Substanzen noch für Thrombozytenaggregationshemmer bestehen Hinweise auf einen präventiven oder therapeutischen Effekt bei der AMD.

14.4 Applikationsweisen

Ähnlich der Entwicklung der verschiedenen antiangiogenen Substanzen zeigt sich auch eine Diversifizierung bei der Art der Applikation. Das Auge stellt ein einzigartiges System dar, um antiangiogene Substanzen zu applizieren und zu testen, da eine systemische Exposition in Gegenwart einer intakten Blut-Netzhaut-Schranke potenziell vermeidbar ist. Gleichwohl einige Substanzen wie das Anti-VEGF-Aptamer klein genug sind, um auch diese Barriere zu durchkreuzen, ist dies für größere Moleküle nicht möglich, sodass Nebenwirkungen systemischer Art vermeidbar erscheinen. Daher ist auch gegenwärtig die intravitreale Injektion die Applikationsweise der Wahl. Eine Verbesserung wäre hier denkbar durch die Benutzung intravitrealer Implantate, welche die Wirksubstanzen über lange Zeit unter Beibehaltung therapeutischer Konzentrationen ermöglichen (Robinson et al. 2002). Subtenon- oder subkonjunktivale Depotgaben werden bereits bei Steroiden angewendet. Hierdurch können nachweislich relevante intraokulare Konzentrationen erreicht werden.

Fazit

Basierend auf den Ergebnissen der ARED-Studie ist eine prophylaktische Gabe einer Kombination aus Vitamin C, Vitamin E, β-Karotin und Zink bei solchen Patienten sinnvoll, die die entsprechenden funduskopischen Kriterien erfüllen und bei denen keine Kontraindikationen (wie etwa für β-Karotin bei Rauchern) vorliegen. Für alle anderen prophylaktischen Ansätze einschließlich der Gabe von Lutein oder Zeaxanthin zur Dichteerhöhung des makulären Pigments liegt bislang noch kein Wirksamkeitsnachweis vor.

Gegenwärtig befinden sich zahlreiche antiangiogenetische Therapien in der Entwicklung bzw. bereits in der klinischen Erprobung. Noch muss sich zeigen, welche hiervon tatsächlich in der klinischen Routine sinnvoll einsetzbar sind. Auf jeden Fall ist mit dieser Entwicklung ein vielversprechendes Potenzial für eine wirksame AMD-Therapie gegeben. Mit weiteren Erkenntnissen über die molekularen Grundlagen der Angiogenese auch aus dem Bereich der experimentellen Onkologie ist damit zu rechnen, dass in Zukunft weitere Substanzen gefunden werden, die potenziell Anwendung auch in der Augenheilkunde finden. Dabei ist auch die Kombination verschiedener therapeutischer Ansätze, die pharmakologische Therapien mit einschließen, eine Perspektive, womit die funktionelle Prognose bei neovaskulärer AMD verbessert werden könnte.

Literatur

Age-related Eye Disease Study Research Group, The AREDS Study Group (2001) A randomized, placebo-controlled, clinical trial of high-dose supplementation with vitamins C and E, beta carotene, and zinc for age-related macular degeneration and vision loss: AREDS report no. 8. Arch Ophthalmol 119:1417–1436

Ahuja P, Caffe A.R, Holmqvist I, Soderpalm AK, Singh DP, Shinohara T, van Veen T (2001) Lens epithelium-derived growth factor (LEDGF) delays photoreceptor degeneration in explants of rd/rd mouse retina. Neuroreport 12:2951–2955

Amin R, Puklin JE, Frank RN (1994) Growth factor localization in choroidal neovascular membranes of age-related macular degeneration. Invest Ophthalmol Vis Sci 35:3178–188

Baird A, Walicke PA (1989) Fibroblast growth factors. Br Med Bull 45:438–452

Baun O, Vinding T, Krogh E (1993) Natural course in fellow eyes of patients with unilateral age-related exudative maculopathy. A fluorescein angiographic 4-year follow-up of 45 patients. Acta Ophthalmol 71:398–401

Beatty S, Murray IJ, Henson DB, Carden D, Koh H, Boulton ME (2001) Macular pigment and risk for age-related macular degeneration in subjects from a Northern European population. Invest Ophthalmol Vis Sci 42:439–446

Ben Ezra D, Griffin BW, Maftzir G, Sharif NA, Clark AF (1997) Topical formulations of novel angiostatic steroids inhibit rabbit corneal neovascularization. Invest Ophthalmol Vis Sci38:1954–1962

Berendschot TT, Goldbohm RA, Klopping WA, van de Kraats J, van Norel J, van Norren D (2000) Influence of lutein supplementation on macular pigment, assessed with two objective techniques. Invest Ophthalmol Vis Sci 41:3322–3326

Blodi BA, AG3340 Study Group (2001) Effects of prinomastat (AG3340), an angiogenesis inhibitor, in patients with subfoveal choroidal neovascularization associated with age-related macular degeneration. Invest Opthalmol Vis Sci 42:4, ARVO [suppl]:S311

Brouta-Boyé D, Zetter BR (1980) Inhibition of cell motility by interferon. Science 208:516–518

Ciulla TA, Criswell MH, Danis RP, Hill TE (2001) Intravitreal triamcinolone acetonide inhibits choroidal neovascularization in a laser-treated rat model. Arch Ophthalmol 119:399–404

Clark AF, Mellon J, Li XY, Ma D, Leher H, Apte R, Alizadeh H, Hegde S, McLenaghan A, Mayhew E, D'Orazio TJ, Niederkorn JY (1999) Inhibition of intraocular tumor growth by topical application of the angiostatic steroid anecortave acetate. Invest Ophthalmol Vis Sci 40:2158–2162

Crum R, Szabo S, Folkman J (1985) A new class of steroids inhibits angiogenesis in the presence of heparin or a heparin fragment. Science 230:1375–1378

D'Amato RJ, Loughnan MS, Flynn E, Folkman J (1994) Thalidomide is an inhibitor of angiogenesis. Proc Natl Acad Sci USA 91:4082–4085

Engler CB, Sander B, Koefoed P, Larsen M, Vinding R, Lund-Anderson H (1993) Interferon alpha-2a treatment of patients with subfoveal neovascular macular degeneration. A pilot investigation. Acta Ophthalmol 71:27–31

Ezekowitz RAB, Mulliken JB, Folkman J (1992) Interferon alfa-2a therapy for life-threatening hemangiomas of infancy. NEJM 326:1456–1463

Ferris F, Fine SL, Hyman L (1984) Age-related macular degeneration and blindness due to neovascular maculopathy. Arch Ophthalmol 102:1640–1642

Fett JW, Bethune JL, Vallee BL (1987) Induction of angiogenesis by mixtures of two angiogenic proteins, angiogenin and acidic fibroblast growth factor, in the chick chorioallantoic membrane. Biochem Biophys Res Commun 146:1122–1131

Fischer D, Pavlidis M, Thanos S (2000) Cataractogenic lens injury prevents traumatic ganglion cell death and promotes axonal regeneration both in vivo and in culture. Invest Ophthalmol Vis Sci 41:3943–3954

Flamm P (1987) Zur Therapie der degenerativen Makulopathie mit Cosaldon A+E. Klin Monatsbl Augenheilkd 190:59–66

Fung WE (1991) Interferon alpha 2a for treatment of age-related macular degeneration. Am J Ophthalmol 112:349–350

Garrett KL, Shen WY, Rakoczy PE (2001) In vivo use of oligonucleotides to inhibit choroidal neovascularisation in the eye. J Gene Med 3:373–383

Gasparini G (2001) Metronomic scheduling: the future of chemotherapy? Lancet Oncol 2:733–740

Gillies MC, Chua W, Mitchell P, Billson F, Hunyour A, Penfold P, Simpson J (2002) Photographic and fluorescein angiographic outcomes from the intravitreal triamcinolone study for neovascular ARMD. Abstract presented at the annual ARVO meeting

Hammond BR jr, Caruso-Avery M (2000) Macular pigment optical density in a Southwestern sample. Invest Ophthalmol Vis Sci 41:1492–1497

Heier JS, Sy JP, McCuskey ER (2002) ruhFab V2 (anti-VEGF antibody) for treatment of exudative AMD. Annual Retina Congress Presentation

Holekamp (2001) Deficiency of anti-angiogenic pigment epithelial-derived factor in the vitreous of patients with wet age-related macular degeneration. Retina Society Annual Meeting, Chicago

Holz FG, Miller D (2003) Pharmakologische Therapie der altersabhängigen Makuladegeneration. Ophthalmologe 100:97–103

Holz FG, Wolfensberger TJ, Piguet B, Gross-Jendroska M, Arden GB, Bird AC (1993) Oral zinc-therapy in age-related macular degeneration: a double blind study. Germ J Ophthalmol 2 [suppl]:391

Holz FG, Wolfensberger TJ, Piguet B, Gross-Jendroska M, Wells JA, Minassian DC, Chisholm IH, Bird AC (1994) Bilateral macular drusen in age-related macular degeneration. Prognosis and risk factors. Ophthalmology 101:1522–1528

Holz FG, Schutt F, Kopitz J, Eldred GE, Kruse FE, Volcker HE, Cantz M (1999) Inhibition of lysosomal degradative functions in RPE cells by a retinoid component of lipofuscin. Invest Ophthalmol Vis Sci 40:737–743

Hruby K (1977) Aussichten und Grenzen der Behandlung seniler Makulopathien mit Phosphatiden. Wien Klin Wochenschr 89:439–442

Hruby K, Wiesflecker J (1983) Trockene senile Makulopathie. Prophylaxe und Therapie in Risikofallen. Klin Monatsbl Augenheilkd 182:570–575

Jonas JB, Kreissig I, Hugger P, Sauder G, Panda-Jones S, Degenring R (2002) Intravitreal triamcinolone acetonide for exudative age-related macular degeneration. Br J Ophtalmol, in press

Kadonosono K, Yazama F, Itoh N, Sawada H, Ohno S (1999) Expression of matrix metalloproteinase-7 in choroidal neovascular membranes in age-related macular degeneration. Am J Ophthalmol 128:382–384

Kaminski MS, Yolton DP, Jordan WT, Yolton RL (1993) Evaluation of dietary antioxidant levels and supplementation with ICAPS-plus and ocuvite. J Am Optom Assoc 64:862–870

Karciouglu ZA (1982) Zinc in the eye. Surv Ophthalmol 27:114

Kaven C, Spraul CW, Zavazava N, Lang GK, Lang GE (2001) Thalidomide and prednisolone inhibit growth factor-induced human retinal pigment epithelium cell proliferation in vitro. Ophthalmologica 215:284–289

Klein R, Klein BE, Linton KL, De Mets DL (1993) The Beaver Dam Eye Study: the relation of age-related maculopathy to smoking. Am J Epidemiol 137:190–200

Knighton DR, Phillips GD, Fiegel VD (1990) Wound healing angiogenesis: indirect stimulation by basic fibroblast growth factor. J Trauma 30 [suppl]:134–144

Krzystolik MG, Afshari MA, Adamis AP, Gaudreault J, Gragoudas ES, Michaud NA, Li W, Connolly E, O'Neill CA, Miller JW (2002) Prevention of experimental choroidal neovascularization with intravitreal anti-vascular endothelial growth factor antibody fragment. Arch Ophthalmol 120:338–346

Lambert V, Munaut C, Noel A, Frankenne F, Bajou K, Gerard R, Carmeliet P, Defresne MP, Foidart JM, Rakic JM (2001) Influence of plasminogen activator inhibitor type 1 on choroidal neovascularization. Faseb J 15:1021–1027

Lebuisson DA, Leroy L, Rigal G (1986) Treatment of senile macular degeneration with ginkgo biloba extract. A preliminary double-blind drug vs. placebo study. Presse Med 15:1556–1558

Loughnan MS, Heriot WJ, O'Day J (1992) Treatment of subfoveal choroidal neovascular membranes with systemic interferon-alpha 2a. Aust N Z J Ophthalmol 20:173–175

Maguire MG, Fine SL, Maguire AM, D'Amato RJ, Singerman LJ (2001) AMDATS Research Group: results of the age-related macular degeneration and thalidomide study (AMDATS). Invest Ophthalmol Vis Sci 42:233

McNatt LG, Lane D, Clark AF (1992) Angiostatic activity and metabolism of cortisol in the chorioallantoic membrane (CAM) of the chick embryo. J Steroid Biochem Mol Biol 42:687–693

McNatt LG, Weimer L, Yanni J, Clark AF (1999) Angiostatic activity of steroids in the chick embryo CAM and rabbit cornea models of neovascularization. J Ocul Pharmacol Ther 15:413–423

Melrose MA, Magargal LE, Goldberg RE, Annesley WJ (1987) Subretinal neovascular membranes associated with choroidal nonperfusion and retinal ischemia. Ann Ophthalmol 19:396–399

Miller JW, Stinson WG, Folkman J (1993) Regression of experimental iris neovascularization with systemic alpha-interferon. Ophthalmology 100:9–14

Miller JW, Shima DT, Tolentino M, Gragoudas ES, Ferrara N, Connolly EJ, Folkman J, D'Amore PA, Adamis AP (1995) Inhibition of VEGF prevents ocular neovascularization in a monkey model. Invest Ophthalmol Vis Sci 36:401

Montesano R, Vassalli JD, Baird A, Guillemin R, Orci L (1986) Basic fibroblast growth factor induces angiogenesis in vitro. Proc Natl Acad Sci U S A 83:7297–7301

Moon SJ, Mieler WF, Holz ER (2002) Pilot study of intravitreal injection of triamcinolone acetonide in exsudative age-related macular degenertation. Abstract presented at the annual ARVO meeting

Mori K, Duh E, Gehlbach P et al. (2001) Pigment epithelium-derived factor inhibits retinal and choroidal neovascularization. J Cell Physiol 188:253–263

Mori K, Gehlbach P, Ando A, McVey D, Wei L, Campochiaro PA (2002a) Regression of ocular neovascularization in response to increased expression of pigment epithelium-derived factor. Invest Ophthalmol Vis Sci 43:2428–2434

Mori K, Gehlbach P, Yamamoto S et al. (2002b) AAV-mediated gene transfer of pigment epithelium-derived factor inhibits choroidal neovascularization. Invest Ophthalmol Vis Sci 43:1994–2000

Newsome DA, Swartz M, Leone NC, Elston RC, Miller E (1988) Oral zinc in macular degeneration. Arch Ophthalmol 106:192–198

Oikawa T, Hiragun A, Yoshida Y, Ashino-Fuse H, Tominaga T, Iwaguchi T (1988) Angiogenic activity of rat mammary carcinomas induced by 7,12-dimethylbenz[a]anthracene and its inhibition by medroxyprogesterone acetate: possible involvement of antiangiogenic action of medroxyprogesterone acetate in its tumor growth inhibition. Cancer Lett 43:85–92

Pauleikhoff D, Chen JC, Chisholm IH, Bird AC (1990) Choroidal perfusion abnormality with age-related Bruch's membrane change. Am J Ophthalmol 109:211–217

Pauleikhoff D, van Kuijk FJ, Bird AC (2001) Makulapigment und altersabhängige Makuladegeneration. Ophthalmologe 98:511–519

Penn JS, Rajaratnam VS, Collier RJ, Clark AF (2001) The effect of an angiostatic steroid on neovascularization in a rat model of retinopathy of prematurity. Invest Ophthalmol Vis Sci 42:283–290

Pharmacological Therapy for Macular Degeneration Study Group (1997) Interferon alfa-2a is ineffective for patients with choroidal neovascularization secondary to age-related macular degeneration: results of a prospective randomized clinical trial. Arch Ophthalmol 115:865–872

Poliner LS, Tornambe PE, Michelson PE, Heitzmann GJ (1993). Interferon alpha-2a for subfoveal neovascularization in age-related macular degeneration. Ophthalmology 100:1417–1424

Proia AD, Hirakata A, McInnes JS, Scroggs MW, Parikh I (1993) The effect of angiostatic steroids and beta-cyclodextrin tetradecasulfate on corneal neovascularization in the rat. Exp Eye Res 57:693–698

Rasmussen H, Chu KW, Campochiaro P, Gehlbach PL, Haller JA., Handa JT, Nguyen QD, Sung JU (2001) Clinical protocol, an open-label, phase I, single administration, dose-escalation study of ADGVPEDF.11D (ADPEDF) in neovascular age-related macular degeneration (AMD). Hum Gene Ther 12:2029–2032

Remulla JF, Gaudio AR, Miller S, Sandberg MA (1995) Foveal electroretinograms and choroidal perfusion characteristics in fellow eyes of patients with unilateral neovascular age-related macular degeneration. Br J Ophthalmol 79:558–561

Renno RZ, Youssri AI, Michaud N, Gragoudas ES, Miller JW (2002) Expression of pigment epithelium-derived factor in experimental choroidal neovascularization. Invest Ophthalmol Vis Sci 43:1574–1580

Rieger G (1975) Heilanzeigen für Jodkurbehandlungen der Augen in Bad Hall. Wien Med Wochenschr 125:438–439

Rieger G (1988) Der Einfluss von kombinierten Jodkurbehandlungen in Bad Hall auf die Farbwahrnehmung von Patienten. Klin Monatsbl Augenheilkd 193:416–419

Rieger G (1992) Veränderungen der Kontrastempfindlichkeit nach kombinierten Jodkurbehandlungen in Bad Hall bei Patienten mit altersbedingter Makulopathie. Ophthalmologica 205:100–104

Risau W (1990) Angiogenic growth factors. Prog Growth Factor Res 2:71–79

Robinson MR, Baffi J, Yuan P, Sung C, Byrnes G, Cox TA, Csaky KG (2002) Safety and pharmacokinetics of intravitreal 2-methoxyestradiol implants in normal rabbit and pharmacodynamics in a rat model of choroidal neovascularization. Exp Eye Res 74:309–317

Roth DB, Spirn M, Yarian DL, Green SN, Leff SR, Friedman ES, Keyser BJ, Wheatly MH (2002) Intravitreal triamcinolone injection for the treatment of occult choriodal neovascularization associated with age-related macular degeneration. Abstract presented at the annual ARVO meeting

Scheider A, Neuhauser L (1992) Fluorescence characteristics of drusen during indocyanine-green angiography and their possible correlation with choroidal perfusion. Ger J Ophthalmol 1:328–334

Schütt F, Davies S, Kopitz J, Holz FG, Boulton ME (2000) Photodamage to human RPE cells by A2-E, a retinoid component of lipofuscin. Invest Ophthalmol Vis Sci 41:2303–2308

Schütt F, Pauleikhoff D, Holz FG (2002) Vitamine und Spuren-elemente bei der altersabhängigen Makuladegenera-tion. Ophthalmologe:99:301–303

Schweigerer L (1988) Basic fibroblast growth factor and its re-lation to angiogenesis in normal and neoplastic tissue. Klin Wochenschr 66:340–345

Seddon JM, Ajani UA, Sperduto RD et al. (1994) Dietary carote-noids, vitamins A, C, and E, and advanced age-related ma-cular degeneration. Eye Disease Case-Control Study Group. JAMA 272:1413–1420

Seigel D (2002) AREDS investigators distort findings. Arch Ophthalmol 120:100–101

Shalinsky DR, Brekken J, Zou H et al. (1999) Broad antitumor and antiangiogenic activities of AG3340, a potent and se-lective MMP inhibitor undergoing advanced oncology clinical trials. Ann NY Acad Sci 878:236–270

Sidky YA, Borden EC (1987) Inhibition aof angiogenesis by interferon: effects on tumor-and lymphocyte-induced vascular responses. Cancer Res 47:5155–5161

Slater JS, Singerman LJ, Russell SR, Hudson HL, D'Amico DJ, Jerdan J, Zillox P, Robertson SM, Anecortave Study Group (2002) Anecortave acetate administered as a posterior juxtascleral injection for subfoveal CNV in age-related macular degeneration (AMD) – clinical results. Annual Retina Congress Presentation

Spandau UM, Sauder G, Jonas JB, Hammes HP (2002) Angiosta-tic effect of crystalline traimcinolone acetonide on ocular neovascularization in vivo. Abstract presented at the an-nual ARVO meeting

Spencer B, Agarwala S, Gentry L, Brandt CR (2001) HSV-1 vec-tor-delivered FGF2 to the retina is neuroprotective but does not preserve functional responses. Mol Ther 3:746–756

Spilsbury K, Garrett KL, Shen WY, Constable IJ, Rakoczy PE (2000) Overexpression of vascular endothelial growth factor (VEGF) in the retinal pigment epithelium leads to the development of choroidal neovascularization. Am J Pathol 157:135–144

Steen B, Sejersen S, Berglin L, Seregard S, Kvanta A (1998) Ma-trix metalloproteinases and metalloproteinase inhibitors in choroidal neovascular membranes. Invest Ophthalmol Vis Sci 39:2194–2200

Stellmach V, Crawford SE, Zhou W, Bouck N (2001) Prevention of ischemia-induced retinopathy by the natural ocular antiangiogenic agent pigment epithelium-derived fac-tor. Proc Natl Acad Sci U S A 98:2593–2597

Stokes CL, Rupnick MA, Williams SK, Lauffenburger DA (1990) Chemotaxis of human microvessel endothelial cells in response to acidic fibroblast growth factor. Lab Invest 63:657–668

Stur M, Tittl M, Reitner A, Meisinger V (1996) Oral zinc and the second eye in age-related macular degeneration. Invest Ophthalmol Vis Sci 37:1225–1235

The Eyetech Study Group (2002a) Anti-VEGF therapy for sub-foveal choroidal neovascularization secondary to age-re-lated macular degeneration: phase IB results. Annual ARVO meeting presentation

The Eyetech Study Group (2002b) Preclinical and phase IA cli-nical evaluation of an anti-VEGF pegylated aptamer (EYE 001) for the treatment of exudative age-related macular degeneration. Retina 22:143–152

Varga M, Gabriel I, Follmann P (1986) Behandlung der senilen Makulopathie mit Etaretin. Klin Monatsbl Augenheilkd 188:622–624

Vergrößernde Sehhilfen bei altersabhängiger Makuladegeneration

K. Rohrschneider, A. Blankenagel

15.1   Definition der Sehbehinderung und rechtliche Grundlagen

„Sehschädigung" wird allgemein als der übergeordnete Begriff für jede Beeinträchtigung der Sehfunktion des Auges nach bestmöglicher Korrektur mit Brillengläsern oder Kontaktlinsen verstanden. Der Grad der Sehschädigung ist abhängig vom Sitz der Augenerkrankung. Die Funktionsminderung wird allgemein durch die zentrale Sehschärfe für die Ferne angegeben (◘ Tabelle 15.1).

Im Bundessozialhilfegesetz wird seit dem 2. Änderungsgesetz vom 14. August 1969 allgemein von der „körperlich wesentlichen Behinderung" gesprochen. Dieser Begriff beinhaltet eine Zusammenfassung von „Sehbehinderung" und „hochgradiger Sehbehinderung". Der Begriff der Sehschwäche ist in den wesentlichen gesetzlichen Bestimmungen durch den Terminus „Sehbehinderung" ersetzt worden. Da in der Tat eine echte Behinderung besteht, sollte auch in der Praxis nicht mehr vom „Sehschwachen" gesprochen werden.

Bezüglich der Verordnungsfähigkeit zu Lasten der Krankenkasse oder anderer Sozialträger gilt das Bundessozialhilfegesetz (§§ 39–47 BSHG), welches festlegt, welcher Personenkreis Anspruch auf Eingliederungshilfe für Behinderte hat. Es gilt:

„Personen, die nicht nur vorübergehend körperlich, geistig oder seelisch wesentlich behindert sind, ist Eingliederungshilfe zu gewähren". In § 1, Satz 1 Nr. 4 EingliederungshilfeVO (§ 47 BSHG) vom 1.2.1975 wird spezifiziert, dass dies neben den Blinden für Personen zutrifft, **„bei denen mit Gläserkorrektur ohne besondere optische Hilfsmittel auf dem besseren Auge oder beidäugig im Nahbereich bei einem Abstand von mindestens 30 cm oder im Fernbereich eine Sehschärfe von nicht mehr als 0,3 besteht oder... Störungen der Sehfunktion von entsprechendem Schweregrad vorliegen"**.

Damit ist die weitgehend isolierte Berücksichtigung der Sehschärfe in der Ferne nicht mehr alleiniger Maßstab der Sehbehinderung (Gasteiger et al. 1968). So sind bei der Einschulung und Berufseingliederung die Sehschärfe in der Nähe und v. a. die Lesefähigkeit, das Gesichtsfeld, das Dämmerungssehen, der Farbsinn und die Blendungsempfindlichkeit maßgebend. Bei der Versorgung älterer Sehbehinderter sind besonders die Sehschärfe in der Nähe und die Lesefähigkeit, das Gesichtsfeld und die Blendungsempfindlichkeit relevant.

Der Grad der Behinderung (GdB) oder eine Minderung der Erwerbsfähigkeit (MdE) können entsprechend den Empfehlungen der Deutschen

◘ **Tabelle 15.1.** Grad der Sehschädigung, gemessen an der bestkorrigierten Sehschärfe für die Ferne

I) Volle Sehtüchtigkeit	1. Auge mindestens 1,0
	2. Auge mindestens 0,5
IIa) Gröbere einseitige Sehschädigung	1. Auge mindestens 1,0
	2. Auge 0,3 und weniger
IIb) Mäßige beidseitige Sehschädigung	1. Auge 0,9–0,4
	2. Auge 0,9–0,4
III) Sehbehinderung (GdB mindestens 30)	1. Auge 0,3 – 0,075 (1/15)
	2. Auge 0,3 und weniger
	3. Gleichzusetzende Funktionsminderung entsprechend Empfehlungen der DOG
IV) Hochgradige Sehbehinderung (nach DOG)	1. Auge 0,05 (1/20)–0,03 (1/35)
	2. Auge 0,05 (1/20) und weniger
V) Blindheit oder der Blindheit gleichzustellen	Am besseren Auge 0,02 (1/50) und weniger

Ophthalmologischen Gesellschaft (DOG) festgestellt und daraufhin ein Schwerbehindertenausweis beantragt werden. Ab einem Behinderungsgrad von 70 besteht Anspruch auf eine Begleitperson (Bundesministerium für Arbeit und Sozialordnung 1996). Nach § 24 des Bundessozialhilfegesetzes (BSHG) hat ein Sehbehinderter bei einer Herabsetzung der Sehschärfe auf 1/50 auf dem besseren Auge Anspruch auf Blindengeld. Der Deutschen Ophthalmologischen Gesellschaft (DOG) ist es gelungen, durch eine Neufassung des § 24 des BSHG zu erreichen, dass auch Patienten mit Sehschädigungen, die einer Sehschärfenherabsetzung von 1/50 gleichzusetzen sind, für den Erhalt des Blindengeldes berechtigt sind. Augenärztliche

Richtlinien setzen fest, welche Sehschädigungen einer Herabsetzung der Sehschärfe von 1/50 entsprechen (Aulhorn 1975; Bundesministerium für Arbeit und Sozialordnung 1996).

15.2 Auswirkung der Sehbehinderung bei AMD

Das periphere Gesichtsfeld mit herabgesetztem Auflösungsvermögen dient der räumlichen Orientierung und der Bewegungswahrnehmung. Bei Patienten mit altersabhängiger Makuladegeneration (AMD) bleibt diese räumliche Orientierung zeitlebens erhalten. Das noch vorhandene Bewegungs-

◘ **Abb. 15.1.** Altersverteilung der Blindengeldempfänger in Baden

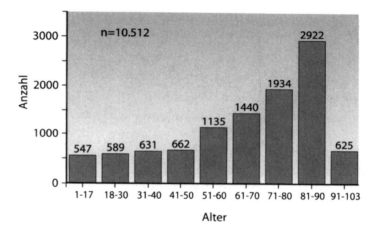

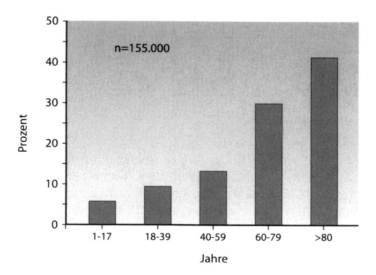

sehen ermöglicht ein freies Bewegen in der Wohnung, in der gewohnten Umgebung und unter Anleitung nach Gewöhnung auch im weiteren Umfeld. Patienten mit AMD werden nicht blind, eine Isolation kann und sollte vermieden werden.

Die Gewöhnungsphase an das periphere Gesichtsfeld ist unterschiedlich lang. Bedeutsam sind in dieser Zeit Beratungsgespräche über Diagnose und Auswirkung der Sehbehinderung, Hinweise zur Wiedererlangung der Selbstständigkeit und Hinweise auf die vorhandenen Hilfsmittel. Es muss von Seiten des Sehbehinderten der Wunsch vorhanden sein, die Hilfsmittel kennen zu lernen, das vorgeschlagene Hilfsmittel zu akzeptieren und auch zu benutzen. Dazu sind von Seiten des älteren Sehbehinderten große Einsicht, Geduld und ein erheblicher Zeitaufwand erforderlich. Der ältere Sehbehinderte wird nur mit großer Mühe akzeptieren, dass er auf Hilfsmittel angewiesen ist, wenn medikamentöse und operative Maßnahmen keinen Erfolg bringen. Die Akzeptanz der Sehbehinderung nimmt mit zunehmendem Alter einen größeren Zeitraum ein. Die Angst vor einer weiteren Sehverschlechterung darf sich nicht hemmend auswirken oder sogar eine depressive Grundstimmung verursachen.

Der Augenarzt nimmt hier ergänzend zu den therapeutischen Maßnahmen eine wichtige Position ein, indem er dem älteren Sehbehinderten die Angst vor dem Blindwerden nimmt, ihn den Sehrest positiv erleben lässt und in der Motivation unterstützt, weiterhin aktiv und selbständig zu sein und die Hilfsmittel zu nutzen (Blankenagel u. Rohrschneider 2000).

Bei einem Patienten mit AMD ist das Sehvermögen für Ferne und Nähe herabgesetzt. In den unterschiedlichsten Entfernungen können Gegenstände nicht mehr fixiert, Ampeln, Busnummern, Straßenschilder sowie Gesichter nicht erkannt werden. Die wesentliche Beeinträchtigung stellt jedoch der Verlust des Lesens dar. Die Überschrift in der Zeitung kann gelesen werden, nicht aber der dazugehörige Text. Das Lesen der täglichen Post, der Fernsehzeitung, der Rechnungen und Bankauszüge und das Ausfüllen von Formularen sind meist nicht mehr möglich. Ein herabgesetztes Sehvermögen in der Nähe wirkt sich auch im Haushalt, beim Einkaufen oder beim Ausüben bestimmter Hobbys aus.

Das Älterwerden der Bevölkerung bewirkt, dass mehr und mehr Sehbehinderte in höheren Altersstufen versorgt werden müssen (◘ Abb. 15.1).

Mit den optisch und elektronisch vergrößernden Sehhilfen, die in den letzten 20 Jahren entwickelt wurden, ist ein gewisser Grad der Selbstständigkeit zu erreichen. Vorteil ist, dass ein vielfältiges Angebot an Hilfsmitteln zur Verfügung steht und somit auch eine Versorgung für die verschiedenen und unterschiedlichen Sehaufgaben ermöglicht wird (Blankenagel 1992; Fonda 1981; Radner et al. 1997; Rohrschneider u. Blankenagel 1998; Sloan 1977). Für den Augenarzt und den Augenoptiker ist im Laufe der letzten Jahre ein neuer Arbeitsbereich entstanden, der zwar sehr zeitaufwändig ist, aber durch die Dankbarkeit des Sehbehinderten selbst auch Freude bereitet.

15.3　Bestimmung des Vergrößerungsbedarfs

Lesetexte müssen dem herabgesetzten Auflösungsvermögen und der Größe des Zentralskotoms angepasst werden, d. h. der Lesetext muss entsprechend vergrößert werden. Den erforderlichen Vergrößerungsfaktor ermittelt man in den meisten Fällen ganz einfach durch entsprechende Lesetexte. Besonders eignen sich für diese Prüfungen spezielle Lesetafeln (Nahsehproben für Sehbehinderte) z. B. von Keeler, Schweizer oder Zeiss, mit denen in 25 cm Abstand die Lesefähigkeit geprüft werden kann (◘ Abb. 15.2) (Aulhorn 1975; Blankenagel 1981; Weiss 1963). Das abnehmende Akkommodationsvermögen muss bei älteren Sehbehinderten berücksichtigt und mit einer Lesebrille oder einem Nahzusatz von 4,0 Dioptrien korrigiert und so das Leseauge ermittelt werden. Es ist wichtig, dass jedes Auge einzeln überprüft wird, da oft das früher schlechtere Auge später zum Lesen benutzt werden kann.

Ausschlaggebend ist weiterhin, dass zusammenhängende Texte gelesen werden. Die isolierte Prüfung des Fernvisus mit Einzeloptotypen testet nur die zentrale Funktion und gibt keine ausreichende Information über die Lesefähigkeit (Rohrschneider et al. 1999; Sloan u. Habel 1956). Das Erkennen nur einzelner Buchstaben spricht gegen die Anpassung einer vergrößernden Sehhilfe speziell zum Lesen. Können aufgrund des Gesichtsfelds nur einzelne Buchstaben erkannt werden, kann mit dem Hilfsmittel nur ein buchstabierendes Lesen erreicht oder das Hilfsmittel zum Erkennen von Zahlen, z. B. zum Einkaufen, benutzt werden.

◘ Abb. 15.2. Nahsehproben zur Überprüfung des Vergrößerungsbedarfs zur
Lesefähigkeit (Zeiss)

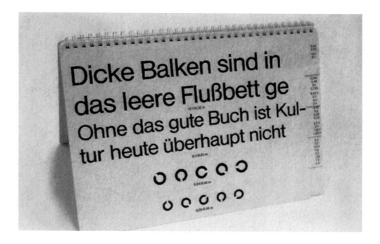

◘ Abb. 15.2. Nahsehproben zur Überprüfung des Vergrößerungsbedarfs zur Lesefähigkeit (Zeiss)

Anhand der Größe der gerade noch gelesenen Texte kann beurteilt werden, mit welcher Vergrößerung voraussichtlich wieder Zeitungsdruck gelesen werden kann. Der Vergrößerungsbedarf kann auf diesen Tafeln direkt abgelesen werden. Hierzu werden Texte in Zeitungsdruck in 1,25- bis 20facher Vergrößerung angeboten. Die gerade noch gelesene Schriftgröße ergibt außerdem einen Hinweis auf die vorhandene Lesefähigkeit.

15.4 Vergrößerungsmöglichkeiten

Es stehen 3 Möglichkeiten zur Verfügung, Texte zu vergrößern:
- Die einfachste Art der Vergrößerung erfolgt über die **Annäherung an den Text**. Dies ist allerdings nur dann möglich, wenn das Akkommodationsvermögen ausreicht, also nur bei Kindern und Jugendlichen (Schäfer u. Mund 1976). Daneben können auch höher myope Patienten ohne Fernkorrektur eine solche Annäherung erreichen.
- Die nächste Möglichkeit besteht in der **Vergrößerung der Texte** selbst. Bücher in Großdruck, sog. Großdruckbücher, werden von vielen Verlagen im Handel angeboten. Außerdem gibt es Fotokopiergeräte, die ein stufenloses Vergrößern der Texte anbieten. Damit können Schulbücher, Vordrucke, wichtige Dokumente, auch Medikamentenhinweiszettel, Gebrauchsanleitungen für Geräte und Kochrezepte für den Sehbehinderten lesbar gemacht werden.

- Die 3. Art der Vergrößerung bietet eine **vergrößernde Optik** zwischen Text und Auge. Dies sind entweder Linsen mit positivem Brechwert wie Lupen, oder Ein- und Mehrstärkengläser, oder Systeme nach Galilei und Kepler, in spezielle Brillenfassungen eingearbeitet. Daneben stehen zusätzlich optoelektronische Systeme zur Verfügung.

Um verschiedene vergrößernde Sehhilfen vergleichen zu können, ist die Angabe der Normalvergrößerung (V) hilfreich, die sich in vereinfachter Form bei Lupen aus dem Brechwert der Lupe (D) berechnen lässt:

$$V = D \text{ (Dioptrien)}/4.$$

Dementsprechend ergibt sich eine 2fache Vergrößerung bei einer 8-dpt-Lupe oder durch Annäherung auf den halben Abstand verglichen mit der Bezugsentfernung von 25 cm.

Umgekehrt ergibt dich der Leseabstand (L) als

$$L = 1/D \text{ (Dioptrien)},$$

gemessen in Metern.

Diese Normalvergrößerung gilt aber nur unter den oben genannten Bedingungen, die in der Praxis besonders für Lupen eigentlich nie eingehalten werden. So müssen der bildseitige Brennpunkt der Lupe und der vordere Hauptschnitt des Auges zusammenfallen, was bei Hand- oder Standlupen selten der Fall sein dürfte. Aus diesem Grunde wird die wirklich erreichbare Vergrößerung mit diesen Lupen in der Regel geringer als die angegebene Vergrößerung sein und sich häufig lediglich im Bereich einer 2fachen Vergrößerung bewegen (Krueger u. Conrady 1989). Dies ist natürlich bei der vorherigen Abschätzung des Vergrößerungsbedarfes zu berücksichtigen. Ein Vergleich verschiedener Lupen sollte daher die jeweilige Brechkraft berücksichtigen, die jedoch nach obigen Formeln mit der Vergrößerung eng verknüpft ist. Da jede Vergrößerung zu einer Verkleinerung des überschaubaren Bildbereichs führt, muss das Sehfeld, d. h. der objektseitig im Blickfeld liegende Bereich, immer mit berücksichtigt werden.

15.5   Optisch vergrößernde Sehhilfen für die Ferne

Für die Fernvergrößerung werden Ferngläser nach Galilei und Kepler eingesetzt. Das **Galilei-Fernrohr** hat ein Objektiv mit positivem und ein Okular mit negativem Brechwert. Damit werden aufrechte Bilder erzeugt (terrestrisches Fernrohr). Galilei-Fernrohre bieten eine Fernvergrößerung von ca. 2- bis 2,5fach (Theatergläser).

Beim **Kepler-Fernrohr** haben Objektiv und Okular positive Brechwerte, und das umgekehrte Bild muss durch ein Umkehrprisma wieder aufgerichtet werden. Nachdem es gelang, bildumkehrende systemverkürzende Prismen nach Pechan oder Schmidt in Kleinbauweise herzustellen, gibt es das Kepler-Fernrohr in handlichem Format. Der wesentliche Vorteil des Kepler-Fernrohrs gegenüber dem Galilei-Fernrohr ist die höhere Fernvergrößerung von ca. 3,5- bis 4fach.

Die Versorgung des Sehbehinderten erfolgt vorwiegend monokular, selten binokular. Das Monokular ist für den Sehbehinderten handlicher und schneller einsatzbereit. Die schwierige Binokulareinstellung entfällt, sie ist für einen Sehbehinderten kaum durchführbar. Außerdem ist bei älteren Sehbehinderten mit einer AMD nur ganz selten noch ein Binokularsehen vorhanden. Die Monokulare sind von verschiedenen Firmen mit einer Fernvergrößerung von 2-, 3-, 4-, 6-, 8- und 10fach im Handel und bieten eine variable Einstellung von 25 cm bis unendlich (Sehschärfebereich).

Vorteil: Monokulare erhöhen die Selbständigkeit und unterstützen besonders die Mobilität. Sie ermöglichen das Erkennen von Ampeln und das Lesen von Hinweisschildern, Straßenschildern,

Busnummern und Fahrplänen. Sie können eingesetzt werden bei Schaufensterbetrachtungen, Diavorträgen, Kunstausstellungen und in Museen. Bei Schülern erlauben sie die Erkennung der Tafelanschriften.

Nachteil: Ältere Sehbehinderte kommen oft nicht mit der Einstellung zurecht, sie sind zu ungeduldig. So wird oft die Scharfeinstellung überdreht. Außerdem sind viele Sehbehinderte nicht in der Lage, ein Auge zuzukneifen. Auch kann das Zentralskotom so groß sein, dass der Sehbehinderte den Durchblickpunkt durch das Fernrohr nicht findet. Hat der ältere Patient ihn gefunden, braucht er oft sehr viel Zeit zum Auffinden des gesuchten Sehobjekts. Ein weiterer Nachteil ist, dass sich mit zunehmendem Alter ein leichter Tremor entwickelt oder die Arme nicht ruhig gehalten werden können.

Empfehlung: Längere Erprobungen, Ausleihen eines Monokulars über einen gewissen Zeitraum, feste Entfernungseinstellung für eine bestimmte Sehaufgabe.

15.5.1   Hilfsmittel zum Fernsehen

Neben der Tageszeitung und dem Rundfunk ist das Fernsehprogramm die wesentliche Informationsquelle für den älteren Sehbehinderten. Sein größter Wunsch ist eine Verbesserung des Fernsehbildes. In der Sprechstunde wird dieser Wunsch selten geäußert, man muss den Sehbehinderten also danach fragen und ist nicht selten erstaunt, dass dem älteren Sehbehinderten das Fernsehen wichtiger ist als das Lesen. Daher sollte unbedingt ergänzend zur Lesehilfe eine Beratung zum Fernsehen erfolgen und eine „Fernsehbrille" erprobt werden.

— **Verkürzung des Sehabstands.** Zunächst sollte dem älteren Sehbehinderten empfohlen werden, den Sehabstand zu verkürzen, d. h. sich dem Fernseher auf 3, 2 oder gar 1 m zu nähern.

— **Optische Vergrößerungen.** Seit 20 Jahren werden große Fresnelscheiben angeboten, die, vor den Fernseher gestellt, das Fernsehbild ca. 1,5- bis 1,8fach vergrößern. Sie haben sich im Laufe der Jahre leider nur bei wenigen bewährt, da der Kontrastverlust nicht unerheblich ist.

— **Galilei-Systeme.** Das Galilei-Fernrohrsystem ermöglicht eine Fernvergrößerung von 1,8- bis 2,5fach. Einige dieser auf unendlich eingestellten Fernrohrsysteme können auf eine Gebrauchsentfernung von 3, 2 oder 1 m eingestellt werden, oder das auf unendlich eingestellte System kann auf eine nähere Entfernung durch Vorstecklinsen verändert werden. Eine binokulare Versorgung ist möglich.

- **Telebrillen.** Fertige Telebrillen aus Amerika, England und Deutschland sind im Handel und bieten eine 2- bis 4fache Vergrößerung binokular.

- **Kepler-Systeme.** Die Kepler-Systeme mit einer Fernvergrößerung von 3,8fach können ebenfalls auf eine Gebrauchsentfernung von 3, 2 oder 1 m eingestellt werden bzw. durch Vorstecklinse auf die gewünschte Entfernung. Bei den Kepler-Systemen sollte sehr streng darauf geachtet werden, ob eine Binokularversorgung von Vorteil ist, da bei der Binokularversorgung das Gewicht (88 g) zu berücksichtigen ist.

Die Überprüfung des beidäugigen Sehens zeigt, ob eine binokulare Versorgung von Vorteil ist. Der Sehbehinderte mit AMD muss den Abstand zu seinem Fernsehgerät messen, da in den optischen Systemen die Gebrauchsentfernung exakt angegeben werden muss. Der Abstand muss ausgemessen werden, da ein älterer Sehbehinderter sich sehr leicht verschätzt.

15.6 Optisch vergrößernde Sehhilfen für die Nähe

Ist in der Nähe die Vergrößerung durch Annäherung bei Abnahme der Akkommodationsbreite er-

schwert, kann dieses Akkommodationsdefizit bei älteren Sehbehinderten durch Linsen mit positivem Brechwert ausgeglichen werden. Die einfachste Lösung ist die Versorgung mit Lupenbrillen und Lupen (◘ Tabelle 15.2).

- **Lupenbrillen.** Ein verstärkter Nahzusatz, auch als Überkorrektur bekannt, kann ab 4,0 Dioptrien als Lupenbrille bezeichnet werden.

- **Zweistärkenlupenbrillen.** Brillen mit einem Nahzusatz von 6,0–16,0 Dioptrien (1,5- bis 4fache Vergrößerung, Zeiss) oder bis zu 36,0 Dioptrien (9fach, Keeler, Multilens) werden nur von jüngeren Patienten angenommen.

- **Einstärkenlupenbrillen.** Ältere Sehbehinderte bevorzugen grundsätzlich ein größeres Sehfeld. Daher kommen bei Sehbehinderten mit AMD Einstärkengläser bis zu 16,0 Dioptrien (4fache Vergrößerung) sehr oft zum Einsatz (◘ Abb. 15.3). Ein Vorteil bei diesen Lupenbrillen mit verstärktem Nahzusatz ist, dass bis zu 12,0 Dioptrien (3fache Vergrößerung) gleichzeitig der Astigmatismus des Sehbehinderten korrigiert werden kann und sollte. Durch diese Zylinderkorrektur erfolgt eine Kontraststeigerung. Einstärkengläser ab 16,0 Dioptrien gibt es als sog. Hyperokulare (asphärische Kunststoffgläser) bis zu 48,0 Dioptrien (4- bis 12fache Vergrößerung).

- **Halbbrille.** Bei vorhandenem Binokularsehen kann der verstärkte Nahzusatz bis zu 12,0 Dioptrien (3fache Vergrößerung binokular) als Halbbrille mit Konvergenzprismen, Basis innen, verordnet werden (Fonda 1970). Als

◘ Tabelle 15.2. Vergrößernde Hilfsmittel für die Nähe	
Vergrößernde Hilfsmittel für die Nähe	**Großdruckbücher**
	Vergrößernde Kopiergeräte
Optisch vergrößernde Sehhilfen	**Lupen:** Handlupen, Standlupen, Aufsatzlupen, Leuchtlupen, Klapplupen, Umhängelupen, Kopflupen, Vorsteck-, Aufstecklupen, Standleuchtlupen, Ringleuchtlupen
	Lupenbrillen – Überkorrekturen – verstärkter Nahzusatz: Einstärkenglas, Hyperokular, Halbbrille, Zweistärkenlupenbrille
	Systeme: Fernrohrlupenbrillen nach Galilei, Prismenlupenbrillen nach Kepler
Elektronisch vergrößernde Sehhilfen	Bildschirmlesegeräte

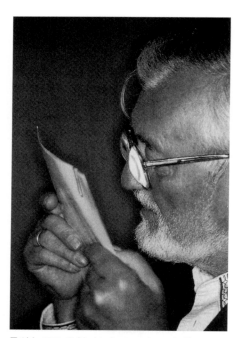

◘ Abb. 15.3. Sehbehinderte mit Lupenbrille

de darf nicht vorliegen. Die Versorgung mit einem Einstärkenglas kann nur monokular erfolgen. Das Brillenglas des Gegenauges muss mattiert werden oder zumindest 2/3 des Glases im unteren Bereich bei Fernkorrektur. So kann bei Aufblick eine schnellere Orientierung im Raum erfolgen.

— Lupen. Das Angebot an Lupen – Linsen mit positivem Brechwert – ist inzwischen sehr vielfältig. Wurden diese früher aus Glas und mit niedriger Vergrößerung (sog. Briefmarkenlupe) angeboten, gibt es heute fast nur noch Lupen aus Kunststoff, die damit leichter sind und eine stärkere Vergrößerung ermöglichen. Dank der Entwicklung der letzten 20 Jahre sind Lupen daher für viele Sehaufgaben einzusetzen. Man muss das große Angebot an Lupen kennen, um dem Sehbehinderten die für die gewünschte Anwendung richtige Lupe mit der entsprechenden Vergrößerung anzubieten. Es gibt Handlupen, Standlupen, Aufsatzlupen, Klapplupen, Umhängelupen, Kopflupen, Vorstecklupen, Aufstecklupen und Lupen mit Beleuchtung, sog. Leuchtlupen (s. ◘ Tabelle 15.2). Bei der Beleuchtungsart kann zwischen herkömmlicher oder Halogenbeleuchtung gewählt werden. Beide Beleuchtungsarten sind über Batterie, Akku oder Netzanschluss möglich. Seit kurzem gibt es auch Lupen mit Leuchtdioden als Leuchtquelle, die bei erheblich geringerem Energieverbrauch sogar länger halten sollen (Eschenbach, Schweizer). Lupen mit einer Regelektronik bieten eine individuelle stufenlose Helligkeitseinstellung. Eine Vergrößerung von 1,2- bis 20fach ist möglich, aber je höher die Vergrößerung ist, umso kleiner ist der Ausschnitt der Lupe (◘ Tabelle 15.3).

Grundregel wird die Stärke des Konvergenzprismas dabei auf jeder Seite immer um 2 Prismendioptrien stärker verordnet als der Nahzusatz an sphärischen Dioptrien besitzt. Bei 2facher Vergrößerung (8,0 Dioptrien) müssen 10 Prismendioptrien Konvergenzprisma – Basis innen – an jeder Seite eingebaut werden. Inzwischen gibt es Fertigprodukte, von denen aber in der Regel abzuraten ist. Nicht nur die Konvergenzprismen müssen individuell geprüft werden, sondern v. a. auch die Pupillardistanz (PD) ist bei jedem Patienten unterschiedlich und beeinflusst die Konvergenz. Vorteil: Das Sehfeld ist relativ groß und die Hände bleiben frei beweglich. Die Gläser aus Kunststoff sind leicht, und die Brille selbst ist kosmetisch unauffällig (s. Abb. 15.3). Ein weiterer Vorteil ist die Mobilität; die Brille kann überall hin mitgenommen werden. Die Einstärkengläser können auch als Halbbrille (kleinere Brillenfassung) mit Einstärkenglas für das Leseauge und Mattglas für das Gegenauge angeboten werden. Nachteil: Nachteil ist der dichte Leseabstand, der eingehalten werden muss (s. Abb. 15.3). Dies ist für den älteren Sehbehinderten anstrengend und erfordert Konzentration. Ein Tremor der Hän-

Bei Sehbehinderten mit AMD sind Beratung und genaue Anamneseerhebung besonders zeitaufwändig: Hat der Sehbehinderte früher gern gelesen, hat er viel gelesen und wie ist er motiviert? Auch mit der besten Versorgung bleibt das Lesen mühsam und anstrengend. Dem Patienten ist zu verdeutlichen, dass ein flüssiges Lesen wie früher nicht zu erreichen ist. Daher möchte der ältere Sehbehinderte oft nicht ein Hilfsmittel zum längeren sondern nur zum kurzzeitigen Lesen oder für eine bestimmte Sehaufgabe oder zusätzlich als mobiles Hilfsmittel zum Bildschirmlesegerät. Entsprechend ist die Lupe auszusuchen. Hand-, Aufsatz-,

◻ Tabelle 15.3. Auswirkung bei hoher Schriftvergrößerung

Großer zentraler Ausfall	→	Höhere Vergrößerung
Höhere Vergrößerung	→	Dichterer Leseabstand
Höhere Vergrößerung	→	Kleinerer Tiefenschärfebereich
Höhere Vergrößerung	→	Größerer Lichtbedarf
Höhere Vergrößerung	→	Langsamere Lesegeschwindigkeit

◻ Abb. 15.4. Handlupe (auch als Standlupe verwendbar)

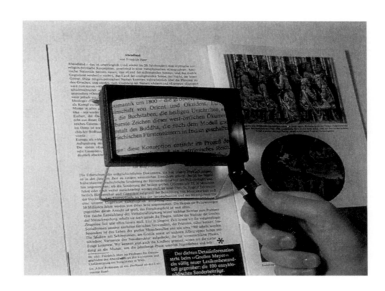

◻ Abb. 15.5. Leuchtlupe

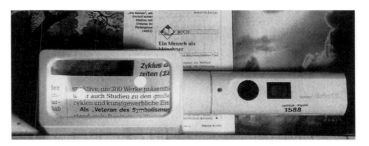

Stand- und Leuchtlupen (◻ Abb. 15.4 und 15.5) können zum Lesen der täglichen Post, von Zeitungsausschnitten, Rundfunkprogramm, Bankauszügen, ja auch von Büchern benutzt werden. Vorstecklupen, Aufstecklupen (◻ Abb. 15.6) und auch Umhängelupen (◻ Abb. 15.7) helfen bei der Hausarbeit, in der Küche, bei der Maniküre, oder ermöglichen wieder Würfel-, Brett- und Kartenspiele (Rohrschneider et al. 2002).

Klapplupen oder Taschenleuchtlupen können hilfreich sein beim Einstellen von Herd und Waschmaschine oder auch unterwegs beim Lesen von Preisschildern, Speisekarten und Türschildern. Bei älteren Sehbehinderten, die eine hohe

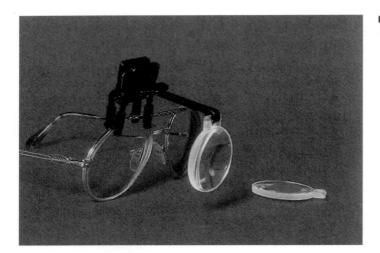

□ **Abb. 15.6.** Brillenvorhänger –
Aufstecklupe

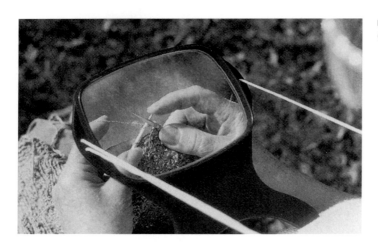

□ **Abb. 15.7.** Umhängelupe
(Handarbeitslupe)

Vergrößerung benötigen, können so Lupen mit bis zu 12facher Vergrößerung kurzzeitig eingesetzt werden. Bei Leuchtlupen mit Batteriegriff sind die Lupenteile austauschbar; so können auf einfache Art verschiedene Vergrößerungen erreicht werden, um verschiedene Textgrößen zu lesen.

Vorteil: Eine Lupe ist jederzeit leicht einzusetzen und relativ unauffällig. Sie wird von der Umgebung voll akzeptiert. Da die Lupen nicht platzaufwändig sind, sind sie leicht mitzunehmen. Außerdem sind sie nicht kostspielig und können in den verschiedensten Ausführungen mit unterschiedlicher Vergrößerung verordnet werden.

Nachteil: Nachteil der Handlupen ist, dass der Abstand zum Druck nicht immer fixiert ist. Ein Handtremor darf nicht vorhanden sein. Nachteil

der Stand- und Leuchtlupen ist, dass sie laufend verschoben werden müssen und die führende Hand somit schnell ermüdet. Kritisiert wird von älteren Sehbehinderten besonders die Abhängigkeit von der Steckdose. Da meist vergessen wird, das Licht auszuschalten, sind die Batterien schnell aufgebraucht, und es entsteht in manchen Fällen ein nicht unerheblicher Kostenaufwand.

Besonderheiten: Sehbehinderte mit altersabhängiger Makuladegeneration und leichten Medientrübungen kommen oft besser ohne Beleuchtung aus, oder es empfiehlt sich eine stufenlose Helligkeitsregelung. Bei einem großen Teil der Leuchtlupen kann durch einen kleinen Schalter am Lupengriff die Beleuchtung individuell gewählt werden. Wird aber von dem Sehbehinderten die

◘ **Abb. 15.8.** Fernrohrsystem nach Galilei mit Lupenvorsatz

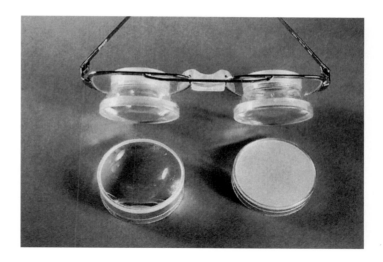

◘ **Abb. 15.9.** Fernrohrsystem nach Kepler mit Lupenvorsatz

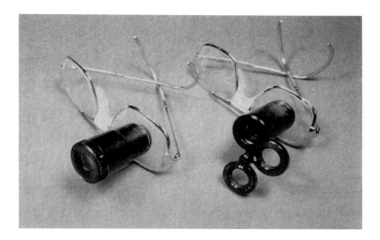

Deckenbeleuchtung bevorzugt, ist die Entspiegelung der Lupe zur Vermeidung störender Reflexe von Vorteil. Zu beachten ist, dass der Einsatz mit der Lupe unbedingt geübt werden muss. Dies erfordert oft Zeit und Geduld. Aber ohne entsprechende Anleitung bringt eine Lupe nicht den gewünschten Erfolg und ist dann nicht als Hilfsmittel anzusehen. Der Sehbehinderte führt oder hält oft die Lupe in zu großem Abstand und verkleinert den Ausschnitt zusätzlich.

Werden Lupen selbst gekauft, werden sie meist mit großem Ausschnitt und kleiner Vergrößerung ausgesucht. Lesefähigkeit kann aber nur mit der bei jedem Sehbehinderten individuell ermittelten Vergrößerung erreicht werden. Der ältere Sehbehinderte muss also über die Größe des zentralen Ausfalls, über die Wichtigkeit des Vergrößerungsfaktors und über die Art des Lesens mit Hilfsmittel aufgeklärt werden. Darüber hinaus ist ein Üben der Benutzung anzuraten und für den dauerhaften Gebrauch sehr hilfreich.

Systeme nach Galilei und Kepler. Sind die Lese- und Arbeitsabstände zu kurz, bieten sich Systeme als Fernrohrlupen nach Galilei und Kepler zur Versorgung an (s. ◘ Tabelle 15.2). Fernrohre nach Galilei bieten eine Fernvergrößerung von 1,8- bis 2,5fach. Aus diesen Fernrohrbrillen wird durch Aufstecken einer Linse mit positivem Brechwert eine Fernrohrlupenbrille (◘ Abb. 15.8). Diese Fernrohrlupenbrillen nach Galilei werden schon seit Beginn des 19. Jahrhunderts bei der Versorgung Sehbehinderter eingesetzt (von Rohr 1910).

Kepler-Ferngläser bieten eine 3,8fache Fernvergrößerung und werden ebenfalls durch das Vorsetzen bzw. Aufstecken einer Linse mit positivem Brechwert zu einer Prismenlupenbrille nach Kepler. Die Kepler-Systeme werden seit 1975 als Sehhilfen für Sehbehinderte angeboten (Oosterhuis u. Biessels 1979). Erst nachdem es gelang, durch Herstellung eines Miniprismas das Kepler-Fernrohr in Kleinformat anzubieten, können diese Kepler-Fernrohre auch in Brillenfassungen eingesetzt werden (■ Abb. 15.9).

Da die Gesamtvergrößerung einer Fernrohrlupenbrille sich als Produkt der Lupen- und der Fernrohrvergrößerung errechnet, wird der Arbeitsabstand in dem Maß verlängert, wie die Fernvergrößerung zu der Gesamtvergrößerung beiträgt. Bei gleichbleibender Gesamtvergrößerung ergibt sich also für das Galilei-System mit geringerer Fernvergrößerung als dem Kepler System eine entsprechend höhere Lupenvergrößerung und somit eine kürzere Lupenbrennweite. Für die Nähe kann so eine Vergrößerung bis 12fach bei einem Arbeitsabstand vom Auge von 8,5 cm erreicht werden. Dagegen ist beim Kepler-System bei gleicher Gesamtvergrößerung die Lupenvergrößerung geringer, die Brennweite der Lupe länger und damit der Arbeitsabstand größer (■ Abb. 15.10). Aufgrund des größeren Arbeitsabstands kann beim Kepler-System eine Nahvergrößerung bis zu 20fach angeboten werden. Der Arbeitsabstand beträgt bei einer 20fachen Vergrößerung immerhin noch 11 cm. Vorteile beim Kepler-System sind der Arbeitsabstand, die hervorragende Bildschärfe

und die Möglichkeit, eine höhere Vergrößerung anzubieten.

Bei jüngeren und hochgradig Sehbehinderten eignet sich das Kepler-System besonders gut zur Versorgung in Regelschulen, bei der Ausbildung und am Arbeitsplatz. Der große Arbeitsabstand erweitert den Arbeitsbereich.

Dem älteren Sehbehinderten fällt es oft schwer, den genauen Arbeitsabstand einzuhalten. Daher ist ein fester Arbeitsplatz bzw. Leseplatz erforderlich. Ein älterer Sehbehinderter klagt darüber, dass er das Bild „nicht festhalten" könne. Die kleinste Bewegung des Kopfes lässt das Bild unscharf werden und die Zeile verlieren. Das Kepler-System wird daher spontan nur von sehr lesegewohnten älteren Sehbehinderten angenommen, von Patienten, die sehr viel gelesen haben und bei denen die Lesefähigkeit nicht unterbrochen wurde. Von älteren Sehbehinderten, besonders mit ausgeprägter AMD, wird dagegen meist das Galilei-System bevorzugt, obwohl es nicht den Arbeitsabstand bietet und die Bildschärfe zum Rand hin abnimmt (■ Abb. 15.11). Die Erklärung liegt auch hier wieder in dem größeren Sehfeld, das der ältere Sehbehinderte bevorzugt.

In den Systemen sollte die eigene Fernkorrektur berücksichtigt werden. Die gewünschte Gebrauchsentfernung für die Ferne wird auf unendlich, 3, 2 oder 1 m in dem System eingestellt. Es kann aber auch durch ein entsprechendes Vorsteckglas von unendlich auf die gewünschte Meterzahl vom Patienten selbst eingestellt werden. Durch die Wahl der Vergrößerung ist der Arbeitsabstand vorgege-

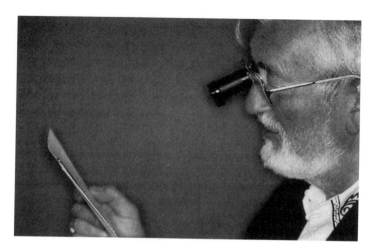

■ Abb. 15.10. Sehbehinderter mit Kepler-System

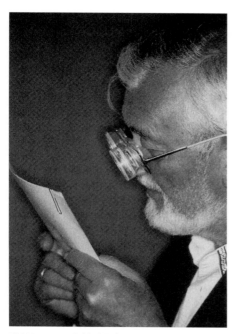

○ Abb. 15.11. Sehbehinderter mit Galilei-System

ben. Man hat aber die Möglichkeit, zwischen mehreren Vergrößerungen für die Nähe zu wählen; entweder durch verschiedene Einzelaufsteckgläser oder durch Doppelvorstecker.

Für die Ferne kann der Sehbehinderte, wenn Binokularsehen vorhanden ist, auch binokular versorgt werden (z. B. zum Fernsehen). Allerdings sollte das Binokularsehen überprüft werden, da die Zentralausfälle bei einer AMD meist an beiden Augen verschieden groß sind und daher kein Binokularsehen nachzuweisen ist.

In der Nähe erfolgt eine monokulare Versorgung; das Nichtleseauge wird abgedeckt. Ausnahme sind Galilei-Systeme, die nur für die Nähe ausgerichtet sind und somit bis zu 5fach binokular angeboten werden können. Ebenso gibt es Kepler-Systeme, die, nur für die Nähe eingesetzt, eine bis zu 8fache Vergrößerung anbieten.

❗ Besonders beim älteren Sehbehinderten mit AMD sind mehrere Erprobungs- und Übungstermine erforderlich. Der Sehbehinderte muss lernen, das System entsprechend einzusetzen sowohl für die Ferne als auch für die Nähe zum Lesen, Schreiben, Musizieren (Notenlesen) oder bei der Ausübung seines Hobbys. Empfehlens-

wert ist die Überlassung eines Leihsystems für 2–3 Wochen.

15.7 Elektronisch vergrößernde Sehhilfen für die Nähe

15.7.1 Bildschirmlesegerät

Bei einer Sehschärfereduktion auf 0,1 ist dem Sehbehinderten mit großem Lesewunsch und entsprechender Motivation ein elektronisches Bildschirmlesegerät sehr zu empfehlen (s. Tabelle 15.2). Wird eine Vergrößerung von 8fach und höher benötigt und möchte der Sehbehinderte über einen längeren Zeitraum z. B. Bücher lesen, ist das Bildschirmlesegerät die Lesehilfe.

Das Prinzip des elektronischen Bildschirmlesegerätes ist einfach: Eine Fernsehkamera überträgt über Kabel das Bild, d. h. den Lesetext, auf einen Monitor. Unter dem Monitor und der Aufnahmekamera wird auf einem Kreuztisch das Lesegut nach eigener Lesegeschwindigkeit bewegt. Der Lesetext erscheint in der gewünschten Vergrößerung von 4- bis 30fach auf dem Monitor (○ Abb. 15.12).

Schon 1959 wurde von Potts et al. in den USA diese Anordnung veröffentlicht (Potts et al. 1959). Unabhängig davon hat ein hochgradig sehbehinderter Ingenieur der Rand-Sight-Cooperation diese Idee verfolgt, im Jahre 1969 ein entsprechendes Gerät entwickelt und dafür weltweit geworben (Genensky et al. 1969). In Europa wurde 1971 erstmals ein nach Genensky konstruiertes Rand-sight-Lesegerät durch die Universitäts-Augenklinik Heidelberg vorgestellt (Blankenagel et al. 1972). Die Vergrößerung ist stufenlos von 2- oder 5- bis 25- und 30fach und höher möglich, bei gleichzeitiger Verstärkung des Kontrasts. Dies ist der wichtigste Vorteil gegenüber Epidiaskop oder Overheadprojektor. Auch bei optisch vergrößernden Sehhilfen wird der Kontrast durch Abbildungsfehler und Streuung grundsätzlich herabgesetzt. Diese Kontrastverstärkung des Bildschirmlesegerätes ermöglicht auch hochgradig Sehbehinderten, z. B. bei AMD und hoher Myopie oder AMD und Glaukom, das Lesen (Blankenagel u. Jaeger 1973; Ziese et al. 2000).

Neben der stufenlosen Vergrößerung bietet jedes elektronische Bildschirmlesegerät dem Sehbehinderten eine Kontrastumkehr. Statt schwarzer Schrift auf weißem Hintergrund kann weiße

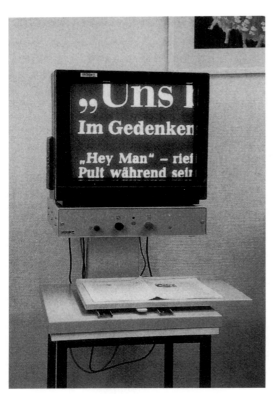

◻ **Abb. 15.12.** Elektronisches Bildschirmlesegerät, inverse Schriftdarstellung

Schrift auf schwarzem Hintergrund gelesen werden. Dieses inverse Schriftbild wird von über 90 % der Sehbehinderten bevorzugt. Das Bildschirmlesegerät wurde im Laufe der Jahre mit elektronischen Bausteinen bestückt. Das Bild ist kontrastreicher und flimmerfreier geworden. Die geforderte Bildfrequenz liegt daher bei 60 oder 70 Hz (Rohrschneider et al. 1998).

Seit einiger Zeit werden wieder Leseeinheiten, aus Kamera und Lesetisch bestehend, angeboten, die an einen Fernseher anzuschließen sind. Es ist aber dabei zu beachten, dass der häusliche Fernseher meist eine Bildfrequenz von 50 Halbbildern besitzt. Außerdem wird der Kontrast schwächer, da in den Wohnungen heute meist Farbfernseher stehen. Bei dieser Anordnung nimmt also das Flimmern wieder zu und der Kontrast ab.

Der Sehbehinderte mit AMD braucht in der Regel einen größeren Monitor als der Jugendliche, also eine größere Bildschirmdiagonale, um so einen größeren Ausschnitt des Lesegutes vor sich zu haben.

Ein weiterer Vorteil des elektronischen Bildschirmlesegerätes ist, dass der Sehwinkel durch den Einsatz größerer Monitore und durch Annäherung an den Bildschirm vergrößert werden kann. Daher können zum Lesen auch noch sehr periphere Netzhautareale genutzt werden. Ein hochgradig Sehbehinderter mit AMD, der praktisch als blind gilt, kann mit seinem kleinen Sehrest noch Lesefähigkeit erlangen, wenn ein peripheres Netzhautareal von genügender Ausdehnung vorhanden ist. Bildschirmlesegeräte können auch zum Schreiben, zum Ausfüllen von Formularen, von Kreuzworträtseln oder zum Betrachten von Fotografien benutzt werden. Die heute zusätzlich angebotenen Colorbildschirmgeräte mit Echtfarben sind zum Lesen weniger zu empfehlen, da damit wieder eine Kontrastabnahme verbunden ist (Eperjesi et al. 1995). Nachgewiesen ist, dass die Lesedauer abnimmt.

Vorteil: Gerade ältere Sehbehinderte mit AMD können auch bei sehr großem zentralen Ausfall mit den peripheren Netzhautarealen noch lesen. Das regelmäßige Lesen wirkt sich wie eine Schulung der Augen aus, der ältere Sehbehinderte lernt, seine peripheren Netzhautareale auch allgemein besser zu nutzen. Ein weiterer Vorteil gerade für den älteren Menschen ist die bequeme Sitzhaltung vor dem Monitor. Der Abstand braucht nicht genau eingehalten zu werden. Es entstehen auch keine Zentrierungsprobleme wie manchmal bei den optisch vergrößernden Sehhilfen.

Nachteil: Bei den Bildschirmlesegeräten handelt es sich um Standgeräte, die einen festen Platz beanspruchen. Geklagt wird gerade von älteren Sehbehinderten, dass jedes Schriftstück erst zu dem Gerät gebracht und dort gelesen werden muss. Zwar gibt es inzwischen mehrere mobile Bildschirmlesegeräte auf dem Markt, allerdings kommt der ältere Sehbehinderte mit dem Führen der Handkamera meist nicht zurecht oder der kleine Flachbildmonitor bietet ihm zu wenig Übersicht (◻ Abb. 15.13). Hier sind weitere Geräteentwicklungen zu erwarten.

Ältere Sehbehinderte, die nie viel gelesen haben, sind auch mit einem Bildschirmlesegerät selten zufriedenstellend zu versorgen. Es fehlt bei diesen Patienten nicht nur die Motivation, auch die Probleme mit der Handhabung sind zu lösen. Man merkt das bei der Erprobung daran, dass die Zeilen meist nicht eingehalten werden, es wird von oben nach unten gelesen oder auch wahllos, was gerade

◗ Abb. 15.13. Lesegerät mit Flachbildschirm, welches leicht mitgeführt werden kann

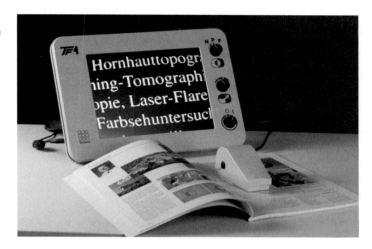

auf dem Bildschirm erscheint. Die Wörter werden erraten, und der Zusammenhang wird nicht erfasst.

Besonderheit: Auch Patienten mit großem Lesewunsch und hoher Motivation können große Probleme am Bildschirmlesegerät haben. Es sind meist die Sehbehinderten mit AMD, die eine sehr hohe Vergrößerung benötigen und viel Geduld aufbringen müssen, da auch die Lesegeschwindigkeit stark herabgesetzt ist. Aber diese hochgradig sehbehinderten, lesegewohnten Patienten erreichen durch Übung über einen längeren Zeitraum wieder Lesefähigkeit.

15.8 Optoelektronische Systeme

Mit der zunehmenden Miniaturisierung elektronischer Bauteile sind in den letzten Jahren mehrere neue optoelektronische Sehhilfen entwickelt worden, die v. a. als kopfgetragene Systeme eine flexiblere Benutzung erlauben sollen, d. h. v. a. einen variablen Einsatzort ermöglichen.

Das Low-vision-enhancement-System (LVES), welches als eine Art Videobrille auf dem Kopf getragen wurde und eine Darstellung der über verschiedene CCD-Kameras wahrgenommenen Umwelt auf 2 Schwarz-weiß-Bildschirmen vor den Augen ermöglichte, kam 1994 auf den Markt (Massof et al. 1994). Das Gerät eröffnete besonders durch die einfache Umschaltung zwischen verschiedenen Kameras für die Ferne und Nähe (bis zu 10fache Vergrößerung) die Möglichkeit, z. B. in der Schule die

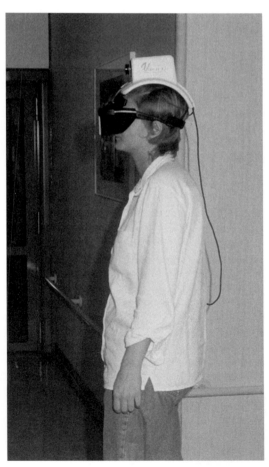

◗ Abb. 15.14. Kopfgetragenes System (Vmax) mit LCD-Farbdisplay

Aufmerksamkeit innerhalb kürzester Zeit wechselweise der Tafel und den vor sich auf dem Tisch liegenden Aufzeichnungen zuzuwenden. Auch am Arbeitsplatz war durch diese Umschaltung ein einfacheres Arbeiten in verschiedenen Abständen möglich (Rohrschneider et al. 1997). Inzwischen ist dieses System nicht mehr erhältlich.

Dafür gibt es ähnliche nochmals vereinfachte und damit leichtere Systeme, die durch Abbildung auf einen CCD-Monitor in einer Art Virtual -reality-Brille deutlich weniger auffällig sind (◘ Abb. 15.14). Bisher ist jedoch die Bildqualität deutlich schlechter als bei Bildschirmlesegeräten und die Bewegung einer „Lesemaus" über den Text ist für die älteren Sehbehinderten häufig nur schwer möglich. Eine Benutzung als Orientierungshilfe im freien Raum ist infolge der durch die Vergrößerung auftretenden Scheinbewegungen nicht anzuraten. Außerdem ist die Akzeptanz angesichts der durch den Kopfteil hervorgerufenen peripheren Gesichtsfeldeinengung bei Patienten mit AMD gering.

Auf die mit Flachbildmonitoren ausgestatteten mobilen Lesegeräte wurde bei den Bildschirmlesegeräten bereits hingewiesen.

15.9   Elektronische Vorlesegeräte

Kann Lesefähigkeit mit vergrößernden Sehhilfen nicht erreicht werden und besteht ein großer Lesewunsch, kann ein sprechendes Vorlesegerät erprobt werden. Textvorlagen und Bücher werden in relativ kurzer Zeit mit Hilfe eines Scanners eingelesen und in synthetischer Sprache in unterschiedlicher Qualität vorgelesen (◘ Abb. 15.15). Verschiedene Firmen bieten gerade für ältere Sehbehinderte einfach zu bedienende Geräte an. Nach einer Eingewöhnungszeit kann sich ein Sehbehinderter an die synthetische Sprache mit männlicher oder weiblicher Stimmlage gewöhnen. Hier sind inzwischen sehr natürlich wirkende Stimmen verfügbar. Voraussetzung ist, dass bei den älteren Sehbehinderten keine Schwerhörigkeit vorliegt.

Vorteil: Das Einlesen von maschinengeschriebenen Briefen, Vorlagen und v. a. von Büchern und damit auch neuerer Literatur ist möglich.

Nachteil: Die Spalten- und Zeilenerkennung ist noch nicht so optimal gelöst, dass für den älteren Sehbehinderten ein Lesen der Tageszeitung und der Kontoauszüge möglich wäre. Die Tageszeitung muss den Spalten entsprechend vorgerichtet werden, und für die Kontoauszüge gibt es inzwischen Schablonen. Der Sehbehinderte ist damit aber auf fremde Hilfe angewiesen.

Seit kurzem gibt es ein Gerät (News reader), mit dem auch digital eine Tageszeitung per Modem abgerufen werden kann, die der Patient sich anhand einer systematischen Gliederung nach Kapiteln und Überschriften selbständig mit einer einfachen Tastatur vorlesen lassen kann (Schaperdoth et al. 2000). Damit entfällt das bei den sonstigen Scannersystemen notwendige Zurechtschneiden der Zeitung, welches in der Regel von einer anderen sehenden Person übernommen werden muss.

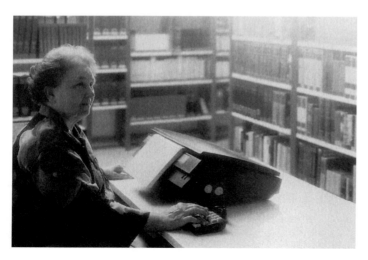

◘ Abb. 15.15. Elektronisches Vorlesegerät mit Sprachausgabe

Noch ist das Angebot der für den Sehbehinderten besonders wegen der örtlichen Informationen wichtigen Tageszeitungen recht beschränkt. Es bleibt zu hoffen, dass hier auch seitens der entsprechenden Herausgeber ein zunehmendes Interesse entsteht, die Informationen in entsprechender Form aufzuarbeiten, dass diese vom News reader verarbeitet werden können. Der Patient kann die Zeitung dazu ganz normal abonnieren.

15.10 Ergänzende Hilfsmittel

15.10.1 Lesepult

Sehbehinderten mit AMD ist unbedingt ein Lesepult oder ein Konzepthalter zu empfehlen. Lesepulte können auch bei Platzmangel auf jeden Tisch gestellt werden. Praktisch sind klappbare Leseständer, bei denen verschiedene Neigungswinkel, z. B. zum Lesen oder zum Schreiben oder zum Lösen eines Kreuzworträtsels, genutzt werden. Der Abstand zum Lesegut ist vorgegeben, also fixiert, und der ältere Sehbehinderte lernt leicht, ihn einzuhalten. Die Schräglage des Lesetischs verhindert das Herunterbeugen des Sehbehinderten zum Lesetext bei nahem Leseabstand und bietet so eine bessere und entspanntere Körperhaltung. Alternativ gibt es auch Tische, die in Höhe und Neigung über weite Bereiche frei einstellbar sind und so für die jeweilige Sitzposition angepasst werden können.

15.10.2 Beleuchtung

Der ältere Sehbehinderte hat einen erhöhten Lichtbedarf. Bei guter Beleuchtung kann sogar eine geringere Vergrößerung zum Lesen gewählt werden, und damit vergrößert sich das Sehfeld bzw. der Leseausschnitt (Lindner et al. 1996).

Die Raumbeleuchtung in der Wohnung sollte bei älteren Sehbehinderten unbedingt überprüft und wenn möglich angehoben werden. Für Naharbeit und zum Lesen ist eine gute Beleuchtung nur durch Einzelplatzbeleuchtung zu erreichen. Es empfiehlt sich, die Wohnung mit mehreren Einzelplatzbeleuchtungen auszurichten. Besonders bewährt haben sich Federgelenkleuchten, die in allen Richtungen verstellt und gedreht und somit bei der Benutzung vergrößernder Sehhilfen und Lesepulte

angepasst werden können. Der schwere Fuß der Tischleuchten kann auf dem Tisch je nach Bedarf verschoben werden, Klemmeinrichtungen haben sich nicht bewährt.

Die weiße Lichtfarbe wird in der Regel bevorzugt. Zu empfehlen sind unbedingt sog. Kaltlichtleuchten oder Leuchten, die nicht zu viel Wärme abgeben, weil sich die Wärme bei längerem Lesen subjektiv negativ auswirkt. Zu empfehlen sind Tischleuchten mit 50-Watt-Halogen-Niedervoltlampen mit einer Glasabdeckung vor der Lampe, die in 2 Stufen schaltbar sind. Nachteilig sind kleine Lampen mit hoher Leuchtdichte. Bei ungünstiger Stellung der Leuchten kann eine hohe Reflexblendung eintreten.

15.11 Besonderheiten bei der Versorgung mit vergrößernden Sehhilfen

15.11.1 Lesetechnik

Bei Sehbehinderten mit AMD empfiehlt es sich, auf die Lesetechnik des Betroffenen einzugehen und Leseübungen als Hausaufgabe über einen Zeitraum von 2 Wochen zu verlangen. Aus seiner Tageszeitung kann der Sehbehinderte den Artikel heraussuchen, den er gerne lesen möchte, da er die Überschrift aufgrund der Großschrift lesen kann. Zum Lesen des kleinen Druckes wird eine vergrößernde Sehhilfe als Leihgabe mitgegeben.

Die Leseübungen werden dem Sehbehinderten mit AMD ausführlich erklärt und mit ihm geübt. Ein kleiner schwarzer Papierstreifen, unter die zu lesende Zeile gelegt, verhindert, dass der Sehbehinderte beim Lesen die Zeile verliert und in der Zeile darunter oder darüber weiterzulesen versucht. Das Lesen mit dem Finger oder verlängertem Finger, einem Kugelschreiber oder Bleistift in der Hand – möglichst schwarz – bewirkt die Auge-Hand-Koordination und gibt ein Gefühl zunehmender Sicherheit beim Lesen. Mit diesem „verlängerten Finger" gleitet man die Zeile langsam lesend entlang, gleitet schnell zurück, schiebt den schwarzen Papierstreifen unter die nächste Zeile und liest mit dem gleichen Stift die frei gewordene Zeile. Mit diesen Leseübungen, 2- bis 3-mal/Tag 10–15 min, kann die Lesefähigkeit verbessert oder überhaupt erst wieder Lesefähigkeit erreicht werden. Der Erfolg stellt sich ein und ist deutlich zu erkennen, wenn die Motivation des älteren Sehbehinderten zu den Leseübungen vorhanden ist.

15.11.2 Versorgung bei AMD so früh wie möglich

Auch eine leichte Beeinträchtigung der Lesefähigkeit bei Beginn der AMD sollte so schnell wie möglich mit einer vergrößernden Sehhilfe versorgt werden (Blankenagel u. Rohrschneider 2000). Meist genügt eine Verstärkung des Nahzusatzes in der Brille. Schon eine leichte Verstärkung des Nahzusatzes auf 4 oder 5 Dioptrien bewirkt oft ein flüssigeres Lesen. Es ist wichtig, die Lesefähigkeit zu erhalten. Besteht erst ein Verlust der Lesefähigkeit über einen längeren Zeitraum von 2 oder mehr Jahren, bedeutet es für den älteren Patienten ungeheure Mühe und Aufwand, wieder in den Leseprozess hineinzukommen. **Das Lesen kann verlernt werden.** Da ein Lesen mit vergrößernden Sehhilfen mit Mühe und Anstrengung verbunden ist, wird vom älteren Sehbehinderten ein hohes Maß an Konzentration und Motivation verlangt. Dieser persönliche hohe Aufwand kann oft von dem älteren Sehbehinderten nicht erbracht werden. Auch benötigt er dann anfangs eine sehr hohe Vergrößerung und kann erst nach vielen Lesestunden und vielen Leseübungen eine schwächere Vergrößerung einstellen (s. ▫ Tabelle 15.3).

❗ **Das Lesen schadet dem Auge nicht.**

Dem älteren Sehbehinderten, der eher zu einer „Sehschonung" neigt, kann dies nicht oft genug erklärt werden. Es muss dem Sehbehinderten bewusst werden, dass durch regelmäßiges Lesen der vorhandene Sehrest besser ausgenutzt wird und er lernt, damit besser umzugehen.

Finden sich bei älteren Sehbehinderten makuläre Veränderungen mit Exsudaten oder Hämorrhagien, sollte so schnell wie möglich ein Hilfsmittel zum Lesen zur Verfügung gestellt werden. Während man früher mit der Versorgung gewartet hat, hat die Erfahrung gezeigt, dass es besser ist, den Lesevorgang früh zu unterstützen und den Sehbehinderten ein vorübergehendes Hilfsmittel zum Lesen zur Verfügung zu stellen. Das Angebot an Lupen ermöglicht es, ein nicht kostspieliges Hilfsmittel anzubieten. die Lesefähigkeit bleibt damit erhalten

und erleichtert die spätere Versorgung mit weiteren Hilfsmitteln (Blankenagel 1992).

Kosmetisch störend findet der ältere Sehbehinderte oft das mattierte Glas vor dem nichtlesenden Auge. Das nichtlesende Auge muss aber unbedingt okkludiert werden, da auch eine geringe Sehschärfe des nichtlesenden Auges beim Lesen durch Doppelkonturen stört.

Lupenbrillen und Brillen mit Galilei- oder Kepler-System sind keine Mobilitätshilfen, d. h. ein Sehbehinderter mit AMD kann nicht damit herumlaufen; sie sind nur stationär zu benutzen. Vergrößernde Hilfsmittel bieten sehr viele Vorteile und erhalten die Selbständigkeit des älteren Sehbehinderten, aber auch die Nachteile dieser Hilfsmittel müssen akzeptiert werden. Es empfiehlt sich allgemein die Anwesenheit einer Begleitperson sowohl beim Beratungsgespräch als auch bei der Erprobung vergrößernder Sehhilfen.

15.12 Grundlagen der Verordnung

Vergrößernde Sehhilfen sind erst nach ausführlicher und – bei älteren Sehbehinderten – mehrmaliger Erprobung zu verordnen. Es empfiehlt sich, die erprobte vergrößernde Sehhilfe als Leihgabe für einen Zeitraum von 8–14 Tagen mit entsprechender Anleitung mitzugeben. Beratungszentren für Sehbehinderte an Universitätsaugenkliniken, Augenkliniken, bei Augenärzten mit entsprechender Einrichtung oder Augenoptikern, die sich auf diesem Gebiet spezialisiert haben (Rohrschneider u. Blankenagel 2000), können überprüfen, welches Hilfsmittel der Sehbehinderte für seine Sehaufgabe benötigt. Die Notwendigkeit wird durch den Augenarzt festgestellt und eine entsprechende Verordnung ausgeschrieben. Die mechanische Anpassung erfolgt durch den Augenoptiker. Die Genehmigung der Krankenkasse ist erforderlich. Sie richtet sich nach dem 5. Sozialgesetzbuch: „**Die Leistungen müssen ausreichend, zweckmäßig und wirtschaftlich sein, sie dürfen das Maß des Notwendigen nicht überschreiten**".

Die vergrößernde Sehhilfe ist **ausreichend**, wenn der Sehbehinderte damit Zeitungsschrift wieder lesen kann. Die **Zweckmäßigkeit** ergibt sich daraus, wie der Sehbehinderte das Hilfsmittel nutzt. **Wirtschaftlich** soll das Hilfsmittel sowohl in Anschaffung als auch Gebrauch sein. Nach verschiedenen Urteilen sind diejenigen Hilfsmittel

◘ Abb. 15.16. Formular zur Verordnung optischer vergrößernder Sehhilfen

Ergänzung für die Rezepte von optisch vergrößernden Sehhilfen

Diagnose:

Visus mit Korrektion: RA   ....

LA   ....

❑   Zum Lesen von **Zeitungsdruck** ist eine ....fache Vergrößerung notwendig

❑   Lupen/Leuchtlupen   ....

❑   Lupenbrillen
(Verstärkter Nahzusatz:
Einstärken-, Zweistärkenlupenbrille)   ....

❑   Fernrohrsystem
nach Galilei oder Kepler   ....

Nähe   ❑ monokular   ❑ binokular
Ferne   ❑ monokular   ❑ binokular

❑   monokulares **Handfernrohr** ....
(zur Unterstützung der Mobilität, z.B. zum Lesen von
Straßenschildern, Tafel, Busnummern, usw.)

Stempel   Datum   Unterschrift

notwendig, die die Grundbedürfnisse des Einzelnen befriedigen, sofern sie nicht als Gebrauchsgegenstände des täglichen Lebens anzusehen sind (Rohrschneider u. Blankenagel 1998). Hierbei stellt eine vergrößernde Sehhilfe nur zum Fernsehen in diesem Sinne kein verordnungsfähiges Hilfsmittel dar.

Die vergrößernde Sehhilfe ist das Hilfsmittel, kann aber nur begrenzt eingesetzt werden. **Optisch vergrößernde Sehhilfen** werden in Deutschland Eigentum des Patienten. **Elektronisch vergrößernde Sehhilfen** wie ein Bildschirmlesegerät sind als Hilfsmittel des § 182 RVO anerkannt (nach einem Urteil des Bundessozialgerichts von 1979). Die Krankenkasse oder der Versicherungsträger schließen mit dem Sehbehinderten einen Leihvertrag ab. In gewissen zeitlichen Abständen sollte mit dem Sehbehinderten Kontakt aufgenommen werden, um zu klären, wie und ob er noch mit dem Bildschirmlesegerät zurechtkommt. Besteht der Wunsch nach einem Colorgerät, ist der Aufpreis von dem älteren Sehbehinderten selbst zu bezahlen.

Auf dem Rezept sollte zunächst angegeben werden, welche Vergrößerung der Sehbehinderte zum Lesen von Buchdruck benötigt. Zusätzlich muss vermerkt werden, mit welchem optisch vergrößernden Hilfsmittel wieder Lesefähigkeit erlangt werden kann. Da es sich bei den vergrößernden Sehhilfen um Spezialsehhilfen handelt, ist es nicht nur erlaubt, sondern auch maßgeblich, das erprobte Hilfsmittel mit Firmenbezeichnung zu erwähnen. Eine Ergänzung zum Brillenrezept erleichtert die Begründung und hat sich inzwischen sehr bewährt (**◘ Abb. 15.16**) (Mitteilungen der DOG 1998). Die Verordnung des Bildschirmlesegeräts kann nicht auf einem Brillenrezept formlos bescheinigt werden, sondern es sollte eine ausführliche Begründung erfolgen, auch hier gibt es einen Empfehlungstext der DOG/BVA-Kommission **Ophthalmologische Rehabilitation** (Mitteilungen der DOG 1998).

Elektronische Vorlesegeräte bzw. Lesesprechgeräte sind inzwischen als Hilfsmittel für Blinde anerkannt. Auch bei bestehender Leistungspflicht ist die praktische Erprobung unerlässlich. Die Bedienung sollte einwandfrei möglich sein, die Texte sollten in synthetischer Sprache verstanden und verarbeitet werden. Der Sehbehinderte sollte mindestens 1 h/Tag das Vorlesegerät nutzen.

Ergänzende Hilfsmittel wie Beleuchtung und Lesepulte werden nicht oder nur selten übernommen, die Entscheidung liegt bei der Krankenkasse oder dem Versicherungsträger. Auf das ausführliche Beratungsgespräch wurde schon mehrmals eingegangen.

15.13 Allgemeine Hinweise

15.13.1 Hörbüchereien

Der Inhalt einer großen Zahl von Büchern ist auf Kassetten gesprochen. Diese können kostenlos entliehen werden. Mitglied der Hörbüchereien kann der Sehbehinderte durch ein formloses augenärztliches Attest werden. Träger sind die Blindenvereine.

15.13.2 Mobilitätstraining

Zur Verbesserung der Selbstständigkeit und der Mobilität werden Trainingskurse (ca. 30 h) angeboten. Es empfiehlt sich, diese Trainingskurse für ältere Patienten in einem Zentrum zu absolvieren, das den Blindenheimen angeschlossen ist, oder es erfolgt ein mobiles Training in der gewohnten Umgebung. Der ältere Sehbehinderte erfährt die Umwelt – Straßen, Bus und Geschäfte – und lernt, sich frei und mit zunehmender Sicherheit zu bewegen. Nützliche Hinweise für das Einkaufen, den Haushalt, das Kochen und den Freizeitbereich werden angeboten. Die neu erlangte Selbstständigkeit führt zu sozialen Kontakten und holt den Sehbehinderten aus der Isolation. Ein älterer Sehbehinderter muss nicht aufgrund der Sehbehinderung in ein Seniorenheim.

Die Notwendigkeit des Mobilitätstrainings stellt der Augenarzt fest, die Kosten werden von der Krankenkasse getragen. Seniorenverbände, Sehbehinderten- und Blindenverbände sowie Selbsthilfegruppen finden sich heute in jeder Stadt oder Gemeinde und bieten dem Sehbehinderten Informationen und Programme. Hilfsmittelzentralen für Sehbehinderte und Blinde bieten allgemeine Hilfsmittel an, wie z. B. sprechende Uhren, sprechende Taschenrechner, Einfädelhexen, Geldbörsen, Minitaschenlampen, Markierung für Herd und Waschmaschine und vieles mehr.

Fazit

Der Sehbehinderte mit AMD kann mit optisch und elektronisch vergrößernden Sehhilfen wieder Lesefähigkeit für Buch- und Zeitungsdruck erlangen (Bischoff 1995; Krause u. Rudolph 1985; Rohrschneider et al. 2002). Nicht nur die Selbstständigkeit des Sehbehinderten wird dadurch unterstützt oder sogar erst möglich, sondern sie führt auch zu einer deutlichen Steigerung des Selbstwertgefühls (Blankenagel u. Rohrschneider 2000). Nicht jeder ältere Sehbehinderte möchte Bücher lesen oder gar schreiben. Dank des umfangreichen Angebotes an unterschiedlichen Hilfsmitteln stehen auch Hilfen für die täglichen Belange zur Verfügung (Rohrschneider et al. 2002).

Die vergrößernde Sehhilfe ist ein Hilfsmittel und muss als solches von dem älteren Sehbehinderten ebenso wie die Sehbehinderung akzeptiert werden. Ausschlaggebend sind die eigene Motivation und der große Lesewunsch. Die Zahl der zu versorgenden Sehbehinderten mit AMD steigt mit der höheren Lebenserwartung. Es ist wünschenswert und unbedingt erforderlich, dass Sehbehindertenberatungsstellen an Augenkliniken etabliert werden, um so neben Diagnostik und Therapie innerhalb der Augenklinik ein Beratungsgespräch und eine umfassende Versorgung mit Hilfsmitteln anzubieten. Bei der Versorgung älterer Sehbehinderter muss aber bedacht werden, dass mit zunehmendem Alter ein

▼

> ▼
>
> physiologischer Alterungsprozess einsetzt und die Leistungsfähigkeit herabsetzt. Diese physiologischen Alterungsprozesse müssen wiederum von der Umgebung des älteren Sehbehinderten akzeptiert werden, um verständnisvoller und geduldiger mit dem älteren Sehbehinderten umzugehen.

Literatur

Aulhorn E (1975a) Blindengeld. Klin Monatsbl Augenheilkd 167:341–342

Aulhorn E (1975b) Optische und elektronische Lesehilfen bei Maculaaffektionen. Ber Dtsch Ophthalmol Ges 73:594–601

Bischoff P (1995) Long-term results of low vision rehabilitation in age-related macular degeneration [letter]. Doc Ophthalmol 89:305–311

Blankenagel A (1981) Praktischer Nutzen und Verordnung vergrößernder Sehhilfen. Z Prakt Augenheilkd 2:275–280

Blankenagel A (1992) Optische Rehabilitation: Vergrößernde Sehhilfen. In: Lund OE, Waubke TN (Hrsg) Ophthalmologische Rehabilitation: Hauptreferate der XXVII. Essener Fortbildung für Augenärzte (Büch. d. Augenarztes Bd. 130). Enke, Stuttgart, S 62–75

Blankenagel A, Jaeger W (1973) Das Fernsehlesegerät für hochgradig Sehbehinderte. Klin Monatsbl Augenheilkd 163:376–380

Blankenagel A, Rohrschneider K (2000) Vergrößernde Sehhilfen bei Älteren. In: Nikolaus T (Hrsg) Klinische Geriatrie. Springer, Berlin Heidelberg New York, S 402–409

Blankenagel A, Jaeger W, Werner F (1972) Randsight-Lesegerät für Sehgeschädigte – Kabelfernsehgerät nach Genensky. Ber Dtsch Ophthalmol Ges 71:669–672

Bundesministerium für Arbeit und Sozialordnung (1996) Anhaltspunkte für die ärztliche Gutachtertätigkeit im sozialen Entschädigungsrecht und nach dem Schwerbehindertengesetz. Köllen Druck, Bonn

Eperjesi F, Fowler CW, Kempster AJ (1995) Luminance and chromatic contrast effects on reading and object recognition in low vision: a review of the literature. Ophthalmic Physiol Opt 15:561–568

Fonda G (1970) Binocular reading additions for low vision. Arch Ophthalmol 83:294–299

Fonda GE (1981) Management of low vision. Thieme-Stratton, New York

Gasteiger H, Jaeger W, Straub W, Pape R (1968) Stellungnahme der Deutschen Ophthalmologischen Gesellschaft zur Definition der Blindheit und der hochgradigen Sehbehinderung sowie zur Definition und Berücksichtigung der Sehbehinderung leichteren Grades in der großen Novelle zum BSHG. Ber Dtsch Ophthalmol Ges 68:585–591

Genensky SM, Baran P, Moshin HL, Steingold H (1969) A closed circuit TV system for the visually handicapped. Res Bull Amer Found Blind 19:191–204

Krause K, Rudolph A (1985) Vergrößernde Sehhilfen und ihre Benutzung durch sehbehinderte Patienten. Klin Monatsbl Augenheilkd 186:61–65

Krueger H, Conrady P (1989) Der Einsatz von Lupen in der Industrie. REFA-Nachrichten 2:13–18

Lindner H, Beyer I, Rohl FW, Behrens-Baumann W (1996) Subjektive Kontrastbewertung durch Sehbehinderte. Ophthalmologe 93:467–475

Massof RW, Rickman DL, Lalle PA (1994) Low vision enhancement system. Johns Hopkins APL Technical Digest 15:120–125

Mitteilungen der DOG (1998) Bericht der DOG/BVA Kommission Ophthalmologische Rehabilitation. Ophthalmologe 95:373–374

Oosterhuis JA, Biessels WJ (1979) Die Prismenlupenbrille als vergrößerndes Sehhilfsmittel für Schwachsichtige und als Operationsbrille. Klin Monatsbl Augenheilkd 174:519–528

Potts AM, Volk D, West SS (1959) A television reader as a subnormal vision aid. Am J Ophthalmol 47:580–581

Radner W, Huber A, Thaler A (1997) Visuelle Rehabilitation: Vergrößernde Sehhilfen. Wien Med Wochenschr 147:288–290

Rohrschneider K, Blankenagel A (1998) Vergrößernde Sehhilfen. In: Kampik A, Grehn F (Hrsg) Nutzen und Risiken augenärztlicher Therapie. Enke, Stuttgart, S 149–165

Rohrschneider K, Blankenagel A (2000) Sehbehindertenversorgung an deutschen Augenkliniken – früher und heute. Z Prakt Augenheilkd 21:523–528

Rohrschneider K, Bruder I, Aust R, Blankenagel A (1997) Anwendungen einer neuen optoelektronischen Sehhilfe für hochgradig Sehbehinderte (LVES). Klin Monatsbl Augenheilkd 210:105–110

Rohrschneider K, Riede B, Blankenagel A (1998) Bildwiederholfrequenz von Bildschirmlesegeräten. Einfluß auf die Lesefähigkeit von Sehbehinderten. Ophthalmologe 95:110–113

Rohrschneider K, Bruder I, Blankenagel A (1999) Ophthalmologische Rehabilitation – Erfahrungen an der Heidelberger Universitäts-Augenklinik. Ophthalmologe 96:611–616

Rohrschneider K, Kiel R, Pavlovska V, Blankenagel A (2002) Nutzung und Akzeptanz von vergrößernden Sehhilfen. Klin Monatsbl Augenheilkd 219:507–511

Schäfer WD, Mund B (1976) Verordnung von Sehhilfen bei sehbehinderten Kindern. Klin Monatsbl Augenheilkd 168:735–739

Schaperdoth B, Schliepe V, Esser J (2000) Der „News Reader" ein neues elektronisches Hilfsmittel für Blinde. Z Prakt Augenheilkd 21:541–543

Sloan LL (1977) Reading aids for the partially sighted. Williams & Wilkins, Baltimore

Sloan LL, Habel A (1956) Reading aids for the partially blind. New methods on rating and prescribing optical aids. Am J Ophthalmol 42:863–872

Von Rohr M (1910) Zur Theorie der Fernrohrbrille. Graefes Arch Ophthalmol 75:561–585

Weiss S (1963) Optical aids for the partially sighted. Am J Ophthalmol 55:255–261

Ziese D, Bayer Y, Brill B, Rohrschneider K (2000) Bildschirmlesegeräte. Z Prakt Augenheilkd 21:534–540

Sachverzeichnis

Druck: Saladruck Berlin
Verarbeitung: Stürtz AG, Würzburg